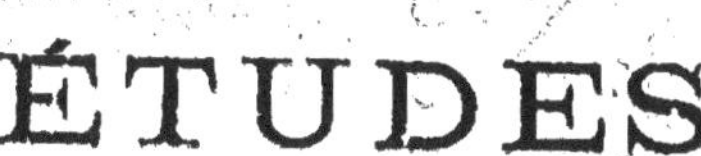

ÉTUDES

DE

CLINIQUE OPHTALMOLOGIQUE

PAR

Ph. PANAS

PROFESSEUR HONORAIRE DE CLINIQUE OPHTALMOLOGIQUE A LA FACULTÉ DE MÉDECINE
MEMBRE DE L'ACADÉMIE DE MÉDECINE
CHIRURGIEN HONORAIRE DES HÔPITAUX

PARIS
G. STEINHEIL, ÉDITEUR
2, RUE CASIMIR-DELAVIGNE, 2

1903

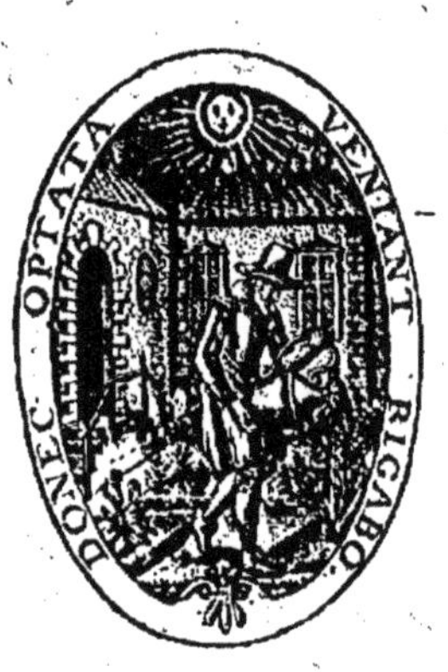

Tours, imp. E. Arrault et Cie.

ÉTUDES
DE CLINIQUE OPHTALMOLOGIQUE

ÉTUDES

DE

CLINIQUE OPHTALMOLOGIQUE

PAR

Ph. PANAS

PROFESSEUR HONORAIRE DE CLINIQUE OPHTALMOLOGIQUE A LA FACULTÉ DE MÉDECINE
MEMBRE DE L'ACADÉMIE DE MÉDECINE
CHIRURGIEN HONORAIRE DES HÔPITAUX

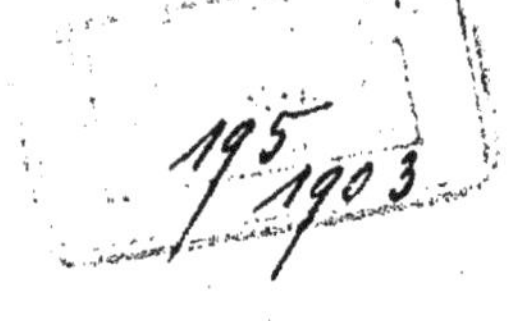

PARIS
G. STEINHEIL, ÉDITEUR
2, RUE CASIMIR-DELAVIGNE, 2

1903

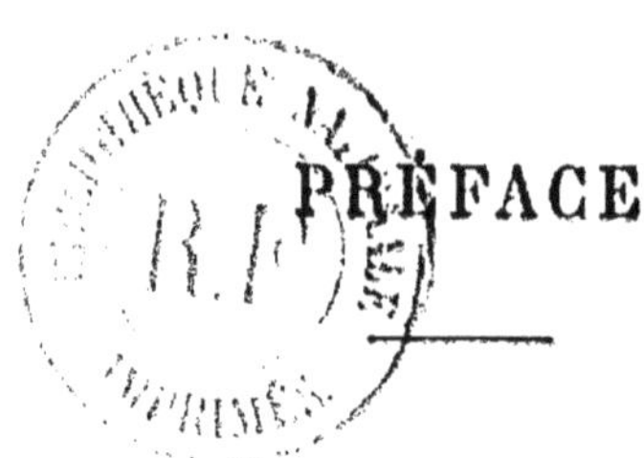

PRÉFACE

J'ai pensé faire chose utile en réunissant en un volume, sous le titre d'*Études de clinique ophtalmologique*, la série de mes articles parus en 1902 dans les *Archives d'ophtalmologie*. Ce qui m'y a conduit, c'est qu'un volume a davantage sa place dans les bibliothèques d'un confrère ou d'un étudiant, que la collection d'un périodique dont les numéros peuvent s'égarer. Une dernière raison est que les sujets traités constituent un complément à mes leçons cliniques qui, recueillies par le docteur Castan, ont été éditées chez Masson et traduites en russe l'année suivante.

Cette fois j'ai à remercier vivement mon ancien élève, le docteur Serini, chef de clinique adjoint à la Faculté de médine, de la part active qu'il a prise dans la rédaction et l'exécution typographique de l'ouvrage.

PANAS.

Paris, décembre 1902.

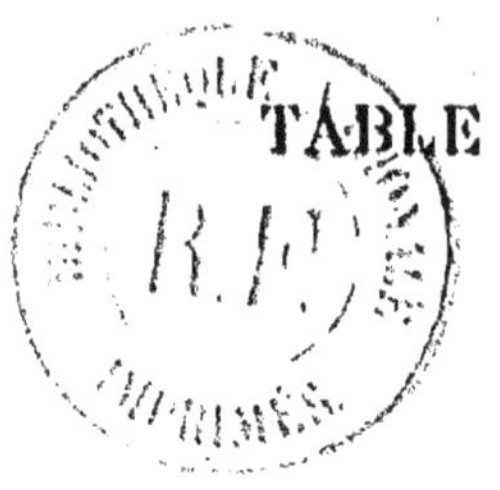

TABLE DES MATIÈRES

15-2-92. — Tours, imp. E. Arrault et Cie.

I

TUMEURS ÉPIBULBAIRES DU LIMBE SCLÉRO-CORNÉEN

On désigne sous le nom de tumeurs épibulbaires les néoplasmes qui évoluent primitivement sur l'hémisphère antérieur du globe, constitué par la scléro-cornée en arrière et la conjonctive bulbaire en avant. D'après leur nature supposée, on distingue ces productions en *bénignes* et en *malignes*, avec cette restriction qu'un certain nombre de celles réputées bénignes peuvent se transformer par la suite, en revêtant les caractères des tumeurs envahissantes appelées à cause de cela malignes.

Parmi les néoplasies réputées bénignes, on peut classer les polypes de la conjonctive, les granulomes, les condylomes, les papillomes, les angiomes, les nævi pigmentaires ou mélanomes, les lipomes sous-conjonctivaux et les dermoïdes, les quatre derniers d'origine congénitale. Ajoutons divers kystes conjonctivaux, parmi lesquels il y en a de simples et d'autres dus à la présence de cysticerques, et quelques cas rares de fibromes, de chondromes et d'ostéomes.

Dans l'exposé qui va suivre, nous nous occuperons exclusivement des tumeurs épibulbaires malignes, dont nous avons actuellement sous les yeux un exemple frappant qui nous servira d'introduction à ces considérations d'ensemble, nous permettant de saisir la doctrine que je tâcherai de faire prévaloir sur l'origine réelle, la nature et le pronostic, d'où découlera nécessairement une thérapeutique raisonnée de cet ordre de tumeurs.

Mme M. E., 61 ans, bonne santé habituelle, sans antécédents néoplasiques familiaux d'aucune sorte, a eu trois enfants, dont un seul est mort accidentellement à 7 mois. Pas de spécificité. A 19 ans grain de charbon qui s'est fixé dans la conjonctive à l'endroit de la tumeur actuelle. A 25 ans, elle y a vu apparaître une masse rouge du volume d'une tête d'épingle qui, vers 33 ans, offrait celui d'un petit pois, dont elle fut débarrassée par l'excision, tout en laissant subsister une petite masse rougeâtre, stationnaire jusqu'à 43 ans, époque à laquelle elle grossit de nouveau tout en restant rougeâtre et fut excisée il y a 18 mois sans cautérisation de son point d'implantation. Nouvelle récidive il y a 4 à 6 mois et lorsque la malade se présente à nous, le 10 décembre 1900, on constate ce qui suit sur l'œil droit.

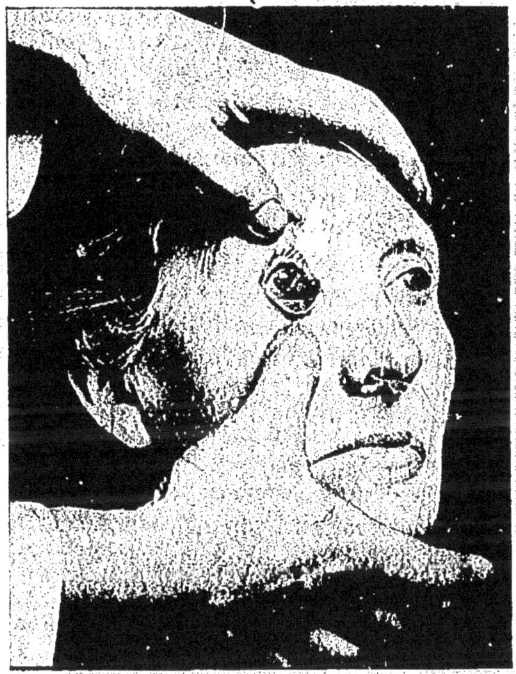

FIG. 1.

Au niveau de la partie interne de la circonférence de la cornée, il existe une tumeur noire formée de quatre lobes d'inégale grandeur, dont la base empiète de 2 à 3 millimètres sur la cornée, pour s'étendre sur la sclérotique sous-jacente, jusque près du pli semi-lunaire. Le volume est celui d'une aveline. De la partie inféro-interne du fornix, on voit s'élever un véritable ptérygoïde rouge et charnu qui se dirige vers la demi-circonférence inférieure de la masse noire quadrilobée, décrite plus haut. Ce ptérygoïde conjonctival recouvre une bosselure profonde hémisphérique, du volume d'un petit noyau de cerise, que nous avons jugée être un cinquième lobe de la tumeur épibulbaire, à moins que ce ne soit là une ectasie sclérale par néoplasme provenant du corps ciliaire. Mais comme la cornée, en dehors du point d'implantation de la tumeur, était normale, ainsi que l'iris, les milieux de l'œil et la rétine, un prolongement cavitaire dans le globe nous paraissait peu probable, d'autant plus que le champ visuel restait normal et que V mesurait un tiers.

L'opération pratiquée il y a huit jours a pleinement confirmé le diagnostic, en nous montrant que seul le limbe scléro-cornéen donnait attache à la tumeur et qu'aucun des cinq lobes de celle-ci n'avait entamé la coque oculaire sous-jacente. Cette fois, l'opération a consisté en l'abrasion complète du pédicule, surtout au niveau de la cornée, et à la cautérisation au thermo-cautère de son lieu d'implantation qui mesurait 4 à 5 millimètres de large, sur 5 ou 6 de hauteur.

Voilà donc une tumeur ayant reconnu peut-être comme origine l'implantation d'un grain de charbon sous la conjonctive à l'âge de 19 ans, lorsque six ans après, à 25 ans, une masse rouge, du volume d'une tête d'épingle, y apparaît pour grossir lentement pendant 8 années jusqu'à l'âge de 33 ans et acquérir sans changement de couleur le volume d'un petit pois. Bien que l'excision fût incomplète, la petite masse restante demeura stationnaire pendant 10 ans et ce n'est qu'à l'âge de 59 ans que la malade subit une seconde abrasion non suivie de cautérisation ; aussi, une nouvelle récidive a lieu 4 à 6 mois après cette intervention avec cette différence que la tumeur est devenue encore plus volumineuse et entièrement mélanique. Malgré la longue durée de la production, 36 ans, et deux interventions incomplètes qui n'ont eu d'autre effet que celui de l'aggraver, la coque oculaire est restée intacte et a résisté à tout envahissement vers a cavité du globe, particularité importante et qui ressort de plusieurs observations analogues. La structure était identique à celle de deux autres faits pris dans notre service, l'un en 1898, l'autre en 1899, avec examen histologique dû à notre chef de Laboratoire, le Dr Druault.

Augustine G., 46 ans, vient consulter le 14 novembre 1898, pour une petite néoplasie dont le début remonte à 3 ans et qui a évolué lentement sans cause locale. Deux fois on est intervenu en ville pour en pratiquer l'excision, laquelle fut suivie chaque fois d'une récidive rapide.

Au moment où la malade se présente à l'Hôtel-Dieu, on remarque, à la partie inféro-externe du limbe, trois saillies arrondies de 3 à 4 millimètres de diamètre et de 1 à 2 millimètres de hauteur ; de couleur rouge marron, elles semblent se confondre entre elles par des prolongements. Pas d'autres troubles oculaires, et dès le lendemain on pratique l'ablation du néoplasme, suivie d'une cautérisation ignée profonde. Fin mai 1899, la malade revient consulter à l'Hôtel-Dieu pour de la presbytie, ce qui permet de constater que la tumeur ne présente pas la moindre récidive et que la cicatrice de l'opération est presque invisible.

Immédiatement après l'opération, la tumeur enlevée fut fixée dans le formol à 10 p. 100. Inclusion dans la paraffine, coloration des coupes par l'hématoxyline seule ou avec l'éosine. A un examen attentif, on voit à la surface de la tumeur une couche épithéliale ininterrompue, d'où partent des cellules de même nature qui plongent plus ou moins profondément dans la masse néoplasique, constituée de cellules sarcomateuses arrondies en petit nombre et surtout de nombreuses cellules épithéliomateuses. Il est à noter que nulle part on ne voit des cloisons de tissu conjonctif adulte sous forme de radiations, naître de la gaine adventive des vaisseaux, comme cela est le cas pour les vrais sarcomes. On peut dès lors envisager la tumeur comme dérivant de la prolifération en profondeur de la couche épithéliale de la conjonctive sous la forme de bourgeons épithéliaux qui, par un processus irritatif, ont fait affluer autour d'eux de nombreuses cellules migratrices ou sarcomateuses rondes. Comme toujours, les cellules épithéliales étaient, non seulement en continuité avec celles du stratum épidermique de la tumeur, mais elles avaient tous les caractères de grandeur et de polymorphie qui caractérisent les éléments épithéliaux. On peut donc conclure, d'après cela, qu'il s'agissait dans l'ensemble d'un véritable épithélio-sarcome.

L. Françoise, 71 ans, vient consulter à la clinique ophtalmologique de l'Hôtel-Dieu, le 18 septembre 1899, pour une tumeur située à la partie externe du limbe de l'œil droit. Il n'existe pas de cas de tumeurs dans sa famille.

Chez elle, l'œil porteur du néoplasme présentait auparavant une tache pigmentée de la conjonctive bulbaire entre la cornée et l'angle externe. Cette tache avait été remarquée pour la première fois lorsque la malade avait 7 ou 8 ans. Elle est restée stationnaire jusqu'à la fin de l'année 1898 ; à ce moment, elle commence à s'étendre vers la cornée d'une façon progressive et régulière.

État actuel. — La tumeur occupe la région supéro-externe du limbe dont elle recouvre un peu plus du quart. Elle est formée surtout par un bourrelet de 3 à 4 millimètres de large, empiétant sur la cornée dans la moitié de sa largeur et envoyant un prolongement triangulaire vers l'angle externe, où la largeur de la masse est de 10 à 12 millimètres. Au niveau du limbe, la tumeur est entièrement noire; son prolongement externe est seulement brun. Pas de douleurs, mais seulement une sensation de graviers.

On procède le jour même à l'ablation de la tumeur qui adhère au limbe, mais n'envoie aucun prolongement dans la profondeur. Comme d'habitude on cautérise au thermo-cautère la surface d'implantation.

Le 20 octobre 1899 on y constate un bourgeon non pigmenté, large de 2 millimètres environ, dont on fait l'ablation immédiate. La malade, revue plusieurs fois pendant les trois mois suivants, ne présente rien d'anormal.

La tumeur enlevée a été fixée dans le formol et incluse dans la celloïdine. Une partie des coupes a été dépigmentée. Coloration par l'hématoxyline, l'éosine, la thionine.

Sur les coupes ainsi préparées, on trouve de la surface à la profondeur : 1° une couche de mucus parsemé de nombreux leucocytes, comme pour témoigner du processus irritatif dont la masse était le siège ; 2° un stratum épithélial continu dont les cellules étaient en voie de prolifération. De ce stratum, on voyait partir des colonnes formées de cellules grandes et polymorphes, ayant les mêmes caractères que les précédentes et qui constituaient autant de cloisons séparées les unes des autres par des amas de cellules embryoplastiques disséminées, qui n'affectaient aucun rapport avec la gaine conjonctive des vaisseaux parcourant la tumeur. Ici encore, comme dans le cas précédent, le point de départ était donc l'épithélium conjonctival, dont les bourgeons évoluant dans les mailles du derme de la muqueuse avaient entraîné la substitution de celui-ci par des cellules embryoplastiques rondes sans éléments fusiformes. La seule différence entre les deux tumeurs, c'est qu'ici il y a accumulation de granules pigmentaires, d'où l'aspect noir truffé de la partie principale.

Dans mon *Traité des maladies des yeux*, t. II, p. 285, je me suis occupé, en me fondant sur les observations qui m'étaient propres et sur d'autres puisées dans les divers périodiques, de l'anatomie pathologique des tumeurs épibulbaires. Depuis lors, la question a occupé Lagrange, de Bordeaux (1), et Lemelettier (2), ainsi que d'autres ophtalmologues dont il sera question plus loin. Malheureusement, dans bien des cas, le diagnostic n'a pas été suivi d'examen histologique détaillé, ainsi que cela résulte de seize cas que j'ai colligés à nouveau, sans distinction de date chronologique et dont on trouvera ci-dessous l'indication bibliographique (3). Toujours est-il que je ne retiens que quatre

(1) LAGRANGE, *Etude sur les tumeurs de l'œil et de l'orbite*, 1893.
(2) LEMELETTIER, Thèse de Paris, 1893.
(3) ALTHOFF, *Arch. f. Opht.*, 1861, t. VIII.
CHAPMAN et KNAPP, *Arch. für Augenh. und Ohr.*, 1876.
DICKINSON, *Saint-Louis Med. Soc.*, 1884.
FIEUZAL, *Bull. des Quinze-Vingts*, 1886.
GALEZOWSKI, *Soc. d'Opht. de Paris*, janv. 1890.
VALUDE et FIEUZAL, *Soc. d'Opht. de Paris*, déc. 1891.
LAWFORD, *London Opht. Reports*, vol. XII, p. 258.

d'entre eux : celui de Chevallereau et Kalt (1), tumeur avec fond sarcomateux pénétré de franges et de culs-de-sac d'épithélium en continuité avec l'épithélium de la surface ; de Campart (2), tumeur épithéliale du type cylindrome de Billroth ; de Caudron et Lavigerie (3), tumeur envisagée comme épithéliomateuse ; et une autre de de Lavigerie (4), se présentant sous la forme de ptérygoïde en plaque de 1 centimètre de long sur 4 millimètres de large et 1 millimètre d'épaisseur, formé d'une couche cornée, au-dessous, de cellules épithéliales allongées et, plus profondément, de boules perlées.

Voici maintenant des faits qui semblent plaider en faveur de la nature sarcomateuse des tumeurs épibulbaires et que nous tenons à relater, avant de juger, dans son ensemble, la question de la structure la plus habituelle de ces tumeurs.

Lyde Borthen (5) a recueilli huit cas de tumeurs extrabulbaires pures. Dans l'un, la tumeur naissait nettement de l'angle scléro-cornéen et après ablation elle n'a pas moins offert de récidives, mais a guéri définitivement après la dernière intervention qui fut plus complète en enlevant soigneusement toute la racine sclérale. Le malade vu douze ans plus tard, on put s'assurer que la guérison restait parfaite. D'après l'auteur, la constitution de la tumeur serait celle d'un sarcome à grosses cellules. Discutant l'influence causale d'un traumatisme antérieur, il conclut que celui-ci ne doit compter que chez des individus prédisposés.

Schultze (6) donne deux faits. Celui d'une fille de 14 ans qui, depuis un an, portait deux tumeurs aplaties, l'une située au limbe scléro-cornéen de l'œil gauche, mesurant 4 millimètres et un an plus tard 6 millimètres ; l'autre, à la partie externe de la conjonctive bulbaire de l'œil droit, distante de 5 millimètres du limbe et ayant aussi atteint 3 à 4 millimètres de large. Tandis que la première adhérait intimement au limbe scléro-cornéen, cette dernière restait absolument mobile sur la sclérotique sous-jacente. Les tumeurs furent enlevées et on fit des points de

(1) Chevallereau et Kalt, in Thèse de Lemeletlier, 1893.
(2) Campart, *Bull. des Quinze-Vingts*, janv.-mars 1885.
(3) Caudron et Lavigerie, *Ann. d'Ocul.*, 1882.
(4) De Lavigerie, *Soc. d'Opht. de Paris*, 1891.
(5) Lyde Borthen, *Norsk. Magaz. f. Lagend.*, 1894, p. 28.
(6) Schultze, *Klin. Mon. f. Augenh.*, 1894, S. 1.

suture à la conjonctive. La malade partit de l'hôpital 8 jours après et, lorsqu'on la revit 6 mois plus tard, la cicatrisation restait parfaite sans traces de récidive. L'auteur, avec raison, considère ce laps de temps insuffisant pour porter un jugement définitif. Quant à la structure histologique, il s'agissait, ainsi qu'on peut le voir sur la figure annexée, d'un sarcome à grosses cellules étagées à la surface et disposées en groupes disséminés vers la profondeur. Çà et là, il y avait de rares accumulations pigmentaires et des vaisseaux intacts, remplis de globules sanguins normaux. Le second fait constitue un cas complexe où, à côté d'une tumeur mélanique épibulbaire, il y en avait 8 autres foyers disséminés à la face postérieure de la paupière supérieure et à la conjonctive du fornix supérieur. Ces derniers, au nombre de trois, remplissaient non seulement le cul-de-sac, mais avaient déprimé le côté supérieur du bulbe, au point de le rendre légèrement concave mais sans y adhérer.

Dans cette observation il s'agissait d'une femme de 51 ans qui a dit s'être aperçue d'une tumeur lentement progressive à l'œil droit, depuis trois années. On lui enleva le tout aux ciseaux et à la cuiller tranchante. L'examen histologique permit de constater qu'il s'agissait d'un sarcome avec de grosses cellules légèrement pigmentées. Il y eut récidive et, un an après, on procéda à l'énucléation et à l'extirpation de toutes les productions pathologiques. Nouvelle récidive, et deux ans plus tard on lui fait l'exentération de l'orbite. Elle mourut peu de temps après chez elle, par un coup d'apoplexie? L'étude histologique de cette dernière tumeur démontra qu'il s'agissait d'un sarcome mélanique fuso-cellulaire. Il est à noter que, dans cette observation, la tumeur épibulbaire était entièrement conjonctivale et n'affectait aucune adhérence avec le limbe scléro-cornéen; que, de plus, on avait affaire à des mélano-sarcomes multiples à récidives répétées et promptes, caractères qui tous distinguent la sarcomatose palpébro-conjonctivale des véritables tumeurs épibulbaires, tant au point de vue de la malignité que de la constitution histologique exclusivement sarcomateuse. Si nous l'avons mentionnée, c'est pour établir une distinction très tranchée entre ces deux ordres de faits.

Burckardt (1) relate le cas de deux tumeurs épibulbaires,

(1) BURCKARDT, *Mitteil. Klinik. Med. Inst. der Schweiz*, 1894, n° 3.

toutes deux chez des sujets de 50 à 60 ans, de structure épithéliale, adhérente au limbe et sans pénétration dans le globe.

Pfingst (1) a observé une tumeur épibulbaire de l'œil droit ayant succédé à une contusion du globe contre une banquette, survenue trois ans auparavant : d'aspect luisant, la tumeur gris rougeâtre, pigmentée par places, empiétait de 3 millimètres sur la cornée sans y adhérer, tandis qu'elle se fixait solidement au limbe scléro-cornéen à la partie inféro-externe. V = 1. Histologiquement elle était constituée par de petites cellules sarcomateuses rondes, les unes pigmentées, les autres pas. Une première ablation a été suivie de récidive au bout de 8 mois qui a conduit à en faire une seconde, et donna la même structure histologique, avec cette particularité qu'il s'agissait dans les deux examens de la forme alvéolaire décrite par Billroth. Le malade était âgé de 57 ans.

Story et Graves (2) citent trois cas. Le premier, chez un homme de 50 ans, porteur d'une tumeur pigmentée de la conjonctive et adhérente à la partie externe du limbe scléral de l'œil droit, qui fut opérée, mais il s'est développé plus tard une nouvelle tumeur au niveau du droit externe avec infection du ganglion pré-auriculaire. La structure était celle d'un sarcome alvéolaire. Le malade se mourait, quatre ans après l'ablation de la première tumeur, par métastase généralisée. Le second cas était celui d'un homme de 76 ans atteint de sarcome fusi-cellulaire pigmentaire, ayant eu pour origine probable le limbe scléro-cornéen de l'œil gauche du côté nasal. La troisième observation est celle d'un homme de 57 ans, offrant un sarcome mélanique à cellules multiformes bien que celles fusiformes prédominassent. Sa topographie était la même que dans le second cas et elle a fini par recouvrir toute la surface de la cornée.

Siderer (3) décrit deux cas : le premier, chez une femme de 58 ans, portant des sarcomes multiples de la conjonctive au milieu du limbe qui conduisirent à l'énucléation, laquelle fut suivie, deux ans et demi plus tard, de productions analogues aux paupières, à la joue et dans l'orbite. Celles-ci furent enlevées à leur tour, avec un

(1) PFINGST, *Klin. Monatsbl. f. Aug.*, 1895, p. 252.
(2) STORY et GRAVES, *Brit. Med. Journ.*, 1895.
(3) SIDERER, Inaug. Dissert. Giessens, 1895.

bon résultat, en ce sens qu'un an et demi plus tard et 4 ans après l'énucléation du globe, il n'y a pas eu de récidive.

La seconde observation est relative à un maçon de 60 ans qui avait découvert six ans auparavant, à la partie externe de l'angle scléro-cornéen de l'œil droit, une petite tumeur progressive dont on fit l'ablation, suivie de cautérisations à son point d'implantation à la sclérocornée. Pendant deux ans et demi, les choses allèrent bien, lorsque survint une récidive. La tumeur recouvrait alors la totalité de la cornée en même temps qu'il existait une grosseur parotidienne du volume d'un œuf de pigeon. Une nouvelle ablation permit de constater qu'il s'agissait de sarcome pigmentaire composé de cellules, les unes rondes, les autres fusiformes.

Siderer a su depuis que le malade est mort deux ans plus tard, et il suppose qu'il y a eu mort par métastase.

Les deux cas qui précèdent rappellent la seconde observation de Schultze et comportent, par la multiplicité des tumeurs et leur tendance à l'envahissement des ganglions et à la métastase, d'être distingués des tumeurs solitaires implantées au limbe, lesquelles constituent le vrai type des tumeurs épibulbaires dont nous nous occupons ici.

Snellen Jr (1) relate un épithéliome cornéen du limbe, ayant débuté six ans auparavant, sans qu'il ait envahi la cavité oculaire, bien qu'il s'accompagnât d'altérations phlegmasiques du corps ciliaire, de l'iris et de la rétine et qu'il coexistât une petite ulcération cornéenne.

Rogman (2) a observé une tumeur carcinomateuse dont la surface mesurait 12 millimètres et qui était située à l'œil droit, exactement sur le limbe scléro-cornéen. La production excisée puis curettée guérit sans récidive. Le même auteur en a publié deux autres, l'une, chez une femme de 65 ans, évoluée en quatre mois et caractérisée comme sarcome mélanique alvéolaire, avec pénétration d'expansions épithéliales ; la seconde chez un homme de 71 ans et composée exclusivement d'éléments épithéliaux disposés en globes épidermiques. Gauthier (3) donne

(1) Snellen, *Ann. d'ocul.*, t. CXIII, 1825, p. 197.
(2) Rogman, *Ann. d'ocul.*, 1895.
(3) Gauthier, *Bull. Soc. belge d'opht.*, 1900, 29 nov.

aussi un cas d'épithéliome scléro-cornéen dans le cadran interne; Van Duyse et Coppez (1), un sarcome limbaire récidivant couvrant les 9/10 de la cornée.

Bistis (2) parle d'un homme de 55 ans porteur de deux ptérygions classiques du côté du grand angle sur les deux yeux. Au sommet du ptérygion de l'œil droit, il existait, en outre, une tumeur de 5 millimètres dans son diamètre vertical et s'étendant horizontalement sur la moitié correspondante de la cornée où elle y adhérait. Il en fit l'ablation et trouva qu'au point de vue histologique il s'agissait d'un carcinome épithélial ayant pris naissance au niveau du limbe scléro-cornéen, sans rapport aucun avec le ptérygion.

De Lapersonne et Curtis (3) décrivent soigneusement, au point de vue histologique, une tumeur née à la partie interne du limbe sans adhérences marquées avec la coque oculaire, provenant d'un individu d'une soixantaine d'années et qui aurait apparu 3 ou 4 mois auparavant. Elle avait la forme d'une massue à grosse extrémité tournée vers la caroncule, à petite extrémité se confondant avec la conjonctive.

Longue de 12 à 13 millimètres horizontalement, elle offrait une hauteur de 3 à 4 millimètres; très mobile sur les tissus sous-jacents, elle entraînait un peu la conjonctive dans ses mouvements. La coloration était d'un rouge jaunâtre. Quelques petits points pigmentaires apparaissaient en haut, au niveau du imbe scléro-cornéen. L'ablation de la tumeur a été des plus faciles; ce n'est que par précaution qu'on a cautérisé le fond de l'excision avec le galvano-cautère. L'opération fut faite en mai, et en décembre on ne constatait aucune récidive. Curtis, qui en a fait l'examen histologique, conclut qu'il s'agissait ici d'un sarcome fasciculé à points mélaniques épars, se transformant par places en un sarcome alvéolaire.

Nous ferons observer qu'on a eu affaire à une tumeur conjonctivale pure avoisinant le limbe scléro-cornéen, mais n'ayant aucune attache avec celui-ci, comme c'est de règle. De plus, l'évolution rapide en 3 ou 4 mois n'est pas non plus celle des

(1) Van Duyse et Coppez, *Bull. Soc. belge d'opht.*, 1900, 29 nov.
(2) Bistis, *Ann. d'ocul.*, 1897, p. 182.
(3) De Lapersonne et Curtis, *Arch. d'opht.*, 1897, p. 757.

véritables productions du limbe et, dès lors, on ne saurait appliquer les données histologiques dont il s'agit à ces dernières.

Lagrange (1) relate une observation de tumeur épithéliale épibulbaire dont l'intérêt capital, dit-il, réside dans le double fait de l'intégrité du globe oculaire et de l'envahissement de la paupière supérieure. Ici, l'épithélioma siégeait loin du limbe scléro-cornéen, ce qui explique cette anomalie. Le sujet était une femme de 64 ans sans antécédents cancéreux héréditaires. Le début remontait à l'âge de 18 ans. La tumeur, dont la circonférence mesurait 3 millimètres, fut extirpée en 1896 complètement et facilement, bien qu'elle adhérât intimement à la sclérotique aux environs du muscle droit interne. Une récidive survint en janvier 1897, et la tumeur ne tarda pas à s'ulcérer. Le 9 septembre, Lagrange procéda à l'ablation en énucléant le globe, de crainte de nouvelle récidive. Histologiquement, le néoplasme était une tumeur épithéliale incontestable dont les cellules avaient infiltré le tissu sous-conjonctival ainsi que le muscle orbiculaire.

A. Trousseau (2), dans une revue rapide sur les résultats heureux d'épithéliomas de la paupière et de la conjonctive, relate l'observation d'une femme de 62 ans, atteinte d'épithélio-sarcome de la conjonctive, volumineux et empiétant sur la cornée partiellement recouverte par la tumeur noirâtre et d'aspect peu rassurant. L'enlèvement qui fut aisé, en ménageant le globe et en dégageant la cornée qui a conservé sa transparence, ne fut pas suivi de récidive au bout de 3 ans et demi, époque à laquelle la malade continuait à jouir d'une excellente vision. La mention que l'auteur fait d'un enfant de 10 ans qui fut débarrassé par lui 10 ans auparavant d'un épithélioma du limbe scléro-cornéen et qui est resté pendant tout ce laps de temps en parfaite santé, nous paraît moins probant, vu que nous connaissons peu d'épithéliomas de la région développés en si bas âge et que la description histologique de la tumeur fait défaut.

Green et Ewing (3) citent le cas d'un homme de 57 ans,

---

(1) Lagrange, *Arch. d'opht.*, 1897, p. 763.
(2) Trousseau, *Arch. d'opht.*, 1896, p. 625.
(3) Green et Ewing, *Trans. Am. Opht. Soc.*, 1898, p. 374.

porteur d'une tumeur qui a débuté 25 ans auparavant, à la partie supérieure du limbe scléro-cornéen. Elle adhère à la sclérotique qu'elle recouvre dans l'étendue de 11 millimètres, en même temps qu'elle empiète sur la moitié correspondante de la cornée. L'examen fait, après énucléation, a démontré l'intégrité du globe et que seules la membrane de Bowman et les couches superficielles du stroma cornéen étaient infiltrées. Histologiquement, il s'agissait d'un sarcome fuso-cellulaire entremêlé de cellules rondes, les unes et les autres contenant du pigment.

Best (1) donne l'observation d'un épithélioma kystique du limbe, opéré sur un enfant de 10 ans. Macroscopiquement, cette tumeur, qui siégeait au côté externe de la cornée, était jaunâtre, comme gélatiniforme, et lisse à la surface. Elle consistait en de nombreuses cavités formées par des cloisons conjonctives et qui toutes étaient tapissées de cellules de nature épithéliale. Ce cas rappelle en bien des points celui que nous avons décrit dans notre *Traité des maladies des yeux* (t. II, p. 296-298).

Bialetti (2) enleva au côté externe du limbe une petite tumeur du volume d'une lentille que l'examen histologique démontra être de nature épithéliale. Trois mois après, récidive pour laquelle on fit l'abrasion complète, suivie de cautérisations ; ce qui assura la guérison. Chose à noter, la seconde poussée avait la structure d'un simple granulome ; elle était, par conséquent, différente de la première.

Bien que toutes les parties de la conjonctive bulbaire puissent être le siège de ces néoplasmes, il n'en reste pas moins établi que, dans la grande majorité des cas, ils ont pour origine le limbe scléro-cornéen où ils s'implantent, pour de là recouvrir une partie ou la totalité de la cornée ainsi que la sclérotique sous-jacente. La coloration varie, non seulement d'un cas à un autre, mais aussi dans les différentes parties de la tumeur. Il en est de noires dites truffées, de rougeâtres, de gris jaunâtres et de mixtes ou panachées. Leur consistance n'est pas également la même. Molle pour les unes, dure et comme fibreuse pour d'autres, avec tous les intermédiaires. Toujours est-il que la tumeur est plus consistante vers sa base d'implantation à la scléro-cornée qu'à

(1) Best, *Deutsch. Beitrag. f. prakt. Augenheilk.* 1898, p. 40.
(2) Bialetti, *Arch. di Oftalm.*, 1898, p. 161.

la surface. Lisses et plus ou moins aplaties au début, ces productions morbides peuvent se lobuliser par la suite. Il n'y a d'exception à cet égard que lorsque la masse néoplasique dérive, au début, de la coalescence de deux ou trois petits lobules adjacents.

A moins d'irritation mécanique, de cautérisations malencontreuses, d'abrasion incomplète, d'un traumatisme accidentel de la région, ou d'une inflammation conjonctivale intercurrente, la marche des tumeurs limbaires en question est ordinairement très lente au point d'embrasser parfois une longue période de plusieurs années, comme chez notre malade où le début remonte à 36 ans en arrière et dans d'autres observations à l'enfance, sous la forme de petits nævi noirâtres, rougeâtres ou gris, demeurés stationnaires jusqu'à l'âge adulte de 40 ans et au-dessus.

On n'a pas manqué dans un certain nombre de cas d'incriminer un traumatisme antérieur, tel qu'une contusion avec ecchymose, et nous-même avons signalé un fait de cet ordre dans notre *Atlas d'anatomie pathologique*; mais, une condition bien autrement importante à signaler est celle qui fait que ces tumeurs sont l'apanage de l'âge mûr à partir de 40 ans et au delà.

Ce qui est tout à fait remarquable, c'est qu'au début la tumeur évolue en plein tissu conjonctival qui, comme on sait, fait à ce niveau une sorte d'encadrement à la cornée, à l'instar de la monture d'un verre de montre. En ce point, la conjonctive offre non seulement une structure spéciale, mais elle adhère fortement à l'épisclère et, par son intermédiaire, au bord de la cornée et de la sclérotique sous-jacentes. Ces deux membranes ne servent pendant longtemps que de support, et ce n'est que bien longtemps après qu'elles finissent par se laisser envahir dans leurs couches les plus superficielles. Une perforation permettant au néoplasme d'envahir la cavité oculaire est chose très exceptionnelle et qui ne se produit, en général, que tout à fait à la longue; fait qu'il faut toujours avoir présent à l'esprit lorsqu'il s'agit de décider le choix d'une intervention opératoire, entre l'ablation totale de la tumeur avec conservation de l'œil et l'énucléation. Parmi les faits cités d'envahissement rapide en profondeur, nous ne saurions compter que celui de Lagrange et Mazet (1) chez une femme de 65 ans, dont la tumeur remontait

(1) LAGRANGE et MAZET, *Archives d'opht.*, 1894, p. 178.

à peu de temps et où on a trouvé, à la dissection, une masse intra-oculaire qui s'avançait entre le muscle ciliaire refoulé en dedans et la sclérotique dans le sens de l'équateur. Cette même pénétration existait dans un autre cas de Lagrange (1). Il s'agissait d'une femme de 68 ans, dont la tumeur remontait à 15 mois et avait entraîné la cécité au bout d'un an de son apparition. Peut-être qu'ici il y a eu une période d'inobservation qui a échappé à la malade, comme cela arrive souvent. Toujours est-il qu'il ne faut pas perdre de vue, en cas de pénétration, qu'à côté de la tumeur épisclérale épithéliomateuse, il peut évoluer ce qu'on a désigné sous le nom de cylindromes intra-oculaires, ayant pour origine l'épithélium rétinien des procès ciliaires tels qu'ils ont été décrits dans les deux faits de Treacher Collins (2) et celui de Badal et Lagrange (3). On conçoit qu'en pareils cas les deux productions néoplasiques contemporaines puissent aller à la rencontre l'une de l'autre aux dépens de la coque sclérale, au niveau du canal de Schlemm qui constitue le point de moindre résistance; outre qu'à ce niveau il existe des canaux veineux perforants à gaine lymphatique qui ne sont autres que les origines des veines ciliaires antérieures. Or, on sait que, par là, les cellules néoplasiques peuvent émigrer de la cavité vers l'extérieur, sans que la sclérotique soit perforée ainsi que Hirschberg l'a démontré le premier, et que cela se réalise également au pôle postérieur du globe dans certains sarcomes de la choroïde.

Non seulement le limbe scléro-cornéen oppose une très longue résistance à la pénétration d'avant en arrière, mais les parties sous-jacentes de la cornée et de la sclérotique se laissent difficilement envahir tangentiellement et échappent à l'infiltration néoplasique qui s'arrête généralement à une courte distance du pédicule limbaire de la tumeur. Le seul cas qui fait, peut-être, exception à cette règle est celui de P. Sgrosso (4) où la tumeur avait remplacé presque entièrement le parenchyme de la cornée ; seuls, la membrane de Descemet et son endothélium subsistaient encore. De son côté, la sclérotique restait intacte et n'affectait

(1) Lagrange, *Etude sur les tumeurs de l'œil*, 1893, p. 40.
(2) Treacher Collins, *Lancet*, 1894, p. 30. *Transact. Opht. Assoc.*, 1897, vol. XIV.
(3) Badal et Lagrange, *Arch. d'opht.*, 1892.
(4) P. Sgrosso, *Acad. de méd. et chir. de Naples*, 1892.

que des rapports de contiguïté avec la masse. Ajoutons qu'il s'agissait ici d'une production très maligne qui avait récidivé trois fois et avait déjà infecté les ganglions sous-maxillaires.

Une particularité qui mérite également d'être notée, c'est que tous les points du limbe ne servent pas également d'attache à la néoplasie. D'une façon générale, ce sont les endroits en rapport avec la fente palpébrale qui en sont l'origine, et plus spécialement la demi-circonférence temporale. C'est ainsi que sur 67 cas, dont 8 nous appartiennent et où l'origine est spécifiée, on trouve 41 pour le côté externe ou temporal, 17 pour le côté interne ou nasal, 1 franchement en bas, et 2 en haut.

La *structure* de ces tumeurs a donné lieu, on le voit, à bien des controverses. Dès le XVIIIe siècle, les tumeurs épibulbaires, particulièrement les mélaniques, avaient été considérées comme malignes, d'où les noms de chair et d'excroissance malignes dont se servirent Maître Jean, Duvernay, Saint-Yves, etc. Depuis les découvertes histologiques, on n'a pas manqué de les envisager tantôt comme des sarcomes mélaniques ou non, tantôt, et le plus souvent, comme des épithéliomes ou encore comme des épithélio-sarcomes, ce qui paraît moins compréhensible étant donné que dans la constitution d'une tumeur il y a toujours un élément dominant, sarcomateux ou épithéliomateux, servant de caractéristique pour l'anatomo-pathologiste.

Si l'on réfléchit que les tumeurs en question débutent presque exclusivement par une surface dermique, la conjonctive, alors que la cornée et la sclérotique sous-jacentes y restent très longtemps étrangères, on est conduit à admettre la nature plus particulièrement épithéliomateuse ou cancroïdale de l'affection, à en juger par ce qui a lieu couramment pour la peau et les muqueuses buccale, gastrique, intestinale, utérine et autres. Non pas que des productions sarcomateuses n'y puissent s'y produire, mais qu'elles sont en réalité et comparativement rares.

Un autre argument, qui plaide en faveur de cette nature, c'est l'âge des malades ayant dépassé pour la plupart la quarantaine. Le fait que des nævi, des polypes et autres productions bénignes au début, puissent dégénérer plus tard et devenir malignes, plaide encore en faveur de la transformation cancroïdale qui, alors, s'accompagne souvent de retentissement dans les ganglions faciaux et sous-maxillaires. D'ailleurs, pour celles des tumeurs des téguments qui, dès le début, sont de véritables épithéliomes plats, verruqueux ou papillomateux, n'est-il pas reconnu qu'elles peuvent rester bénignes et stationnaires pendant de longues années pour devenir à un moment donné, sans causes apparentes, ou sous l'influence d'irritations répétées et d'interventions chirurgicales insuffisantes, rapidement envahissantes en donnant lieu à des récidives d'autant plus promptes qu'on s'acharne à les attaquer.

Si des considérations générales qui précèdent nous arrivons à l'étude histologique, nous trouvons ce qui suit :

Sur 108 cas, tant français qu'étrangers, dans lesquels sont compris les 8 qui me sont personnels, on en rencontre 81 où la nature épithéliomateuse est accusée et 27 où il est question de sarcome. Proportion comme 3 : 1.

Ce qui jette de l'incertitude, c'est que des histologues compétents varient d'avis sur la signification histologique des préparations. C'est ainsi que Lagrange (1) classe parmi les sarcomes les deux observations de Desmarres auxquelles on peut ajouter une troisième du même, sans tenir compte que le professeur Robin, qui en avait fait l'examen minutieux décrit et figure les éléments constitutifs comme de véritables cellules cancéreuses qu'il distingue de celles du sarcome par leur résistance à l'action de l'acide acétique concentré. De même, l'observation publiée par nous, dans notre *Atlas d'anatomie pathologique* (2), se trouve classée par Lagrange dans les sarcomes, alors que j'ai fait bien des réserves sur la polymorphie des cellules formant des nids et se continuant sur certains points avec l'épithélium de la surface.

Dans l'examen très approfondi au point de vue microscopique de leur cas, Lapersonne et Curtis envisagent la tumeur comme un sarcome alvéolaire, malgré la configuration nettement épithéliale des éléments qui la constituent. De son côté, Axenfeld (3), pour les tumeurs épibulbaires aussi bien que pour cer-

(1) LAGRANGE, *loc. cit.*, p. 8.

(2) PANAS et RÉMY, *Anat. pathol. de l'œil*, 1879, p. 6, et *Traité d'opht.*, 1894, p. 291.

(3) AXENFELD, *Allgem. Pathol. u. pathol. Anat. d. Menscen u. d. Tiere*, V. O. *Lubarsch u. R. Osterlag, Berlin*, p. 38 et 95.

tains sarcomes de la choroïde, attache moins d'importance à la grandeur et à la morphologie des cellules qu'à leurs rapports avec les parties qui les entourent, à savoir, les cloisons conjonctives et la couche épithéliale de la surface. Lui aussi, y voit plutôt des sarcomes alvéolaires que de véritables épithéliomes. De pareilles tumeurs ont été décrites et signalées par d'autres sous le nom d'endothéliomes.

Toujours est-il que les tumeurs *épibulbaires* ayant pour siège le limbe, dont nous nous occupons spécialement ici, ont des allures, une marche et une structure qui les distinguent non seulement des sarcomes de la choroïde, mais aussi des tumeurs mélaniques ou non, qui naissent des autres parties de la conjonctive tant bulbaires que palpébrales, et que nous proposons de désigner à cause de cela sous le nom de *péribulbaires.*

En voici les caractères distinctifs :

Les tumeurs épibulbaires limbaires, bien que nées de la conjonctive, adhèrent dès leur premier stade, avec le limbe scléro-cornéen qu'elles n'envahissent que très tardivement, ou même pas du tout, comme nous l'avons vu, alors qu'il s'est écoulé vingt ans et plus ; tandis que, dans les sarcomes de la choroïde, la perforation de la coque oculaire et l'envahissement de l'orbite arrivent à une époque relativement rapprochée du début. Ce fait mérite de nous étonner d'autant plus que la région du canal de Schlemm est le point de la moindre épaisseur du globe.

Cette résistance de la cavité oculaire contre l'envahissement subsiste même après une ou plusieurs ablations incomplètes ; ce qui n'est pas le cas pour les carcinomes et les sarcomes des autres parties de l'appareil oculaire.

Si les récidives sur place ont été assez fréquemment signalées, il n'en est plus ainsi des métastases du côté des ganglions et de l'organisme, qu'on observe si fréquemment pour les tumeurs des paupières et de la conjonctive et surtout pour celles de la choroïde. On conçoit combien cela importe au point de vue du pronostic.

Qu'on les envisage pour des carcinomes ou pour des sarcomes, toujours est-il qu'ici les cellules épithéliales ou épithélioïdes s'observent très fréquemment et l'*aspect alvéolaire* s'offre trop souvent pour qu'on n'en fasse pas la caractéristique des vraies tumeurs épibulbaires. Pour notre compte, nous laisserons aux anatomo-pathologistes le soin de décider la différence qui existe entre les épithéliomes et les endothéliomes que certains d'entre eux confondent, en tant qu'origine embryonnaire. Alors seulement, nous pourrons savoir les limites exactes qui séparent le carcinome alvéolaire, appelé encore cylindrome, du sarcome alvéolaire ou endothéliome et du cancroïde.

Je ne m'attarderai pas sur le diagnostic différentiel, entre les tumeurs réputées bénignes et celles envisagées comme malignes du limbe scléro-cornéen, d'autant plus que nous savons que les premières peuvent à la longue se transformer en malignes.

Pour peu qu'une masse charnue apparue au niveau du limbe tende à progresser, il faut procéder à son éradication, qu'on fera suivre de la cautérisation ignée du lieu d'implantation. En supposant qu'il y ait repullulation, il ne faudrait pas la juger comme une preuve incontestable de sa nature maligne, puisqu'il en est ainsi des verrues cutanées, mais procéder à une nouvelle intervention du même ordre, encore plus complète. S'aperçoit-on, par le fait de l'opération, qu'il y a propagation certaine du néoplasme dans la cavité oculaire, qu'on procédera séance tenante, ou dans un court intervalle, à l'énucléation qui est alors pleinement justifiée. A l'état actuel de nos connaissances, une énucléation d'emblée ne saurait être proposée que lorsque, par suite des désordres survenus dans l'intérieur de l'œil, on ne saurait conserver aucun doute qu'il existe déjà un prolongement cavitaire, ou lorsque encore on est en présence de tumeurs analogues du côté de la conjonctive, des paupières et de l'orbite, avec ou sans retentissement dans la sphère ganglionnaire pré-auriculaire, sous-maxillaire et même parotidienne. En pareil cas, même l'énucléation ne suffira pas, et il faudra recourir à un complément opératoire, par l'excision de toutes les parties malades y compris le contenu de l'orbite qui demande à être exentéré. La meilleure façon de se mettre à l'abri de pareilles complications redoutables et de la mort par métastase généralisée, ici comme ailleurs, sera de procéder à l'extirpation complète des tumeurs limbaires, dès les premiers stades de leur apparition.

Le professeur de Lapersonne vient de publier dans les *Archives d'Ophtalmologie* (février 1902, p. 88) le complément de l'observation que nous avons citée plus haut, page 10, et qui justifie une fois de plus la distinction que nous avons cherché à établir entre les néoplasmes nés au niveau du limbe et ceux évoluant sur toute autre partie de la conjonctive bulbo-palpébrale. C'est pourquoi nous l'annexons ici.

« Dans le dernier numéro des *Archives*, notre excellent maître M. Panas a fort judicieusement distingué, au point de vue de leur nature, comme de leur pronostic, les tumeurs *épibulbaires* proprement dites, qui sont presque toujours d'origine épithéliomateuse, adhèrent intimement au limbe et ont une marche relavivement bénigne, des tumeurs *péribulbaires*, qui peuvent être sarcomateuses, naissent dans un point quelconque de la conjonctive bulbaire ou palpébrale, adhèrent peu tout d'abord aux parties profondes et récidivent ou se généralisent très fréquemment.

L'histoire du malade que j'ai publiée en 1897 dans ces *Archives*, en collaboration avec mon collègue Curtis, vient donner une confirmation éclatante de ce que mon illustre maître, avec son admirable bon sens clinique, a désormais établi d'une façon définitive.

M. Panas a rappelé que dans notre cas il s'agissait d'une petite tumeur allongée transversalement de la caroncule au limbe, présentant quelques points mélaniques. Elle était *très mobile* sur les tissus sous-jacents et entraînait un peu la conjonctive dans ses mouvements. L'ablation en fut des plus faciles.

Malgré l'aspect épithélioïde de certains éléments du néoplasme, nous avions conclu à un sarcome alvéolaire, ou endothéliome, en raison des rapports que ces éléments affectaient avec les parois des alvéoles et des prolongements qu'ils leur envoyaient. A cause de ces caractères tout particuliers, Curtis avait émis l'hypothèse que cette tumeur s'était développée primitivement dans le réseau lymphatique sous-conjonctival.

Au moment de la publication dans les *Archives*, sept mois après l'opération, nous avions pu constater qu'il n'y avait aucune trace de récidive et le malade avait été perdu de vue. Il s'est représenté en avril 1901, soit quatre ans après la première intervention, avec une volumineuse récidive. La tumeur, largement ulcérée, saignant facilement, avait détruit une partie du bord palpébral inférieur, et adhérait d'autre part au globe de l'œil, tant au niveau de la sclérotique que du limbe, envahissant même un peu la cornée. Dans sa totalité la tumeur avait à peu près le volume d'une petite noix. Il n'y avait pas de ganglions préauriculaires ou sous-maxillaires.

Bien que la vision ne fût pas abolie, je crus prudent, pour éloigner les chances de repullulation, de pratiquer l'énucléation de l'œil et de sacrifier une partie de la peau de la paupière inférieure. Lorsque j'ai quitté Lille, une nouvelle récidive, particulièrement à craindre, ne s'était pas encore produite.

L'examen histologique, fait par Curtis, a montré que la tumeur était située au-dessous d'un épithélium pavimenteux stratifié, sans prolongements avec le néoplasme. La structure était celle du sarcome fasciculé, constitué par un stroma de tissu conjonctif et par de gros corps fusiformes ou fibro-plastiques, réunis en larges faisceaux, s'imbriquant les uns dans les autres et se montrant sur les coupes dans les directions les plus variées. De plus, en certains points, on trouvait disséminées de véritables cellules géantes, contenant trois ou quatre noyaux, rappelant, dans une certaine mesure, les myéloplaxes. La tumeur contenait de nombreux vaisseaux, dont beaucoup étaient dépourvus de parois propres. »

II

PATHOGÉNIE ET TRAITEMENT DU GLAUCOME

On pourrait définir le glaucome : le trop plein du globe dépassant l'extensibilité de ses parois, en d'autres termes l'*hypertonie oculaire* qu'on exprime par T +, l'opposé de l'*hypotonie* T —, l'expression physiologique étant Tn. On sait que le tonus normal correspond, à quelques variantes près, à une colonne manométrique mercurielle de 26 millimètres de hauteur.

Comme le courant nutritif du globe, ainsi que celui de tous les organes et appareils, comporte un mouvement d'apport ou d'assimilation et un autre de décharge, dit de désassimilation, on conçoit que l'état glaucomateux de l'œil dont le tonus s'élève parfois jusqu'à 70 millimètres de mercure, puisse dépendre de l'un ou de l'autre de ces deux facteurs, si ce n'est des deux réunis.

Pour résoudre un pareil problème de dynamique physiologique, il nous faudrait connaître exactement le mode de nutrition de l'œil, ce qui n'est pas encore le cas. Tout ce que nous savons quant à présent se résume en ceci :

De la chorio-rétine formée d'un stratum vasculaire mésodermique des plus riches et d'une assise ectodermique polycellulaire en partie pigmentaire, dérive le courant d'apport destiné à la nutrition de la *rétine*, dépourvue chez bien des mammifères de vaisseaux propres, et à celle du *vitré* et du *cristallin*. La *cornée* invasculaire puise sa nutrition des vaisseaux ciliaires antérieurs qui la bordent.

Quant au courant de décharge, autrement dit de désassimilation, la voie principale réside dans le canal de Schlemm et les plexus veineux qui en émanent ; à cela s'ajouteraient les cryptes de la face antérieure de l'iris et les veines qui les entourent peut-être aussi les gaines lymphatiques des veines vorticineuses, par l'intermédiaire du tissu trabéculaire suprachoroïdien. En ce qui concerne un courant excréteur postérieur le long du nerf optique et de ses gaines, la chose reste problématique.

Ce qui est hors de contestation, c'est que l'occlusion par adhérences, plus rarement par thrombose de l'angle iridien, se rencontre le plus souvent dans le glaucome confirmé ; d'où la déduction qu'on en a tirée que le processus glaucomateux dérive surtout du manque d'excrétion. D'après cette conception, celui-ci pourrait être défini : « Une hypertonie du globe par rétention » en opposition avec les idées professées par de Græfe, Desmarres et d'autres, qu'il s'agissait là d'un processus hypercrinique de l'iris.

Malgré ces données, la solution du problème ne fait que reculer, vu qu'il y a exceptionnellement des glaucomes avérés, où toute occlusion de l'angle iridien fait défaut et que nous ignorons les conditions qui la déterminent. Ce n'est pas en tout cas l'iritis, affection commune et qui rarement, en dehors de la variété dite séreuse, se complique de glaucome. Prétendre qu'il s'agit plutôt là d'altérations séniles verruqueuses de la racine de l'iris, c'est faire crédit à une hypothèse mal assise. La preuve en est que le glaucome aigu et subaigu revêtent cliniquement les allures d'une affection inflammatoire, qui peut guérir comme telle par un traitement médical ou chirurgical approprié.

D'ailleurs, on ignore comment l'iridectomie qui a immortalisé le nom de Græfe parvient à en constituer le traitement curatif ; ce qui a conduit l'auteur à cette découverte, c'est une physiologie erronée de l'époque faisant de l'iris l'organe sécréteur de l'humeur aqueuse. D'après cela, le meilleur moyen de parer à toute surcharge sécrétoire aboutissant au glaucome devait être sans conteste le sacrifice d'un grand lambeau d'iris, ne comprenant pas moins du quart de ce diaphragme. Cette conception était pour lui d'autant plus naturelle, qu'il avait assisté à l'inefficacité absolue des paracentèses répétées, que son maître Desmarres pratiquait couramment dans le glaucome aigu, envisagé par lui comme une choroïdite séreuse.

Pour expliquer l'efficacité de l'iridectomie, les adeptes de la théorie de la rétention prétendent que par là on arrive à désobstruer l'angle de filtration, sans se douter que, quels que soient le siège périphérique de l'incision cornéenne et le soin d'arracher le lambeau irien (Bowman) au lieu de l'exciser, jamais on n'intéresse le canal de Schlemm sur l'œil glaucomateux. Des coupes méridiennes faites sur des yeux ainsi opérés prouvent que le véritable angle de filtration se trouve situé au moins à 1 ou 2 millimètres en arrière de la cicatrice opératoire ; ce qui s'explique lorsqu'on se rappelle que, par suite de l'adhérence anormale de la base de l'iris, le véritable angle iridien se trouve reporté plus en arrière.

Du moment que ni l'hypersécrétion, ni le manque d'excrétion par la voie principale, celle du canal de Schlemm, ne parvenaient à expliquer le pouvoir curatif de l'iridectomie, on a songé à une autre hypothèse, celle de la perméabilité de la cicatrice opératoire de la cornée. Mais pour cela il faudrait commencer par prouver la réalité du fait, outre que des cicatrices résultant de plaies accidentelles ou opératoires de la scléro-cornée, à moins d'être cystoïdes, n'ont jamais présenté, que je sache, le phénomène de rester indéfiniment filtrantes.

Ce n'est pas moins de cette hypothèse qu'on est parti pour opposer la sclérotomie pure à l'opération combinée de Græfe. Cette opération, qui, en réalité, est une kératotomie limbaire, puisqu'elle consiste en une ponction et une contre-ponction faites au-devant de l'iris plus ou moins soudé à la cornée, ne saurait, malgré le soin qu'on a d'entamer avec le couteau la face profonde du pont intermédiaire, rivaliser avec le large lambeau que comporte l'iridectomie. Or, nous pensons que l'action curative de l'opération de Græfe est due moins, sinon pas du tout, à l'excision d'un lambeau irien qu'au large débridement de la coque oculaire. On pourrait, en effet, comparer le glaucome inflammatoire, tant aigu que subaigu, au panaris, où seul un *large débridement* sauve la situation, alors que toute ouverture exiguë reste sans effet utile. Disons, en outre, que même chose est vraie pour le traitement abortif de l'orchite parenchymateuse où l'on débride la tunique vaginale, l'adénophlegmon du cou et non moins pour la péritonite tant traumatique que spontanée, dans laquelle la simple laparotomie a donné des résultats étonnants, sans qu'on en puisse trouver l'explication exacte.

Partant de cette idée, nous avons pensé que, lors d'accès

glaucomateux survenus sur des yeux déjà iridectomisés pour glaucome, cataracte, corémorphie optique, etc., au lieu de répéter une et plusieurs fois l'iridectomie, ainsi que le voulait de Græfe, il valait mieux pratiquer à la pique une large ouverture, au proche voisinage de l'ancienne cicatrice opératoire, procédé auquel nous avons donné le nom d'*oulétomie* (1). Notre prévision s'est trouvée justifiée par des guérisons définitives qui ne se sont pas démenties après 10, 15 et 20 ans écoulés.

Notons à ce propos qu'une large incision méridienne postérieure, appelée *ophtalmotomie*, proposée contre le glaucome dit absolu, ne s'est pas montrée utile; preuve qu'il n'est pas indifférent d'agir sur le globe parallèlement ou perpendiculairement à l'axe, ni de s'écarter du limbe scléro-cornéen qui avoisine l'angle de filtration.

Rappelons que, dès 1868, Stelwag de Carion (2) donne deux observations de double glaucome chronique inflammatoire où une large ponction à la pique faite en plein limbe scléral, comparativement à une large iridectomie sur l'œil congénère, donna des résultats heureux identiques sur les deux yeux et qui persistèrent.

La sclérotomie anté-iridienne proposée par de Wecker (3) et pratiquée par Quaglino (4) le premier ne saurait rivaliser comme action avec l'iridectomie de Græfe, tout en reconnaissant qu'elle peut rendre des services dans certaines formes chroniques et contre l'hypertonie qui accompagne assez souvent l'iritis séreuse. Nous en dirons autant des paracentèses répétées ou multiples (jusqu'à quatre à la fois, diamétrales et en croix); de l'opération de Hancock (5) imitée par Heiberg et Salomon. Cette dernière réside en une section oblique de 3 à 4 millimètres, faite à l'union de la cornée et de la sclérotique, et a pour but de couper l'attache du muscle ciliaire que l'auteur supposait être contracturé dans le glaucome. Le Fort (6), partant de l'hypothèse de l'accumulation d'un liquide séreux entre la choroïde et

(1) *Bulletins et Mémoires de la Soc. française d'ophtalmologie*, 1883, p. 98.

(2) Stelwag v. Carion, *Der intraoculare Druck*, etc., Vienne, 1868, p. 4.

(3) De Wecker, *Congrès de Heidelberg*, 1869, et *Klin. Monatsbl.*, 1871.

(4) Quaglino, *Annali di Ottalm.*, 1871, p. 200, et *Congrès de Londres*, 1872.

(5) Hancock, *The Lancet*, mars, avril, novembre 1864.

(6) Le Fort, *Bull. Soc. Chir.*, 1876.

la sclérotique, ponctionnait obliquement cette dernière à l'aide d'une aiguille à cataracte au voisinage de l'équateur, et se félicitait, disait-il, des résultats obtenus. De pareilles ponctions reportées vers la portion équatoriale de la sclérotique remontent d'ailleurs au temps de Guérin (1) et de Mackenzie (2), lequel visait à la soustraction d'une partie du vitré, qu'il supposait augmenté de volume dans le glaucome.

L'opération de Vincentiis (3) est également une sclérotomie antéiridienne dont elle ne diffère que par la suppression de la contre-ponction et l'emploi d'une aiguille à lame tranchante convexe au bout, au lieu du couteau de Græfe. Conséquemment, elle est passible des mêmes restrictions faites plus haut.

Pour terminer ce qui a trait aux débridements de peu d'étendue, nous dirons que l'opération déjà ancienne et à peu près abandonnée de Hancock aurait pour seul avantage d'ouvrir à la fois les deux espaces anté et post-iridien, remplis l'un et l'autre par l'humeur aqueuse. Ce qui explique, peut-être, les rares succès qu'on en a enregistrés.

Nous fondant sur ce que l'angle de filtration véritable se trouve dans le glaucome, reporté plus ou moins en arrière de la base de l'iris, nous nous sommes demandé si, en pratiquant d'emblée une sclérotomie dans l'espace rétro-iridien qui constitue le premier réservoir de l'humeur aqueuse, on n'arriverait pas à de meilleurs résultats. Ce qui pourrait arrêter dans cette voie, ce serait la crainte de la blessure possible du cristallin par le couteau ; aussi, avons-nous cherché à nous en prémunir par des expériences sur des yeux de cadavre, après injection d'eau dans le vitré.

A l'état tout à fait normal, l'espace rétro-iridien constitué en avant par le plan de l'iris, en arrière et de bas en haut par les têtes des procès ciliaires, la zonule de Zinn et l'équateur cristallinien, ne mesure pas moins de 2 à 3 millimètres de large. Cet espace est plus que suffisant pour le passage à plat de la lame d'un fin couteau de Græfe, sans compter que dans le glaucome il s'agrandit, par suite de l'accumulation de l'humeur aqueuse.

(1) Guérin, *Traité sur les maladies des yeux*, Lyon, 1769.
(2) Mackenzie, *Glascow med. Times*, 1830.
(3) De Vincentiis, *Centralbl. f. Pract. Augenheilk.*, 1892, p. 179-219, et *Ann. di Ottalm.*, 1893, p. 540.

C'est au moins ainsi que les choses se présentaient dans nos recherches anatomo-pathologiques (1) sur le glaucome chronique irritatif et absolu, faites en commun avec Rochon-Duvigneaud (2); alors que Priestley-Smith, ayant surtout en vue la période initiale du glaucome, admet le gonflement des procès ciliaires qui deviendraient ainsi l'agent de propulsion de l'iris en avant et par suite de l'aplatissement de la chambre antérieure.

Il restait à déterminer le trajet horizontal du couteau, en choisissant la partie périphérique de l'espace rétro-iridien, la plus large et la moins en rapport avec le cristallin. Or, en tenant compte du demi-diamètre vertical inférieur de la cornée qui mesure 6 millimètres et du demi-diamètre correspon-

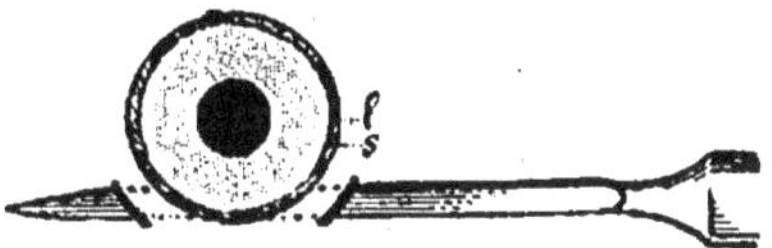

Fig. 2. — Sclérotomie rétro-iridienne.

Le couteau, horizontalement tenu le tranchant en bas, pique en pleine sclérotique (s), à deux millimètres en arrière du limbe (l), glisse le long de la face postérieure de l'iris et ressort en pleine sclérotique, sur le point symétriquement opposé.

dant du cristallin qui est de 4 millimètres et demi, nous nous sommes convaincu que le couteau de Graefe traversant l'œil horizontalement à 2 millimètres en arrière du limbe scléro-cornéen et à 2 millimètres au-dessus de la tangente à la demi-circonférence inférieure de la cornée, pouvait passer librement. C'est à peine si le dos du couteau déborde d'un demi-millimètre le bord mince du cristallin qui ne subit d'ailleurs aucune pression. Le trajet intermédiaire parcouru par le couteau ne dépasse pas 10 à 12 millimètres, ce qui rend la manœuvre facile pour toute main exercée (fig. 2).

L'opération exécutée d'après ces données nous a prouvé que, chez aucun des opérés, il n'est survenu de cataracte trauma-

(1) Panas, *Traité des maladies des yeux*, Paris, 1894.

(2) Panas et Rochon-Duvigneaud, *Recherches anatomiques et cliniques sur le glaucome*, etc., Paris, 1898.

tique. Quant aux résultats obtenus au point de vue du glaucome, ils se résument comme il suit :

Sur 10 glaucomes, dont 2 hémorragiques à marche aiguë, et 8 chroniques absolus, il y a eu un contraste frappant, la tension ayant baissé d'une façon définitive et durable pour les deux hémorragiques et l'un des chroniques, alors qu'elle n'a été influencée en rien pour tous les autres.

La raison de cette différence capitale nous semble résider dans le fait important que, dans les trois premiers cas, la sclérotomie rétro-iridienne a donné lieu à l'écoulement d'une quantité abondante d'humeur aqueuse emprisonnée dans la chambre postérieure, alors que dans les sept autres il n'en est sorti que quelques gouttes à peine. C'est là une particularité qui a dû échapper aux nombreuses recherches anatomo-pathologiques faites sur le glaucome et qu'une biopsie opératoire a pu seule nous faire connaître. On peut dès lors se demander quel est le mécanisme de l'hypertonie dans la variété de glaucomes qu'on pourrait appeler *à sec*, et l'on ne saurait songer qu'à deux : à une infiltration œdémateuse du vitré ou à une accumulation du liquide dans l'espace suprachoroïdien, deux facteurs qui, pour le moment, ne sont pas encore prouvés. Toujours est-il qu'en pareils cas l'iridectomie pas plus que les sclérotomies et l'ophtalmotomie postérieure ne sauraient être utiles. Il arrive ici ce qui se passe dans la panophtalmie, où rien n'y fait pour mettre fin aux souffrances du malade en dehors de l'évidement et de l'énucléation, et cela à cause de la transformation du vitré en un gâteau plus ou moins consistant.

Un autre procédé auquel nous avons songé est celui de l'irido-sclérotomie (Voy. *Arch. d'opht.*, 1884, p. 481), opération qui s'applique aux leucomes adhérents avec ou sans staphylome de la cornée, et en général à tous les cas où la chambre antérieure se trouve effacée par suite du tonus glaucomateux. Ici encore, les meilleurs résultats ont été obtenus toutes les fois qu'il s'est écoulé une quantité abondante d'humeur aqueuse, ce qui confirme les réflexions précédemment émises.

Ainsi que son nom l'indique, cette opération est une combinaison de la sclérotomie en plein limbe cornéen et de l'iritomie. Elle se pratique comme la simple sclérotomie par transfixion, avec cette différence qu'une fois que le couteau de Græfe a pénétré dans la chambre antérieure, on embroche la base de l'iris d'avant en arrière pour passer horizontalement derrière, repiquer l'iris périphériquement d'arrière en avant et ressortir dans le limbe scléro-cornéen du côté opposé. En imprimant à ce moment au couteau des petits mouvements de scie, on élargit la ponction et la contre-ponction, aussi bien de l'iris que de la cornée, jusqu'à leur donner 3 à 4 millimètres de hauteur; puis on tourne le tranchant du couteau en avant et l'on achève de couper avec la pointe le pont intermédiaire d'iris. On aperçoit alors une brèche noire horizontale, qui établit un libre passage de l'humeur aqueuse dans la chambre antérieure et fait plus tard office de pupille optique périphérique, ainsi que j'en ai donné un exemple dans le travail cité plus haut.

En se fondant sur le peu de curabilité du glaucome hémorragique et plus encore sur les insuccès à peu près constants des interventions conservatrices, contre les glaucomes chroniques absolus douloureux, les opérateurs ont posé comme règle de recourir d'emblée à l'énucléation. Tel fut aussi notre avis jusqu'à il y a une dizaine d'années, époque à laquelle l'application de la *kératectomie combinée* (1) dans le traitement des staphylomes totaux de la cornée nous a convaincu de l'action antiglaucomateuse de cette opération pour des cas où l'énucléation avait été jugée jusqu'ici indispensable. Partant de là, nous avons donc étendu l'application de la nouvelle opération au glaucome absolu non staphylomateux, et la clinique nous a montré qu'au bout même de plusieurs années les moignons ainsi obtenus conservaient leur volume et un tonus normal. Chez aucun des malades kératectomisés, c'est-à-dire chez lesquels nous avons retranché la cornée, l'iris en entier, extrait le cristallin et suturé la sclérotique, il n'est survenu au bout de plusieurs années, ni glaucome, ni la moindre manifestation sympathique. Le tout, au profit d'une prothèse merveilleuse en tant qu'esthétique, et dépourvue des inconvénients et des dangers inhérents au port d'un œil artificiel se substituant à celui énucléé.

Le glaucome chronique simple mérite une place à part. Par sa fréquence, il représente près des deux tiers des glaucomes

(1) PANAS, *Bull. de l'Acad. de Méd.*, 23 août 1898, p. 108, et *Arch. d'opht.*, 1898, p. 545.

pris ensemble. Se fondant sur ses allures, de Græfe n'y a vu tout d'abord qu'une amaurose ayant pour caractère distinctif l'excavation du disque optique. Il fut conduit à cette conception par l'absence de l'hypertonie qui, pour lui, était synonyme de glaucome. Plus tard, en assistant à la transformation de ce qui a été appelé glaucome chronique simple, en celui dit irritatif et où le tonus s'élève d'une façon périodique puis persistante, il s'est naturellement ravisé, d'accord avec Donders.

La forte excavation cupuliforme de la papille, l'amincissement des artères plus ou moins athéromateuses, la dilatation variqueuse des veines correspondantes et le halo atrophique choroïdien circum papillaire, tout dérivait pour lui de l'action mécanique due à l'hypertonie du globe.

Nous savons aujourd'hui, à n'en pas douter, qu'il existe deux sortes de glaucomes chroniques :

L'une où l'on assiste périodiquement à l'élévation du tonus, à des obnubilations et à l'apparition de cercles colorés autour des flammes, mais avec peu ou pas d'hyperémie scléroticale et un léger trouble cornéen. Conjointement, la chambre antérieure peut conserver sa profondeur, et la pupille son diamètre. En revanche, l'excavation de la papille ne fait jamais défaut, et souvent elle s'accompagne d'un halo choroïdien atrophique circum-papillaire.

L'autre où, en dehors des troubles visuels progressifs liés à la même excavation de la papille que précédemment, il n'existe à aucun moment d'hypertonie matériellement démontrable, pas plus que des obnubilations périodiques et apparition de cercles colorés autour des flammes. Ici, il y a désaccord parmi les ophtalmologues. Les uns n'y voient qu'une atrophie sénile pure et simple, alors que d'autres en distraient, pour les faire rentrer dans le glaucome, tous les cas où le champ visuel se rétrécit du côté nasal vers le côté temporal et où le sens chromatique pour le vert et le rouge est conservé.

Il y a lieu de se demander si, en l'absence de toute élévation tangible du tonus à un moment quelconque, on peut se fier aux seuls signes fonctionnels pour établir le diagnostic de glaucome. Cela d'autant plus qu'il existe des cas de glaucomes indubitables avec hypertonie où le champ visuel ne se rétrécit pas classiquement du nez vers la tempe, et qu'ici, comme dans l'hystérie, le siège du sens chromatique, central ou périphérique, prête encore à discussion.

D'ailleurs, les partisans les plus déclarés de la dualité du glaucome chronique simple reconnaissent que la distinction des deux affections similaires n'est pas toujours facile à établir. C'est pourquoi de Wecker (1) propose une sclérotomie antérieure exploratrice qui, dans le cas de glaucome, aura pour effet d'élargir le champ visuel, alors que dans l'atrophie simple rien ne changerait. Abadie (2), de son côté, propose un autre critérium, l'amélioration de l'état glaucomateux par les instillations d'ésérine et de pilocarpine et son aggravation par l'emploi de l'atropine, tandis que ces deux sortes d'agents restent sans effet lors d'atrophie pure.

Il ne faudrait pas croire qu'il s'agisse de disputes purement doctrinales, puisque de là dépend la manière d'agir des uns et des autres, c'est-à-dire de ceux qui interviennent dans tous les cas de glaucome prétendu simple et qui accélèrent même le pas, de peur d'agir trop tard, et de ceux qui s'abstiennent sur toute la ligne, se bornant à l'usage persévérant des myotiques.

Pour nous, toutes les fois que le glaucome nettement chronique ou à froid s'accompagne indifféremment d'obnubilations périodiques avec cercles colorés autour des flammes, de rétrécissement graduel du champ visuel nasal, d'un trouble interstitiel de la cornée, de la diminution marquée de profondeur de la chambre antérieure, avec ou sans dilatation de la pupille, on doit intervenir opératoirement et autant que possible avant que la macula ne soit atteinte.

Ici encore l'iridectomie classique, et en tous cas tout débridement large du limbe scléro-cornéen, méritent la préférence ; sans négliger l'emploi continué des collyres myotiques, et surtout de celui huileux d'ésérine à 1 p. 100 qui est le mieux toléré en même temps que le plus actif.

Nous sommes, malgré cela, de ceux qui hésitent à admettre que, dans le glaucome chronique à peine irritatif ou pas du tout, on obtienne, par une iridectomie hâtive, des guérisons aussi nombreuses et assurées que pour les glaucomes aigus et subaigus.

(1) De Wecker, *Rapport à la Soc. franç. d'Opht.*, 1901, p. 108.
(2) Abadie, *Soc. d'Opht. de Paris*, 5 février 1901.

Si nous récapitulons tout ce qui a trait aux différentes opérations antiglaucomateuses, nous aboutissons toujours à la même conclusion que seuls *les larges débridements au niveau de la scléro-cornée* jouissent d'une efficacité réelle et durable.

En tête des méthodes en question, se place pour les glaucomes aigus, subaigus et certains de ceux qu'on pourrait appeler frustes, l'iridectomie de de Græfe; à cette restriction près, que la largeur de la brèche iritique n'est pas indispensable au succès, si l'on en juge par l'efficacité reconnue des larges sclérotomies limbaires dont l'*oulétomie* fait partie. Contre les glaucomes absolus, la kératotomie combinée, qui, jouissant d'une action hypotonisante indiscutable, mérite d'être substituée à l'énucléation ainsi qu'à l'ophtalmotomie postérieure et aux ponctions répétées de la sclérotique qui visent de provoquer l'atrophie du globe. De même, lors de glaucome récidivant après iridectomie classique, point n'est besoin de procéder à de nouveaux abatages de l'iris, mais on se contentera de l'oulétomie.

La plupart des ophtalmologues, au moins parmi ceux du continent, n'interviennent opératoirement dans le glaucome chronique qu'après un traitement plus ou moins prolongé par les myotiques. Ils se fondent pour cela sur les insuccès et même les inconvénients réels de l'iridectomie. Nous acquiesçons à cette manière de voir, mais à la condition expresse d'intervenir opératoirement sitôt qu'on a acquis la conviction que les myotiques restent sans effet ou que l'amélioration progressive s'arrête.

Le malheur a voulu que l'ésérine, qui est le myotique par excellence, soit mal tolérée, en provoquant une conjonctivite intense avec gonflement des paupières et une douleur intra-oculaire plus ou moins vive, attribuée au spasme du muscle ciliaire. Aussi a-t-on été conduit à lui substituer la pilocarpine, exempte, il est vrai, de ces inconvénients, mais en même temps d'une action bien moins efficace.

Des recherches de laboratoire suivies d'applications cliniques nous ont montré, grâce aux efforts persévérants de notre ancien élève le Dr Scrini (1), que les solutions huileuses d'ésérine basique étaient non seulement bien tolérées à la dose réellement active

(1) PANAS, Des collyres huileux. *Acad. de Méd.*, 24 mai 1898. — SCRINI, Thèse de Paris, 1898, et *Arch. d'Opht.*, janvier 1899, février 1900.

de 1 p. 100, mais qu'elles jouissaient de propriétés antiglaucomateuses des mieux assurées. La raison de ce contraste tient à ce que sous cette forme l'ésérine ne se transforme plus en rubrésérine, à laquelle il faut imputer l'intolérance de l'œil et la moindre action thérapeutique. Depuis cette substitution, il nous a été donné d'employer le collyre huileux d'ésérine en instillations, 3 à 4 fois dans les 24 heures, et cela d'une façon prolongée, sans provoquer ni congestion, ni douleurs, et en obtenant le maximum de son effet utile. Quant à la rapidité de l'absorption et à la durée de son action, elles sont très certainement supérieures à celles du collyre aqueux, ce qui tient à son séjour plus prolongé et plus tenace dans les culs-de-sac conjonctivaux. Il en est de même lorsqu'on l'injecte sous la conjonctive bulbaire. Comme preuve de cette supériorité d'action, nous mentionnerons des faits cliniques des plus probants, qui se rapportent aux divers types de glaucome : irritatif aigu, irritatif chronique, chronique simple, infantile avec buphtalmie, et celui consécutif prodromique.

I. — *Glaucome irritatif aigu.*

Un monsieur habitant le Midi, bien constitué, sans tare aucune et âgé de 60 ans, vint nous trouver sur le conseil de son médecin, décidé, nous a-t-il dit, à se faire opérer pour une attaque inflammatoire de son œil survenue brusquement et sans prodromes d'aucune sorte une dizaine de jours auparavant. L'examen ne tarda pas à nous convaincre qu'il s'agissait là d'un glaucome aigu, appelé foudroyant, à cause de son intensité et de la brusquerie de son apparition.

Rougeur intense et caractéristique du globe avec tonus + 3. Dilatation de la pupille, trouble nuageux interstitiel de la cornée, douleurs oculaires et circumorbitaires, vision de cercles colorés autour des flammes, rétrécissement nasal prononcé du champ visuel et V réduite à la perception des doigts à 20 ou 30 centimètres de distance.

Tout en opinant dans le sens d'une iridectomie classique faite à bref délai, je conseillai, au préalable, même en vue du succès de cette opération, les instillations de collyre huileux d'ésérine à 1/100 répétées trois fois dans les 24 heures, avec application simultanée de compresses chaudes. Dès le troisième jour, il survint une réelle détente au point de vue de tous les symptômes objectifs et fonctionnels, avec disparition définitive de la stéphanopsie colorée. Enhardi par ce résultat, j'engageai le patient à continuer les instillations d'ésérine et les compresses et au bout de deux semaines, l'amélioration s'accentuant, nous avons supprimé les applications chaudes et réduit les instillations d'ésérine à deux par 24 heures. A partir de la troisième semaine, il ne faisait plus qu'une seule instillation le soir et, en définitive, le malade quittait Paris après deux mois de séjour, guéri de son glaucome, avec une papille optique à peine décolorée, des vaisseaux centraux normaux, un champ visuel normal et V lui permettant de lire et d'écrire, comme avec l'œil droit resté physiologique. Je lui conseillais par prudence de continuer quelque temps encore une instillation d'ésérine huileuse le soir en se couchant, quitte à l'abandonner complètement par la suite et à n'y recourir qu'à la première alerte.

Revenu me voir six mois plus tard, retour de voyage d'Italie et de Suisse, j'ai pu constater que la guérison se maintenait définitive, alors que depuis quatre mois il avait complètement abandonné l'ésérine et qu'il se servait couramment de ses yeux.

J'avoue que je ne comptais pas sur un résultat aussi complet et aussi définitif. Et lors de son départ pour le Midi, lui ai-je dit qu'à la première réapparition du glaucome il devait prendre le train et revenir à Paris se faire opérer sans le moindre délai. Il s'est passé depuis un an et demi et j'en infère que la guérison a continué à se maintenir, d'autant plus qu'il me tenait grand compte de ne pas l'avoir opéré précipitamment lorsqu'il vint me voir pour la première fois et d'avoir pu le guérir par le simple traitement médical.

II. — *Glaucome chronique irritatif.*

Femme de 35 ans atteinte de glaucome irritatif chronique dont le début remontait à 5 ou 6 mois. Elle fut soumise, par un de nos confrères ophtalmologues des plus distingués, au traitement par l'ésérine aqueuse, à laquelle il a dû substituer pour cause d'intolérance le collyre de pilocarpine à 2 p. 100, le tout combiné à l'application réitérée de compresses chaudes. Au bout de 3 mois, n'ayant obtenu aucune amélioration, il fut conduit à lui proposer l'iridectomie, et c'est alors qu'elle vint me consulter. Tout en abondant dans le sens du confrère sur l'utilité de cette opération, je lui ai conseillé d'employer, ne fût-ce que pendant 15 jours, le collyre huileux d'ésérine à 1 p. 100, instillé 3 fois par jour, et en cas d'insuccès de recourir à l'iridectomie. Au bout de 15 jours de cette application, le glaucome cédait avec rétablissement de la vision, du tonus au taux normal et du champ visuel qui n'était plus rétréci. La malade, enchantée d'avoir échappé à une opération, a continué de son propre gré à s'instiller pendant 2 mois encore, 3 fois par jour, du collyre huileux, et lorsque je lui en ai fait l'observation, elle a répondu que la raison en a été l'absence de toute incommodité et le désir d'assurer pour toujours sa guérison. Le fait est que, depuis deux ans, je ne l'ai plus revue, ce qui nous permet de déduire que la guérison reste jusqu'ici parfaite.

III. — *Glaucome chronique simple.*

Femme de 58 ans non mariée et n'ayant jamais eu d'affection utéro-ovarienne. Toutefois, forte et replète, elle a été sujette à de la gravelle avec lithiase hépatique et à des troubles gastriques fréquents liés à une dilatation de l'estomac. A éprouvé, il y a trois ans, les premiers signes d'un glaucome prodromique caractérisé par des obnubilations avec cercles colorés autour des flammes. Les attaques, d'abord rares, se rapprochèrent de plus en plus, faisant presque toujours leur apparition vers la fin de la journée. Les choses restèrent en l'état jusqu'au commencement de la 3e année où il y eut des manifestations glaucomateuses subintrantes, finalement continues et permanentes dans les trois ou quatre derniers mois.

État actuel : OEil droit normal, emmétrope, lit les plus fins caractères avec un verre + 2D. OEil gauche : cornée légèrement trouble au centre, avec fin piqueté épithélial s'opposant à l'examen ophtalmoscopique. T + 2 et V réduite à la perception lumineuse. Pupille moyennement dilatée et immobile sous l'action de la lumière incidente. La malade accuse depuis le début jusqu'à aujourd'hui des cercles colorés autour des flammes, dont elle nous présente un beau dessin fait par elle-même. Le champ visuel offre le rétrécissement caractéristique du côté nasal, dans l'étendue des 2/3 internes environ.

A part les signes qui précèdent, la patiente n'a jamais éprouvé de douleurs ni même de lourdeur du côté gauche de la tête ; pas plus qu'il n'y a eu de rougeur ou de sécrétion anormale de l'œil. C'est sans doute ce qui explique le manque de tout traitement et de tout conseil médical antérieurs à notre examen.

Tout en lui faisant pressentir qu'une intervention opératoire pourrait être nécessaire, nous lui avons conseillé de se soumettre pendant une huitaine aux instillations dans l'œil du collyre huileux d'ésérine à 1 p. 100, répétées trois fois dans les 24 heures, avec applications de compresses chaudes enveloppées, renouvelées au moins toutes les 2 heures pendant la journée, en leur substituant dans la nuit un bandage ouaté sec pour y maintenir la chaleur. Lorsque la malade revint nous consulter (ainsi qu'il était convenu) au bout de 8 jours, nous avons eu le plaisir de constater la disparition de tous les signes glaucomateux, y compris l'hypertension et le rétrécissement du champ visuel. Éclaircissement total de la cornée et récupération de la majeure partie de l'acuité visuelle, permettant une vision éloignée nette et la possibilité de lire couramment le numéro 4 de l'échelle Parinaud. La pupille était redevenue normale et quelque peu myosique, en même temps que l'ophtalmoscope montrait la papille optique décolorée, légèrement excavée, avec veines faiblement distendues et offrant de légers crochets au pourtour du disque optique, sans battements d'aucune sorte. Quant au tonus, il était devenu normal. La malade nous avait appris d'ailleurs que cette amélioration était survenue dès le second jour de la médication prescrite et qu'elle s'est maintenue telle jusqu'au jour où nous la revîmes. En même temps, elle nous signalait qu'ayant remarqué, pendant le cours de sa maladie, qu'un bain chaud qu'elle avait l'habitude de prendre toutes les semaines, lui provoquait infailliblement une attaque de glaucome, elle s'en était dispensée craignant de contrarier le traitement. Frappé par ce détail, je l'engageais, tout en continuant le collyre ésériné qu'elle supportait admirablement sans provoquer de douleur, ni la moindre rougeur de l'œil, de le réduire à deux instillations par 24 heures, d'essayer le bain chaud et de m'écrire le résultat. C'est ce qu'elle fit, et 3 jours après je recevais la nouvelle que cette fois il n'en était résulté la moindre manifestation glaucomateuse.

A ce propos, je me suis remémoré un fait clinique en sens contraire, celui d'un homme atteint de l'affection découverte par Maurice Raynaud, connue sous le nom d'asphyxie locale des extrémités, et chez lequel, lors de ses attaques d'amblyopie périodique, la vision redevenait nette chaque fois qu'il prenait un bain froid à la rivière. Il y a, je crois, d'après cela, intérêt à renouveler chez les glaucomateux l'expérience du bain chaud et du bain froid et à voir quel en est l'effet sur le décours du glaucome.

IV. — *Glaucome infantile avec buphtalmie.*

Fillette de 6 ans, issue de parents qui n'offrent aucune tare héréditaire syphilitique ou autre, et qui possèdent deux autres enfants bien portants nés avant elle.

Née à terme, la fillette n'a présenté rien d'anormal jusqu'à 4 ans. Elle a pu marcher à temps, avait appris à déchiffrer les lettres et distinguait nettement toutes les couleurs en les désignant par leurs noms.

C'est alors qu'on a constaté du nystagmus oscillatoire et une buphtalmie naissante à l'œil gauche, sans opacification de la cornée. Cinq ou six mois après, la cornée de l'œil droit augmentait elle-même de courbure en même temps qu'elle s'opacifiait interstitiellement, et quelques semaines plus tard la même opacification gagnait la cornée gauche.

Le traitement suivi dans son pays (Amérique du Sud) a consisté en instillations d'ésérine et de pilocarpine, lesquelles, pour cause d'intolérance du côté de l'œil, furent abandonnées au bout de 20 jours, en 40 injections intramusculaires d'huile au bi-iodure d'hydrargyre à 4 p. 1.000, suivies de 6 frictions hydrargyriques aux membres et de l'administration d'iodure de potassium durant un mois. On essaya à nouveau le collyre aqueux d'ésérine, mais qui fut bientôt suspendu par suite de la vive irritation conjonctivale qu'il provoquait.

Le mal continuant à s'aggraver, les parents prirent le parti de venir à Paris, et c'est alors que nous vîmes la malade dont l'état était le suivant :

Petite, bouffie de la figure et des mains, comme pachydermique, avec sternum saillant sans autres signes de rachitisme du côté des extrémités, sauf le volume exagéré des épiphyses des membres, particulièrement des radius. Les lèvres grosses et habituellement écartées laissent voir les arcades dentaires dépourvues d'incisives et ayant des canines et des molaires rabougries. La parole est lente et empâtée, le crâne volumineux, subhydrencéphalique, avec intelligence bonne. Le nystagmus oscillatoire cité plus haut persiste toujours aux deux yeux.

OEil gauche. — Nettement buphtalme avec cornée d'aspect porcelanique, ne permettant pas d'apercevoir l'iris à l'éclairage oblique. T + 3.

OEil droit. — Même altération de la cornée, même intransparence, mais avec moins de saillie que pour la cornée gauche. T + 2.

Nous lui prescrivîmes des instillations de collyre huileux d'ésérine au 1/100, 2 fois par jour, et des frictions hydrargyriques à la racine du bras pendant un mois consécutif ; après quoi, nous avons remplacé les frictions par l'administration de l'iodure de potassium, à raison de 25 centigrammes par jour, continué deux mois durant. Les mois d'août et septembre, cessation de tout traitement général pour prendre les bains salés thermaux de Biarritz, qui eurent une influence très favorable sur l'état général, tout en continuant sans relâche les instillations du collyre huileux d'ésérine, deux fois par jour jusqu'à aujourd'hui 20 décembre 1901, époque à laquelle nous revîmes la malade.

Le changement constaté du côté des yeux est très remarquable. Plus de kératoglobe à droite ; tension normale, cornée devenue assez transparente pour permettre l'examen de l'iris qui apparaît normal ainsi que la pupille en tant que diamètre et mouvements, mais non celui du fond de l'œil, à cause du fin pointillé opaque du parenchyme cornéen.

Perception lumineuse très nette et très vive dans tout le champ visuel qui ne paraît pas rétréci, alors que l'acuité visuelle laisse toujours à désirer, ce qui tient sans doute en grande partie à une atrophie optique glaucomateuse concomitante. Même amélioration pour l'œil gauche, sauf que le kératoglobe y subsiste encore malgré que le tonus soit devenu normal.

Il est à noter qu'après cinq mois de deux instillations journalières de collyre ésériné fort la malade n'a éprouvé la moindre incommodité et qu'à aucun moment les paupières et la conjonctive ne se sont hyperémiées.

Pour accentuer l'amélioration des yeux, on continuera les instillations d'ésérine dans l'œil gauche seul, une fois par jour, jusqu'à ce que le kératoglobe se soit entièrement réduit. Et, pour continuer à agir sur l'état général qui, évidemment est ici en cause, nous conseillâmes l'administration, pendant un mois, de 10 centigrammes par jour d'iodoforme précipité mêlé avec le double de poudre fine de café torréfié, le tout en deux cachets azymes pris au commencement des deux principaux repas.

L'expérience clinique nous enseigne que, sous l'influence de l'iodoforme, la résolution des kératites parenchymateuses, celle d'Hutchinson en particulier, s'obtient autant et mieux encore que par l'iodure de potassium, outre que ce médicament est bien mieux toléré par l'estomac.

V. — *Glaucome consécutif prodromique.*

Le dernier cas qui nous reste à citer est celui d'un glaucome prodromique, consécutif à l'extraction d'une cataracte secondaire. Cette observation est d'autant plus intéressante, que nous avons été à même de juger la différence d'action des collyres aqueux et huileux d'ésérine et de pilocarpine.

Il s'agissait d'un confrère de haute intelligence mais nerveux, dont la cataracte primitive avait été opérée avec plein succès un an auparavant. Dans les premiers mois, il avait joui d'une acuité visuelle absolument parfaite pour décliner ensuite, à cause de l'épaississement graduel et surtout du tuyautage de la membranule demeurée pelliculaire et chatoyante, ce qui faisait que le disque optique resté normal apparaissait trouble à l'examen ophtalmoscopique comme à travers un brouillard.

Le malade ne pouvait plus lire l'imprimé qu'en s'aidant d'une forte loupe. Inutile d'ajouter que l'œil était d'apparence et de consistance absolument normales, sans la moindre défectuosité du champ visuel dans toute son étendue physiologique, pour le blanc et les couleurs.

L'extraction totale de la cataracte secondaire a été des plus faciles et des plus complètes, vu qu'il n'y avait la moindre synéchie iritique et que la pupille légèrement ovalaire, à cause d'une simple sphinctérectomie faite lors de l'extraction de la cataracte primitive, se contractait et se dilatait normalement sous l'influence de la lumière incidente. L'opération terminée sans la moindre procidence du vitré, tout marcha à souhait, avec rétablissement de la chambre antérieure 24 heures plus tard.

Les choses allèrent ainsi sans réaction ni douleur, lorsque 10 jours après, à propos d'une forte émotion morale, le distingué confrère accusa d'éprouver le matin une sorte de brouillard, accompagné de l'apparition de cercles colorés autour de la flamme d'une bougie dont il se servait pour faire sa toilette. Devant ces signes qui ne s'accompagnaient d'aucune douleur, mais seulement d'une très légère hypertonie, nous lui prescrivîmes des instillations d'ésérine huileuse qui, au bout de deux heures, ramenaient la vision au taux normal, mais avec retour des mêmes syndromes les jours suivants, cédant chaque fois dans le même laps de temps sous l'influence dudit collyre. Quinze jours plus tard, désirant savoir si le collyre aqueux d'ésérine moins concentré 0,50 0/0 ou celui de pilocarpine à 2 0/0 agissaient différemment, nous pûmes constater que tous les deux étaient bien moins efficaces, outre que le collyre d'ésérine, quoique plus faible et fraîchement préparé, irritait fortement la conjonctive. Aussi, l'avons-nous abandonné deux jours après, pour revenir au collyre huileux d'ésérine, dont l'action est restée sûre et constante les trois mois consécutifs que le confrère a tenu de passer loin de Paris, remettant pour plus tard l'intervention opératoire que nous lui avions proposée pour mettre un terme aux phénomènes glaucomateux périodiques.

Lorsqu'il revint à Paris, les accès matinaux étaient devenus, grâce à la continuation du collyre, moins accentués et moins prolongés, mais sans cesser tout à fait. Nous avons alors procédé à une simple oulétomie qui, du coup, mit fin aux accès et permit à la vision de redevenir entièrement nette. Il y a de cela un an et demi d'écoulé, sans qu'il fût nécessaire de recourir à l'emploi d'aucun collyre myotique. Comme le fond de l'œil conserve toute son intégrité et qu'il n'existe le moindre rétrécissement du champ visuel, nous en concluons que la guérison du glaucome prodromique consécutif doit être considérée définitive, autant que cela est permis de l'affirmer.

Une fois le choix du collyre bien compris, il faut encore retenir que les instillations doivent être répétées au début, 3 et 4 fois par jour, partant du fait bien avéré que l'action myotique et hypotonisante de l'ésérine tend à s'épuiser au bout de 6 à 8 heures et que, pour lutter contre le processus glaucomateux, il faut prolonger pendant 24 heures, c'est-à-dire jusqu'au lendemain, l'action utile du médicament. Plus tard, lorsque le mal s'amende, on espace progressivement les applications à deux et à une, puis on en fait une tous les deux ou trois jours et ainsi de suite, jusqu'au rétablissement complet, tout en se tenant prêt à les recommencer à la première alerte ressentie.

Comme moyen adjuvant, on prescrira des applications chaudes enveloppées, dont on fait usage régulièrement, pendant une heure consécutive matin et soir. Nous avons l'habitude de prescrire de préférence des cataplasmes de farine de lin ou de fécule recouverts de taffetas gommé, ou encore les cataplasmes Langlebert qui sont pourvus d'une plaque de Baudruche-Tompson imperméable.

Je suis persuadé que, grâce au traitement décrit plus haut, et avant tout à la substitution de l'huile ésérinée forte aux collyres aqueux insuffisants et altérables d'ésérine, et surtout de pilocarpine, bien moins efficaces, on arrive à éviter des interventions opératoires pour bien des cas de glaucome chronique. C'est là un point important que seules des statistiques nouvelles permettront de fixer définitivement dans un sens positif contrairement à celles faites jusqu'ici.

Contre le glaucome chronique simple où l'ésérine, les paracentèses, les sclérotomies, tant anté que rétro-iridiennes, tout comme l'iridectomie sont restées sans effet, on n'a pas manqué de songer à la sympathectomie cervicale dont l'idée revient à Abadie (1) et les premières interventions à Jonnesco (2), de Bucharest.

Dans mon rapport à l'Académie de Médecine (3) sur le mémoire de notre distingué confrère de Bucharest, je m'étais convaincu à nouveau, par des expériences de laboratoire, de la réalité de l'abaissement du tonus oculaire succédant à l'ablation du ganglion cervical supérieur chez les animaux. Mais en même temps j'établissais que chez eux, comme chez l'homme, l'hypotonisation en question n'était que temporaire, tout comme l'hypérémie de la conjonctive et de la moitié correspondante de la face, le rétrécissement de la fente palpébrale et la légère rétraction du globe. Le seul effet véritablement durable consiste dans le myosis pupillaire, ainsi que Claude Bernard l'a noté sur un chien sympathectomisé, et moi-même (4) chez l'homme à propos de la compression du sympathique cervical, par une grosse tumeur maligne qui comprimait le cordon nerveux contre la colonne vertébrale.

Il résulte de tous les faits au nombre de 55 recueillis jusqu'ici, tels qu'on les trouve exposés dans le travail de Martin Ziehe et Th. Axenfeld (5), que seul le glaucome chronique simple paraît être favorablement influencé par l'excision du sympathique, en ce sens qu'on obtient dans un certain nombre de cas un élargissement du champ visuel et un relèvement de la vision cen-

(1) ABADIE, *Soc. franç. d'opht.*, 5 mai 1897.
(2) JONNESCO, *Acad. de méd.*, 19 octobre 1899.
(3) PANAS, *Acad. de méd.*, 7 juin 1898.
(4) PANAS, *Mém. de la Soc. de chirurgie*, 1868.
(5) MARTIN ZIEHE et TH. AXENFELD, *Samml. Zwangloser Abhandlungen Augenheilk.*, A. Vossius, 1901, t. IV.

trale. Mais il faut reconnaître que la plupart de ces observations n'ont pas été suivies assez longtemps, que des retours de glaucome se sont présentés et que dans bien des cas le résultat visuel a été nul et même fâcheux, aboutissant à l'amaurose définitive. C'est dire que rien n'autorise actuellement d'envisager la sympathectomie comme devant se substituer à l'iridectomie et aux autres opérations qui débrident l'œil. Sans compter qu'au point de vue du malade il s'agit là d'une intervention bien plus compliquée et qui ne manque pas d'entraîner des troubles sensitifs et vaso-moteurs fort désagréables.

Il nous reste à parler des atrophies séniles pures qui, quoique ayant le même aspect ophtalmoscopique que dans le glaucome chronique dit simple, rentrent dans la catégorie des atrophies par l'absence de toute adjonction de symptômes glaucomateux, si fugaces et si minimes qu'on les suppose à l'exception de la forte excavation de la papille. Les seuls moyens capables de ralentir dans une faible mesure la marche fatale de l'atrophie vers la cécité résident dans l'application du courant continu faible dirigé du pourtour de l'orbite au ganglion cervical du grand sympathique ou d'une tempe à l'autre, pendant 20 minutes qu'on continue 15 à 20 jours consécutifs ; après quoi, on pratique des injections de strychnine de 2 à 3 milligrammes chacune, faites pendant le même laps de temps et de préférence aux tempes.

En fait d'autres reconstituants généraux, les injections hypodermiques de sérum, de glycéro-phosphate ou mieux de cacodylate de soude, aidés d'un régime tonique, sont à essayer. Tous, nous avons usé et abusé des iodures et des bromures alcalins, mais sans grand profit, que je sache, pour les malades. Tout au plus, peut-on y recourir chez les grands artério-scléreux.

III

BLESSURES DU GLOBE ET DE L'ORBITE PAR ARMES A FEU

Nous étudierons successivement les blessures par grains de plomb de chasse, puis celles par balles (revolver, fusil) qui atteignent *directement* l'appareil visuel au niveau de l'orbite, ou *indirectement*, par lésion des centres nerveux encéphaliques.

I. — Blessures du globe et de l'orbite par grains de plomb

Rien n'est plus commun que ce genre de traumatisme. Depuis que la chasse est devenue, non seulement un besoin, mais un sport très recherché dans toutes les classes de la société, il n'y a pas d'année où, à chaque ouverture de la chasse, les ophtalmologues ne soient appelés pour donner leurs soins. C'est donc là un sujet qui nous intéresse beaucoup ; d'autant plus que, dans bien des cas, on est chargé par les particuliers ou les tribunaux d'expertises médico-légales.

Généralement, les yeux blessés se trouvent sur la trajectoire du projectile, chose qui, au point de vue des responsabilités, constitue une condition bonne à retenir. Cependant, il existe des cas exceptionnels où la blessure résulte d'un ricochet contre des troncs d'arbres, des rochers ou de toute autre surface dure, auquel cas le grain de plomb s'aplatit en même temps que sa force de pénétration diminue. Même aplatissement s'observe lorsque le petit projectile, avant de pénétrer dans le globe, butte contre les os de l'orbite.

Le point de pénétration varie suivant qu'il s'agit indirectement des paupières et de la conjonctive, ou directement de la cornée et de la sclérotique. Une fois le globe atteint, le malade accuse un trouble immédiat de la vue, accompagné ou non d'hémorragie extra et intra-oculaire. L'iris reste normal, ou il apparaît de la mydriase par iridoplégie avec perte des réflexes pupillaires.

L'hyphéma n'est pas alors rare, et à l'ophtalmoscope on aperçoit du sang extravasé dans le vitré qui devient trouble.

Dans les cas où ce milieu reste transparent, on constate des taches hémorragiques de la rétine, devenue elle-même trouble sur un point qui est l'aboutissant du grain de plomb. Quant à un décollement correspondant, il ne s'observe que plus tard, sauf lorsqu'il se fait une hémorragie sous-choroïdienne due à une rupture de la choroïde sous-jacente. Lorsqu'il y a décollement, le campimètre révèle le rétrécissement du champ visuel situé du côté opposé à la partie détachée de la rétine.

Il est exceptionnel de pouvoir déceler le grain de plomb logé dans la profondeur du globe, non seulement au début mais longtemps après, à cause du caillot sanguin qui l'enveloppe, et plus tard de son enkystement par du tissu conjonctif de nouvelle formation. On est quelquefois plus heureux, en s'adressant à la radiographie. Mais c'est là un résultat qui est loin d'être toujours atteint à cause des difficultés de ce mode d'exploration. On y pallie en grande partie en variant les poses dans le sens aussi bien frontal que sagittal, ce qui permet en même temps d'en préciser le siège exact.

La radioscopie, à laquelle Bourgeois (1) reproche de ne pas rendre de grands services et de ne pas permettre de localiser nettement le siège du corps étranger, n'en reste pas moins utile dans certains cas analogues au suivant que nous empruntons à F. Terrien et Beclère (2).

Un individu de 34 ans reçoit, à la chasse, le 22 octobre 1901, d'une distance de 40 mètres, un grain de plomb qui traverse le milieu de la paupière supérieure gauche. Aussitôt après l'accident, cet œil ne pouvait plus rien distinguer de 3 heures de l'après-midi au soir, moment où la vision revient en partie, et deux jours plus tard on constate que l'acuité visuelle est remontée à 1/8. Le plomb était du n° 5 des armuriers.

L'état offert par l'œil était le suivant : paupière supérieure légèrement ecchymotique, conjonctive et episclère largement infiltrés de

(1) Bourgeois, *Soc. franç. d'opht.*, mai 1901.

(2) Terrien et Beclère, *la Clinique ophtalmologique*, 1902, p. 6.

sang en haut et en dehors ; teinte verdâtre de l'iris contrastant avec la couleur bleue du côté sain, ce changement était l'indice d'une légère hémorragie dans l'humeur aqueuse et non d'une iritis, vu que V était normale et que la pupille était influencée par la lumière, se laissant régulièrement dilater par l'atropine. L'examen ophtalmoscopique dévoile, au point correspondant à l'ecchymose sous-conjonctivale, un large foyer d'hémorragie rétinienne non loin de l'ora serrata, sans apparence aucune de grain de plomb dans l'œil. Le peu de réaction du globe et le retour rapide de la vision faisaient présumer à juste titre que le projectile, après avoir traversé obliquement la portion tarsienne de la paupière et la conjonctive bulbaire, n'avait fait que contusionner la paroi sclérale du globe, pour aller se loger quelque part dans la partie externe de l'orbite.

Le Dr Beclère, très expert en la matière, a procédé, pour s'en assurer, à l'examen radioscopique comme il suit :

Le blessé, placé de profil, appuie la joue gauche contre l'écran fluorescent. L'ampoule radiogène est disposée de telle sorte que la perpendiculaire abaissée du foyer d'émission des rayons de Rœntgen sur l'écran passe par les deux globes oculaires ; l'ouverture du diaphragme-iris placée au-devant de l'ampoule est serrée de manière à ce que l'image radioscopique de la région orbitaire apparaît seule sur l'écran en vue d'obtenir de la sorte, avec précision et netteté, l'ombre anormale très sombre et parfaitement arrondie, révélatrice de la présence du corps étranger sur fond clair correspondant à l'orbite.

Pour s'assurer que le grain de plomb était bien dans l'orbite et non dans la cavité du globe, on invita le malade à regarder alternativement en haut et en bas, en ayant soin que celui-ci ne bouge pas la tête. Et, comme l'ombre du grain de plomb demeurait tout à fait immobile, on a eu la preuve certaine que le corps étranger était situé en dehors du globe oculaire et par conséquent dans l'orbite.

C'est là, croyons-nous, un mode d'exploration radioscopique des plus ingénieux et qui, mieux que n'aurait pu le faire une simple radiographie, donne la solution cherchée. C'est même là ce qui nous a engagé à donner cette observation dans tous ses détails.

En supposant que cette exploration demeure infructueuse, on ne saurait se fier à l'existence ou à l'absence de signes réactionnels, vu que ceux-ci peuvent exister ou faire défaut, que le corps étranger ait pénétré ou non dans la cavité oculaire.

Exemple le second cas de Jocqs (1) où un grain de plomb avait atteint l'œil droit sans y pénétrer, produisant un épanchement abondant dans le vitré et une réduction définitive de V à 1/10.

C'est qu'en effet l'inflammation oculaire dépend non seulement

(1) Jocqs, *Clin. opht.*, 1899, n° 6.

du corps étranger implanté dans les tissus, mais aussi, sinon plus, de l'irritabilité du sujet et de l'état plus ou moins septique du projectile. Une pareille tolérance ressort d'un grand nombre d'observations cliniques et d'expériences faites sur les animaux.

Tornatola (1), en déchargeant des grains de plomb sur des yeux de lapins, s'est assuré du peu de réaction produite et de l'asepsie des escharres. Ce résultat était conforme avec la clinique qui lui a prouvé que sur 22 cas de blessures par coups de fusil chez l'homme, une seule fois, l'énucléation a été rendue nécessaire. Sur tout le reste, les yeux ont conservé leur forme et leur volume, 8 ayant récupéré un degré de vision plus ou moins prononcé.

Deux ans plus tard, le même auteur (2), sur 13 nouveaux cas cliniques qu'il rapporte, n'a recours à l'énucléation que 2 fois seulement. Aussi, conclut-il que le traitement doit être, en règle générale, conservateur, en ayant soin d'empêcher toute contamination, grâce à une antisepsie rigoureuse et à l'emploi d'une médication antiphlogistique.

Ovio (3) cite le cas intéressant d'un grain de plomb ayant perforé la cornée et le cristallin qui est devenu par la suite cataracté. Il constate après l'extraction de la cataracte des opacités filamenteuses dans le vitré et ce n'est que plus tard qu'il aperçut le grain de plomb logé au bas de la chambre antérieure. A cette occasion, Ovio s'est livré aux expériences suivantes : il porta séparément sous la peau de lapins ainsi que dans la chambre antérieure et dans le vitré des grains de plomb, préalablement plongés, les uns, dans des cultures à la gélatine de bactéries charbonneuses, les autres de staphylocoques pyogènes. Le résultat fut l'infection locale et la mort avec les premiers, le sang contenant de nombreuses bactéries charbonneuses, alors qu'avec ceux à stophylocoques, tout s'est borné à une infection locale. Dans une dernière expérience, Ovio introduisit dans les yeux de lapins témoins des grains de plomb stérilisés par la chaleur et put s'assurer ainsi de la parfaite innocuité de ces projectiles.

Lodato (4) observa dix cas de blessure de l'œil par grains de

(1) TORNATOLA, *Rev. gén. d'opht.*, 1894, p. 26.
(2) TORNATOLA, *Archiv. di Ottalm.*, 1896, p. 350.
(3) OVIO, *Rev. gén. d'opht.*, 1895, p. 305.
(4) LODATO, *Arch. di Ottalm.*, 1895, pp. 9, 10.

plomb dans le service d'Angelucci, le traitement ayant consisté en antiseptiques locaux, applications glacées et bandage occlusif, en même temps qu'on administrait à l'intérieur de l'iodure de potassium. Il y eut 7 guérisons, en tant que conservation du globe, dont 6 avec récupération plus ou moins prononcée de la vue. Des trois restants gravement traumatisés, un œil fut énucléé pour cause d'irritation sympathique et les deux autres s'atrophièrent sans suppuration.

Les deux auteurs que nous venons de citer expliquent la tolérance de l'œil pour les plombs de chasse, par le peu d'action irritante du métal, le poli de la surface et en partie l'échauffement que provoque la décharge. Partant de là et des faits d'observation clinique, ils s'élèvent contre toute énucléation hâtive, se bornant à prescrire le traitement local, tant antiseptique qu'antiphlogistique dont il a été précédemment question.

Badal et Lagrange (1) sont également d'avis d'attendre le cours des événements avant que de se décider à énucléer, l'expérience ayant démontré que le grain de plomb peut être ressorti pour s'implanter dans l'orbite, et que d'ailleurs la tolérance de l'œil pour ceux emprisonnés est chose désormais avérée. Taylor (2), qui cite trois cas de guérison par les seuls soins médicaux, opine de même.

En fait, il faut toujours avoir en vue la fréquence des plaies en séton, le corps étranger n'étant plus dans l'œil, et où tout se résume dans les lésions déterminées par son passage. Parmi les observations récentes de double perforation de la coque oculaire, nous mentionnerons celles de Milbradt (3), les deux de Gengnagel (4) et celles d'Isbruch (5), de Pahl (6) et de Lagrange (7).

A ces six cas, je puis ajouter un septième qui concerne un jeune homme, ayant reçu à l œil cinq jours auparavant un grain de plomb, avec perte définitive de la vision. Bien que les phéno-

(1) Badal et Lagrange, *Gaz. hebd. des Sc. méd. de Bordeaux*, 1894, p. 587.

(2) Taylor, *Amer. Med. Assoc.* Sect. of Opht., Philadelphie, 1898, p. 60.

(3) Milbradt, Inaug. Dissert., Greifswaldt, 1890.

(4) Gengnagel, Inaug. Dissert, Giessen, 1894.

(5) Isbruch, Inaug. Dissert., Iéna, 1897.

(6) Pahl, Inaug. Dissert., Greifswaldt, 1898.

(7) Lagrange, *Ann. d'ocul.*, 1899, t. CXXI, p. 206.

mènes réactionnels furent d'une intensité moyenne, le confrère qui le soignait, redoutant l'ophtalmie sympathique, pratiqua l'énucléation L'examen anatomique de la pièce qui nous fut confiée nous montra au fond de l'œil une contre-ouverture par laquelle le projectile avait passé dans l'orbite. C'est dire que, dans ce cas ainsi que dans beaucoup d'autres similaires, on aurait pu se dispenser d'énucléer.

Comme complément à ce qui a été exposé sur les avantages de l'expectation lors de blessure du globe par grains de plomb, nous ajouterons ici le résumé de trois faits cliniques tout nouveaux relatés par O. Anastasi (1).

Il s'agit de trois malades atteints de plaie pénétrante au niveau même de la région ciliaire. Chez les deux premiers, les suites ont été des plus simples, malgré une extravasation massive dans le vitré, et alors que chez l'un d'eux les deux yeux avaient été atteints. Chez ce dernier revu deux ans plus tard, on put constater que l'œil droit, le plus maltraité par le projectile, d'apparence en tous points normal, avait la papille optique atrophiée, d'où partait une ligne atrophique à peu près horizontale, mesurant environ 6 diamètres papillaires de longueur et englobant la macula. De là il était résulté un scotome correspondant. Champ visuel légèrement rétréci à la périphérie : V permettant au malade de compter les doigts jusqu'à 3m,50 de distance.

L'œil gauche n'offre d'anormal que le point d'entrée du grain de plomb à la partie nasale du limbe. Malgré l'abondante hémorragie du vitré au moment de l'accident, l'ophtalmoscope ne révèle rien au fond de l'œil. Champ visuel presque normalement délimité. V = 2/3, accommodation excellente. Le malade se sert de cet œil comme s'il n'avait pas été blessé.

Le second malade reçoit un grain de plomb à la partie interne de l'œil droit au voisinage du limbe et perd immédiatement la vue. Examiné quelques heures après, on trouve la pupille dilatée, et quant à l'examen ophtalmoscopique, il est négatif par suite d'un vaste hématome du vitré. Au bout de 15 jours, le malade retrouve la perception lumineuse et le vingt-cinquième jour il compte les doigts à 2 mètres. Revu deux ans plus tard, l'œil apparaissait tout à fait sain et n'avait retenti en aucune façon sur son congénère. A l'ophtalmoscope, après dilatation de la pupille, on aperçoit au niveau de la partie nasale de l'équateur une large plaque blanc-bleuâtre, brillante, complètement privée de vaisseaux et qui avance jusqu'au corps ciliaire où on la perd. Toute sa demi-circonférence inférieure est bordée de pigment. En arrière la plaque atrophique se termine à deux diamètres papillaires du

(1) Anastasi, *la Clinica oculistica*. Palerme, janv. 1902, p. 805.

bord interne du disque optique. Le champ visuel offre un rétrécissement temporal correspondant à la plaque atrophique décrite plus haut. $V = \frac{2}{3}$; *Tn*. L'œil gauche est resté absolument normal.

La troisième observation est relative à un épileptique qui, trois ans auparavant, était tombé dans la rue sans connaissance, sans doute par suite d'une blessure de l'œil droit survenue à ce moment, ainsi que cela a été démontré par Cirincione qui en a fait l'énucléation pour cause de glaucome secondaire absolu, l'œil étant devenu comme buphtalme et staphylomateux (Staphylomes intercalaires multiples). L'œil étant divisé en deux hémisphères antérieur et postérieur, à l'aide d'une section équatoriale, on trouva sur l'antérieur au niveau de la zone ciliaire une petite plaque arrondie atrophique correspondant à l'orifice d'entrée d'un projectile et sur le point diamétralement opposé du segment postérieur, le grain de plomb situé en dehors de la macula, implanté dans la choroïde et recouvert par la rétine. Ajoutons qu'il existait des synéchies irido-capsulaires et une cataracte périnucléaire. Quant à la papille, elle était atrophique et profondément excavée. Le malade, avant les accidents glaucomateux, n'avait toutefois jamais souffert de son œil, et à aucun moment, pendant les trois années qui s'étaient écoulées, ne s'en est ressenti. L'œil gauche absolument normal présente une acuité visuelle de 1 et un champ visuel irréprochable.

L'auteur de l'article, se fondant sur les faits qui précèdent, professe (*l. c.*, p. 807) que, d'après l'observation clinique attentive, les blessures du corps ciliaire par grains de plomb privés habituellement, comme on sait, de toute action infectieuse, entraînent rarement l'atrophie consécutive du globe et n'exposent pas nécessairement à l'ophtalmie sympathique alors même que le corps étranger reste inclus dans la cavité du globe. De là il conclut (p. 814) que l'énucléation précoce dans cet ordre de blessures de la région ciliaire doit être absolument repoussée.

Un autre fait, non moins important, est celui de la valeur diagnostique de la présence du sang dans la cavité oculaire, comme preuve réelle ou non de la pénétration du corps étranger.

Ce serait commettre des erreurs que de s'y fier absolument, et pour s'en convaincre il suffit de se remémorer bien des faits cliniques, où le seul choc de la sclérotique a pu déterminer un épanchement de sang immédiat dans la chambre antérieure et dans le vitré, les malades n'ayant pas moins recouvré une vision parfaite.

Il est des cas où le diagnostic de la pénétration offre plus de difficultés encore. Il arrive que peu après un coup de fusil chargé de plomb, ou de chevrotines, on se trouve en présence d'un œil ophtalmoscopiquement normal, en tant que papille, rétine et choroïde, mais qui n'est pas moins devenu instantanément aveugle, ou fortement amblyope. Ici, il y a lieu de supposer que le projectile a atteint le nerf optique.

Voici une observation qui nous est personnelle.

Un chasseur jeune et bien constitué, sans tare syphilitique ou autre, se trouvant placé derrière des broussailles, reçoit en plein visage une décharge de chevrotines, d'où il est résulté une cécité bilatérale immédiate sans phénomènes cérébraux ni alors ni plus tard. Appelé auprès de lui en même temps que mon confrère M. Abadie, nous constatâmes que l'œil droit était littéralement crevé, alors que le gauche, qui n'offrait aucune lésion apparente ni aucune altération du fond d'œil, principalement de la rétine et du nerf optique, avec milieux absolument transparents, iris normal, pupille intacte mais privée de tout réflexe sous l'influence de la lumière, était devenu totalement et définitivement amaurotique. Par des examens ophtalmoscopiques ultérieurs, on constatait que, sans papillite d'aucune sorte, le disque optique pâlissait progressivement, jusqu'à devenir entièrement blanc au bout du troisième mois de l'accident. La seule hypothèse ici plausible nous a paru être celle de la pénétration d'une chevrotine ayant atteint le nerf optique dans la profondeur de l'orbite par un trajet oblique de droite à gauche, sans avoir rencontré le globe de l'œil. De là atrophie descendante de ce nerf qui ne s'est montrée à l'ophtalmoscope que tardivement.

Steindorff (1), chez un individu qui avait reçu la décharge d'un fusil en pleine figure à 2 mètres de distance et qui mourut par la suite à des lésions du cerveau, trouva un grain de plomb logé dans chaque nerf optique au niveau du canal de même nom.

Jocqs décrit le cas d'un grain de plomb pénétrant à travers le côté interne du sourcil et ayant entraîné l'amaurose. Ce n'est que trois semaines après l'accident qu'apparut la décoloration atrophique de la papille.

Lors d'une contusion violente du globe par le projectile et plus encore de pénétration de celui-ci dans la coque oculaire, on aperçoit à l'ophtalmoscope des lésions très nettes et variées

(1) STEINDORFF, Inaug. Dissert., Halle, 1898.

qui se résument : à des déchirures de la rétine et de la choroïde, à des hémorragies plus ou moins multiples et diffuses de ces membranes et, du côté du vitré, à une organisation conjonctive ultérieure sous forme de plaques et de brides d'aspect tendineux (rétinite dite proliférante), aboutissant au décollement plus ou moins tardif de la rétine.

Isbruch (*loc. cit.*), dans une première observation de blessure en séton par grain de plomb, constate au début un décollement de la rétine en haut, et par la suite, au niveau des points d'entrée et de sortie, des cicatrices blanchâtres à contours pigmentés reliées par un cordon vitréen intermédiaire. Au bout de quelques mois V = 6/10. Dans sa seconde observation, relative à une chevrotine qui, après avoir traversé la paupière supérieure, avait contusionné le globe et s'était fixée dans le tissu orbitaire d'où elle fut extraite, il signale une rupture de la chorio-rétine, suivie de décollement partiel et de formation de plaques, les unes blanches, les autres pigmentées. Malgré le rétrécissement du champ visuel, le malade possédait une acuité visuelle de 1/6.

Dans la troisième observation de Steindorff (*loc. cit.*), il survint de suite, après la décharge de l'arme, une amaurose gauche, avec protrusion du globe, apoplexie de la rétine et des foyers hémorragiques de la choroïde. La papille était intacte. Deux semaines plus tard, le disque optique se décolorait et, au bout d'un mois, il était entièrement caché par un tissu gris blanchâtre néoformé. Sur le reste de la rétine il y avait un semis de plaques hémorragiques et pigmentaires.

Dans le cas de Pahl (1), plaie en séton, il y eut primitivement hémorragie vitréenne laissant voir après résorption une plaque cicatricielle au niveau de l'orifice de sortie. A ce moment, V était égale à 1/2.

Des impotences musculaires par grains de plomb, se traduisant par du strabisme avec diplopie, ne sont pas fréquentes. Nous rappellerons l'observation de Viciano (2), où une partie du tendon du muscle droit supérieur avait été détachée ; celle de Mengin, de Caen (3), paralysie du droit supérieur, où il a suffi

(1) Pahl, *loc. cit.*
(2) Viciano, *Arch. d'opht.*, Paris, 1889, p. 508.
(3) Mengin, *Rec. d'opht.*, 1886, p. 21.

d'extraire le grain de plomb pour faire disparaître le strabisme et la diplopie, contrairement à Viciano qui crut devoir faire la suture de la portion détachée du tendon, ce qui, nous le croyons, était peut-être superflu.

Citons encore le cas de Ahlström (1), grain de plomb ayant déterminé de l'hyphéma, du trouble du vitré, une commotion rétinienne et une impotence fonctionnelle du droit inférieur se traduisant par du strabisme supérieur et une diplopie croisée inféro-externe. Enfin, celui de Bourgeois (2), pénétration du grain de plomb du côté du grand angle de l'œil, paralysie incomplète du droit interne et du droit inférieur, avec chute temporaire de la paupière supérieure et perte définitive de la vision par atrophie de la papille. La seule lésion de la coque oculaire visible à l'ophtalmoscope a consisté en une sorte de déchirure linéaire de la choroïde à la partie supéro-interne, où cette membrane était atrophiée et parsemée d'îlots pigmentaires. L'auteur suppose que le grain de plomb, qui n'a fait que contusionner le globe en ce point, a dû se loger à la partie inférieure de l'orbite, lésant sur son trajet les filets oculo-moteurs du droit interne et du droit inférieur, ainsi que le nerf optique sur un point assez éloigné du globe, d'où l'apparition tardive de l'atrophie de ce nerf.

Il ressort de l'étude qui vient d'être faite sur les blessures de l'œil par grains de plomb que le traitement conservateur s'impose, au moins au début. Cette règle ne comporte pas d'exceptions, alors même qu'on aurait la certitude de la présence du corps étranger dans l'œil. La première place dans le traitement en question reviendra à l'antisepsie du globe et des paupières qu'on réalise par des lotions boriquées ou mercuriques répétées, des instillations de violet de méthylène B et des applications de pommade à l'iodoforme. Dans les premiers temps, le repos et l'immobilité de l'œil blessé, qui sont de rigueur, comportent l'application du bandage ouaté occlusif, renouvelé tous les jours et modérément serré. Grâce à cela, le grain de plomb immobilisé s'enkyste rapidement au lieu de subir des déplacements ayant pour effet de prolonger et d'accentuer le processus irritatif trau-

(1) AHLSTROM, *Deutsch Beitrag. z prakt. Augenh.*, 1898, p. 21.
(2) BOURGEOIS, *Rec. d'ophl.*, 1895, p. 22.

matique. Le collyre d'atropine sera souvent de mise, en vue de prévenir et de combattre les synéchies iritiques. Exceptionnellement, lors de douleurs et de réaction vive, on recourra aux émissions sanguines à la tempe, à l'administration de calomel par la bouche à la fois purgatif et antitoxémique ; aux injections de morphine à la tempe ; au sulfate de quinine, à l'antipyrine, le tout aidé par le régime lacté ou tout autre léger mais substantiel. Toute boisson alcoolique devra être proscrite. Dans aucun cas, il ne faudra tenter l'extraction des grains de plomb placés en arrière profondément ; vu qu'on y parvient difficilement et toujours au détriment de la vision. L'abstention est encore plus de mise lorsqu'on soupçonne que le grain de plomb a quitté l'œil pour se loger dans l'orbite.

En supposant que le processus inflammatoire destructeur se poursuit, que la vision est irrémédiablement perdue et qu'il se prépare des manifestations faisant craindre l'ophtalmie sympathique, on aura à choisir entre deux interventions, toutes deux défendables : l'énucléation d'une part et l'éviscération de l'autre. Pour notre compte, nous donnons la préférence à cette dernière, à la condition de ne rien laisser subsister de la chorio-rétine et de cautériser au thermo-cautère olivaire le disque optique.

II. — Blessures directes du globe et de l'orbite par balles de revolver et de fusil

On conçoit que les blessures de l'orbite par balles constituent une lésion qui implique l'œil d'une façon bien plus grave que ne le font les grains de plomb.

Avant d'aborder cette partie de notre sujet, nous commencerons par relater sommairement l'observation recueillie dans notre service en juin 1900 par notre interne, M. Monthus.

Une femme de 47 ans reçoit une balle de revolver dans l'orbite droite, le 3 juin 1900, au moment où elle entrait chez elle. Le coup avait été tiré par des rôdeurs qui se trouvaient à 30 ou 40 mètres de distance. Aussitôt, elle éprouva une vive douleur au niveau de l'œil droit, dont la vision disparut sur-le-champ, sans perte de connaissance ; trois jours plus tard elle se présentait à la consultation de l'Hôtel-Dieu. La blessée offre alors un chémosis considérable des paupières, avec immobilité presque complète du globe. On ne trouve pas sur la peau l'orifice d'entrée du projectile, qui a dû pénétrer par la conjonctive au voisinage de la commissure externe. La pupille est dilatée et ne réagit pas à la lumière. Le fond de l'œil s'éclaire difficilement, à cause de l'épanchement sanguin considérable qui occupe la partie inférieure du vitré ; seule, la papille apparaît comme étant à peu près normale.

Le champ visuel n'est conservé pour la lumière que dans sa partie inférieure.

M. Lacaille exécute une double radiographie, qui permet de constater que la balle est logée dans l'orbite droite et siège en arrière du globe.

Désirant reprendre son travail et refusant toute intervention, la malade quitte l'hôpital une quinzaine de jours après son entrée avec la pupille toujours mydriatique et le même degré de cécité, le tonus restant normal.

En février 1901, nous obtenons de ses nouvelles et nous apprenons qu'elle ne souffre pas de son œil, que la vision est restée ce qu'elle était à sa sortie de l'hôpital, continuant à n'apercevoir les objets que très incomplètement à la partie inférieure du champ visuel. Jusque-là l'œil congénère demeurait bon, preuve qu'aucune complication sympathique n'était survenue. Sera-t-il ainsi plus tard ? C'est ce que nous ignorons, et pour notre compte nous regrettons qu'elle ne se soit pas décidée à se faire extraire la balle, vu les complications phlegmoneuses qui peuvent survenir du côté de l'orbite longtemps après l'accident.

Les blessures orbito-oculaires par balle de revolver sont d'ailleurs bien plus fréquentes qu'on serait porté à le croire, d'après le chiffre des observations publiées.

Une particularité digne de remarque, c'est que la plupart des individus qui ont recours à ce moyen pour se suicider s'appliquent l'arme à la tempe croyant que, de la sorte, ils sont plus sûrs de se brûler la cervelle ; tandis que, d'après la remarque très juste d'Hirschberg (1), ils perdent invariablement, dans la proportion de 50 p. 100 environ, la vue d'un œil ou des deux à la fois. Cela s'explique par le fait que toute la partie antérieure de la région temporale, constituée par l'os zygomatique en avant et la grande aile du sphénoïde en arrière, répond à l'orbite et non à la cavité cranienne. Lors d'une force de projection plus grande, la balle traverse la paroi interne de l'orbite, formée par l'unguis et la masse latérale de l'ethmoïde y compris l'apophyse interne du palatin, les fosses nasales, de nouveau

(1) HIRSCHBERG, *Deutsche Med. Woch.*, 1898, p. 613.

l'ethmoïde et parvient dans l'orbite opposée, lésant gravement le second œil ou le nerf optique correspondant ; d'où cécité bilatérale avec ou sans sortie du projectile au dehors. Trois cas récents de cécité définitive bilatérale sont relatés par Nicolai (1).

Avec une obliquité du coup, le projectile peut atteindre en arrière le cerveau, plus rarement le sinus sphénoïdal, en haut le sinus frontal, en bas le sinus maxillaire (2).

Sur 33 cas publiés de 1891 à 1900 inclusivement, nous en relevons 10 de cécité bilatérale et 23 d'unilatérale ; ce qui donne la proportion de 30,3 p. 100 pour la première et de 69,6 p. 100 pour la seconde. Comme faits exceptionnels nous mentionnerons un de la première statistique de Hirschberg, diplopie sans amblyopie, et un second du même auteur relatif à une amblyopie unilatérale de 1/12, bien que l'individu se soit tiré un coup de revolver aux deux tempes ; enfin le cas de Fédérof et la seconde observation de Langie, dans lesquels l'œil intéressé a recouvré plus ou moins son acuité visuelle jusqu'à mesurer près de 1/3. Si l'on tient compte du côté atteint, on trouve dans les 27 observations où la chose a été nettement spécifiée, 18 fois la tempe droite, 7 fois la gauche et 2 fois les deux tempes à la fois, le cas de Hirschberg cité plus haut et un autre de Schmidt (3). La plus grande fréquence des blessures à droite sur celles à gauche, comme 2 est à 1, concorde avec la prédominance des droitiers sur les gauchers.

Très peu d'individus dirigent l'arme offensive sur d'autres parties avoisinant le globe. Ce sont : le maxillaire supérieur, 2 cas dont un de Morton (4) et l'autre de Gengnagel (5) ; le palais, celui de Goldschmidt (6) ; enfin, l'œil et l'orbite par coup direct d'avant en arrière, les 4 cas de Lourier (7), Lawford-Knaggs (8), Meyer (9) et Grœnouw (10).

(1) Nicolai, *Arch. f. Augenheilk.*, 1902, XLIV, 4, p. 268.
(2) Lawford-Knaggs, *Ophl. Soc. of the U. K.* et *Ophthalmic Review*, 1897, p. 30.
(3) Schmidt, Inaug. Dissert., Tübingen, 1898.
(4) Morton, *American Journ. of opht.*, 1894, p. 147.
(5) Gengnagel, Inaug. Dissert., Giessen, 1894.
(6) Goldschmidt, *Wien. Med. Woch.*, 1893, n° 7.
(7) Lourier, in *Nagel Jahresbericht*, 1895, p. 577.
(8) Lawford-Knaggs, *loc. cit.*
(9) Meyer, *Soc. ophl. de Paris*, 7 déc. 1898.
(10) Grœnouw, *Klin. Monatsbl. f. Augenheilk.*, 1899, p. 151.

On comprend que l'orbite, qui a la forme d'un entonnoir élargi à sa base en avant, et rétréci de plus en plus en arrière vers son sommet, puisse se prêter à des lésions multiples de son contenu autre que le globe, tels en particulier les nombreux nerfs sensitifs et moteurs qui la traversent. De même, à côté des blessures du cerveau, il faut noter celles plus rares de la carotide interne dans le canal osseux du rocher et celles du nerf olfactif au niveau de la lame criblée de l'ethmoïde. De là découle la distinction de ces blessures *en simples*, lorsque la vision est seule en cause, et *en compliquées*, lorsque d'autres troubles s'y ajoutent.

Dans la première de ces deux catégories, rentrent les 6 cas de Hirschberg (1), celui de Valude (2), la seconde observation de Moses (3), celles de Gengnagel (4) et de Gottberg (5), les deux de Langie (6) et Lawford-Knaggs (7), une de Steindorff (8), la première et la deuxième de Schmidt (9) et la seconde de Grœnouw.

Dix-sept observations se rapportent à la deuxième série, où d'autres nerfs que celui optique sont intéressés. Ce sont celles de Moses (10), paralysie de l'abducens et du filet du muscle droit interne ; de Norman Hansen (11), ophtalmoplégie absolue totale ; de Féderoff (12), anesthésie de la branche ophtalmique de Willis, suivie d'ulcération de la cornée ; de Hirschberg, insensibilité de la moitié inférieure de la cornée ; d'Emmert (13) et de Scholtz (14), anesthésie de l'œil droit avec perte du réflexe cornéen ; de Power (15), épistaxis répétés ayant nécessité la

(1) Hirschberg, *Berlin. klin. Woch.*, 1891, n° 38.
(2) Valude, *Gaz. des hôpitaux*, 14 juillet 1893.
(3) Moses, Inaug. Dissert., Würtzburg, 1893.
(4) Gengnagel, *loc. cit.*
(5) Gottberg, *Arch. f. Augenheilk.*, 1895, XXX, p. 193.
(6) Langie, *Recueil d'opht.*, 1898, p. 339.
(7) Lawford-Knaggs, *loc. cit.*
(8) Steindorff, Inaug. Dissert.. Halle, 1898.
(9) Schmidt, *loc. cit.*
(10) Moses, *loc. cit.*
(11) Norman Hansen, *Centr. f. prakt. Augenheilk.*, 1896, p. 76.
(12) Féderoff, *Centr. f. prak. Aug.*, 1898, p. 198.
(13) Emmert, *Correspondenzbl. f. Schweiz Aerzte*, XI, 1881.
(14) Scholtz, *Dissert. sur la casuistique des plaies par projectiles de guerre*, Berlin, 1891.
(15) Power, *XIe Congrès médical interne de Rome*, 1895, p. 12.

ligature de la carotide primitive; de Koch (1), dénudation de la corne frontale de l'hémisphère; de Gottberg (2), hémiplégie droite; de Dartigue (3), contusion du cerveau au niveau de la voûte orbitaire; d'Haberkamp (4), cécité bilatérale, avec lésion de l'appareil olfactif et paralysie totale du droit externe gauche, une toute récente de Terrien en tous points identique à la précédente en tant que lésion des deux globes oculaires et du nerf olfactif (5), plus l'observation récente due à Laqueur (6) que voici :

L'individu H., de 30 ans, s'était tiré un coup de revolver à la tempe droite dont la balle est restée enclavée au fond de l'orbite gauche d'après l'examen radiographique. OD entièrement luxé fut énucléé. OG privé également de toute perception lumineuse et légèrement exophtalme, était occupé au niveau de la rétine et de la papille par un énorme hématome qui, plus tard, s'est transformé en un foyer blanc chatoyant avec deux prolongements horizontaux que Laqueur envisage comme une rupture de la choroïde au niveau du pôle postérieur. Cet œil pas plus que celui qui a été énucléé n'ont eu la coque sclérale entamée par la balle. Quant à l'anosmie complète, l'auteur l'attribue à une attrition de la lame criblée de l'ethmoïde par le projectile, dans son passage d'une orbite à l'autre.

On comprend, d'après cela, que l'anosmie soit une complication rare de ce genre de blessures, puisque aux faits cités plus haut on ne saurait en ajouter que trois autres appartenant l'un à Mandelstamm (7), l'autre à Grœnouw (*l. c.*), et enfin celui de Druault, dont il sera question plus loin, d'hémi-anosmie gauche; en tout six.

Vassiljev (8) signale la paralysie de la 3e paire accompagnée d'insensibilité de la conjonctive et de la cornée avec mydriase. Des onze cas cités, celui de Dartigue seul s'est compliqué de méningite mortelle.

(1) KOCH, *Munch. Med. Woch.*, 1893, p. 257.
(2) GOTTBERG, *loc. cit.*
(3) DARTIGUE, *Arch. d'opht.*, 1896, p. 591.
(4) HABERKAMP, *Arch. f. Augenh.*, 1899, 3, p. 205.
(5) TERRIEN, *Société d'ophtalmologie de Paris*, 4 mars 1902.
(6) LAQUEUR, *Arch. f. Augenheilk.*, 1902, XLIV, 4, p. 263.
(7) MANDELSTAMM, *Centralbl. f. prakt. Angenheilk.*, 1882, p 9.
(8) VASSILJEV, *Wortnik ophl.*, 1899, p. 464.

Une particularité digne d'être notée concerne la rareté de l'éclatement de la coque oculaire, cornée ou sclérotique, alors même que les deux orbites sont traversées par le projectile. En règle, ce sont les membranes internes, choroïde et rétine, qui se laissent déchirer. On s'en aperçoit après la disparition du sang épanché dans le vitré et la résorption de l'œdème rétinien.

Il est aussi des cas où, malgré une cécité immédiate, uni ou bilatérale, l'ophtalmoscope ne décèle aucune lésion importante du fond de l'œil, ce qui n'empêche pas que plus tard la papille blanchit et s'atrophie en partie ou en totalité. Ce sont autant de particularités qui s'expliquent par l'obliquité du coup, eu égard à l'axe antéro-postérieur de l'œil et de l'orbite pris en écharpe.

En ce qui concerne les blessures du nerf optique, celui-ci peut être coupé en travers et plus souvent, d'après Schmidt (1) et Norman Hansen (2), arraché par distension au niveau de sa pénétration dans la sclérotique. Toujours est-il que les altérations primitives du disque optique varient suivant que le projectile a intéressé le nerf, en avant ou en arrière du point de pénétration des vaisseaux centraux. Très nettes et très rapidement visibles dans le premier cas, elles sont plus tardives dans le second. Rien n'est commun comme les apoplexies rétiniennes, variant en tant que nombre et étendue. Il en est qui empiètent plus ou moins sur la papille ou sur son entourage immédiat. Seule, la seconde observation de Schmidt fait mention de l'aspect ophtalmoscopique rappelant l'embolie de l'artère centrale, trouble plus ou moins laiteux de la rétine, tache rouge cerise au niveau de la macula, le tout s'accompagnant d'une cécité immédiate. Les déchirures choroïdiennes, qui sont communes, peuvent s'accompagner de décollements séreux ou hématique de la rétine, d'hématomes sous-choroïdiens, seulement reconnaissables à l'examen anatomique ; d'épanchements de sang dans la chambre antérieure sous forme d'hyphéma ; d'hémorragies vitréennes plus ou moins profuses, lentes à se résorber et qui entraînent, par suite de l'organisation conjonctive du tissu hyaloïdien, des décollements rétiniens tardifs.

(1) Schmidt. *loc. cit.*
(2) Norman Hansen, *Centr. f. Augenh.*, 1899, p. 104.

Si l'on ajoute la rupture plus ou moins complète de la zonule de Zinn, d'où dislocation du cristallin, on voit combien les dégâts peuvent être multiples.

Après éclaircissement des milieux, l'aspect ophtalmoscopique du fond de l'œil est des plus suggestifs.

Les déchirures choroïdiennes, qu'elles soient l'effet du choc direct de la coque oculaire, ou, comme le suppose Schmidt, le résultat de l'arrachement par élongation du nerf optique, revêtent un aspect blanc tendineux, dû à la sclérotique mise à nu. Régulièrement, la rupture affecte la forme d'un croissant qui encadre à distance le disque optique. A côté, il n'est pas rare d'observer des îlots pigmentaires disséminés ainsi que des plaques et des cordons blancs de forme radiée et qui parfois recouvrent la papille rendue méconnaissable. Il s'agit là de l'organisation du sang épanché et des exsudats fibrinoïdes constituant ce qu'on est convenu d'appeler la rétinite proliférante.

Pour qu'il en soit ainsi, point n'est nécessaire que la coque scléroticale se trouve rompue par le projectile. Exemple les six faits récemment recueillis par Nettleship (1) concernant des individus dont la vue a été perdue sur un œil ou sur les deux, à la suite de la commotion du globe par le passage d'une balle à travers l'orbite. Une fois l'hémorragie abondante du vitré résorbée, l'auteur constata à l'ophtalmoscope la rupture de la choroïde avec de nombreux exsudats dans la chorio-rétine et des altérations du disque optique. Cette manière de voir est d'accord avec celle émise par Cohne qui a bien étudié la question, et avec le fait suivant qu'il m'a été donné de recueillir récemment.

Il s'agit d'un héros du Transvaal qui avait reçu au front une blessure grave avec perte de connaissance. Il avait eu une fracture du frontal par le projectile, lequel, après avoir traversé obliquement le sinus frontal et le haut de l'orbite, sortit au dehors, en brisant l'apophyse orbitaire externe du coronal. Il en est résulté la perte définitive de la vue de l'œil correspondant, une mydriase paralytique, du ptosis palpébral, une insuffisance du muscle droit supérieur et de l'hypo-esthésie dans le territoire du nerf sus-orbitaire. Actuellement, on observe à l'ophtalmoscope

(1) Nettleship, *Soc. d'opht. du Roy.-Uni*, 1900.

une large plaque blanche d'aspect tendineux, avec des brides rayonnées saillantes, bordées elles-mêmes çà et là de dépôts pigmentaires et dont l'ensemble occupe tout le pôle postérieur du globe, y compris le disque optique, rendu méconnaissable. Ici, comme dans les cas précités, il n'y a point eu rupture traumatique de la coque sclérale.

Qu'il s'agisse de suicide, de beaucoup le plus fréquent, d'homicide prémédité ou par imprudence, le diagnostic des lésions oculaires graves est non seulement facile, mais ne saurait faire de doute, si l'on tient compte : du trou de pénétration de la balle situé à la tempe ou dans les régions circumvoisines de l'orbite, de la perte parfois prolongée de connaissance, du gonflement chémotique des paupières et de la conjonctive, de l'exorbitisme à des degrés divers, accompagné ou non d'hémophtalmos tant superficiel que profond. La perte plus ou moins complète de la vue démontrera surabondamment que l'un ou les deux globes ainsi que l'orbite ont été traversés ou gravement contusionnés par le projectile.

Le fait que d'autres symptômes tels que : paralysies motrices ou sensitives, déviations strabiques avec diminution ou abolition des mouvements volontaires des globes, épistaxis répétés, perception à l'auscultation de battements ou de souffles artériels, coma prolongé, hémiplégie, paraplégies ou signes méningitiques accompagnés de fièvre, permettront de conclure à des complications qui témoignent que non seulement l'œil et l'orbite ont été atteints, mais aussi les fosses nasales ou la cavité crânienne.

On conçoit qu'en pareils cas le pronostic s'assombrit d'autant, et qu'une intervention opératoire, visant la recherche et l'extraction du corps vulnérant, devient difficile et souvent chanceuse.

Autrefois, il était de règle de procéder au cathétérisme dit explorateur, qui est souvent infructueux et ne manque pas d'être sans dangers, soit qu'il réveille des hémorragies provenant du trajet, soit qu'il expose à de la suppuration lorsqu'on y procède sans une antisepsie rigoureuse. Voilà pourquoi bien des chirurgiens autorisés ont été conduits à préférer l'expectation armée.

En supposant qu'on tienne à préciser la profondeur du trajet du projectile, il sera bon de se rappeler les mensurations de l'orbite faites par Nobelé (1) qui prouvent qu'à 45mm,6, en partant de l'angle interne jusqu'au trou optique et à 49 millimètres du côté externe, on se trouve sur la limite, et qu'au delà cette cavité est dépassée.

Aujourd'hui, grâce à l'exploration par les rayons de Röntgen et la sécurité plus grande que nous fournit l'antisepsie opératoire, on peut intervenir dans un bien plus grand nombre de cas, pour simplifier le décours de la maladie et abréger considérablement le traitement, en même temps qu'on préviendra ainsi des complications ultérieures. Ces dernières sont non seulement précoces, mais parfois fort éloignées, alors que des années se sont écoulées depuis l'accident. Comme preuve, je rappellerai l'observation de Roosa (2) qui fut conduit à pratiquer l'extraction d'une balle logée dans l'orbite, 24 ans après, au moment où surgit une ophtalmie sympathique. De même, Roose (3) a été conduit à extraire le projectile au bout de 23 ans.

De mon côté, je me suis trouvé en présence d'un phlegmon orbitaire survenu chez un officier dont l'orbite recélait impunément depuis 15 ans une balle de chassepot, le globe oculaire ayant conservé jusque-là son aspect normal, bien que privé de vision.

Sans cause connue, on vit alors survenir un phlegmon de l'orbite et de la panophtalmie, ce qui me conduisit à pratiquer l'énucléation. A mon grand étonnement, j'ai trouvé la balle que rien ne faisait soupçonner.

En supposant que la recherche du projectile dans l'orbite reste infructueuse ou qu'on ait des raisons d'admettre sa pénétration dans le crâne, d'où il serait difficile et dangereux de le déloger, on s'attachera à combattre les manifestations inflammatoires systématisées et à faciliter la résorption du sang extravasé en abondance dans la cavité du globe et l'orbite. Pour cela, on recourra suivant les cas aux applications froides évaporantes ou de glace, aux saignées locales, aux révulsifs cutanés ; en même temps qu'on administrera du calomel par la bouche, et des calmants du système nerveux dont l'irritabilité s'exagère et conduit

(1) Nobelé, *Bull. Soc. méd. de Gand*, août 1895.
(2) Roosa, *Boston med. and surg. Journ.*, 30 mars 1893.
(3) Roose, *Recueil d'opht.*, 1893, p. 346.

à l'insomnie. En tout état de choses, on devra remonter le moral du malade qui est souvent affaissé et découragé, en lui laissant entrevoir le rétablissement possible de la vision compromise ou perdue.

Les coups de feu qui atteignent l'orbite, qu'il s'agisse de balles, de fragments métalliques ou autres mais par des explosifs, constituent des lésions dont le pronostic est particulièrement grave. En effet, les deux yeux peuvent être atteints et détruits à la fois, et alors même que tout se borne à un seul, l'autre se perd souvent plus tard, soit par atrophie optique, soit par sympathie. Cela est surtout vrai pour les blessures directes, tandis que celles indirectes ou obliques, n'intéressant que le rebord orbitaire seul, se prêtent à la guérison et restent en tout cas exemptes de complications sympathiques. Cette moindre gravité ressor nettement de notre observation du Transvaalien citée plus haut, et de plusieurs faits analogues au nombre de 42 colligés dans le travail d'OEttingen, dont les principaux reviennent à Talko et à Reich (guerre russo-turque 1877-78).

La gravité des blessures par armes de guerre découle non seulement du volume, de la force de pénétration et de l'émiettement possible du projectile contre le rebord tranchant de l'orbite, mais aussi des esquilles osseuses qui s'en détachent et peuvent traumatiser gravement le globe, au même titre que certains corps étrangers tels que : des fragments de verre ou de métal détachés des lunettes ou des lorgnons portés par le blessé, plus rarement des éclats de pierre, d'écorce d'arbre, de bois, souvent souillés de boue.

Partant de ces faits, le chirurgien sur le champ de bataille et l'oculiste appelé à soigner le malade doivent, avant tout, procéder à une antisepsie rigoureuse, régulariser et élargir l'orifice de pénétration, extraire les esquilles osseuses ou tout autre corps étranger et drainer aussi loin que possible le canal suivi par le projectile. En présence d'un œil crevé et déjà enflammé, on n'aura à se préoccuper que du sort du congénère supposé indemne, mais qui peut tôt ou tard se perdre par sympathie. On se mettra à couvert d'un pareil désastre en pratiquant d'emblée l'énucléation ou encore l'évidement.

L'extraction du projectile, lorsqu'il est profondément caché, devra être réservée pour plus tard, alors que le blessé aura repris ses sens, que l'état général sera devenu à peu près normal et qu'on aura pu se renseigner exactement par la radiographie sur le siège du projectile et partant sur la meilleure voie à suivre pour sa recherche.

III. — Blessures indirectes de l'appareil sensitivo-moteur de l'œil par armes a feu

Les balles de revolver, en tant qu'agent vulnérant, tiennent ici encore le premier rang. Si le nombre des blessures indirectes est moindre que celui des directes, cela tient à ce que, exceptionnellement, l'individu qui se suicide porte l'arme meurtrière dans la bouche ou la dirige sur d'autres parties du crâne que la tempe. De plus, les blessés, qu'il s'agisse de suicides, d'attentats ou du champ de bataille, sont admis de préférence dans les services de chirurgie générale et échappent ainsi à l'observation des ophtalmologues. Si l'oculiste est consulté par la suite, ce n'est que pour une défectuosité de la vue ou des troubles moteurs des yeux. C'est là une raison qui rend pour nous intéressante l'étude des blessures dites indirectes, dont voici des exemples empruntés à notre clinique :

Obs. I. — Homme de 52 ans, charron de sa profession, se tira il y a un mois et demi une balle de revolver n° 8 dans la bouche, à la suite de fortes contrariétés et étant ivre. Il en est résulté une perte de connaissance immédiate qui dura plus d'une semaine et ne lui permit de reprendre complètement ses sens qu'au bout de trois semaines.

En fait d'antécédents qui nous importent, il faut noter que, dès l'âge de 16 ans, il fut sujet à un écoulement purulent de l'oreille droite, ayant déterminé une surdité à peu près complète de ce côté ; l'alcoolisme chronique par le vin, l'absinthe, et différents autres apéritifs, allant jusqu'au sub-delirium tremens, l'a conduit parfois à des accès de folie.

État actuel. — L'examen de la bouche permet de constater sur la voûte palatine osseuse, à 1 centimètre en dedans de la dernière molaire droite, une petite cicatrice linéaire blanchâtre et plate, complètement guérie, au point d'être, au premier abord, peu apparente, et autour d'elle, quelques points bleuâtres qui rappellent l'incrustation d'un petit nombre de grains de poudre dans la muqueuse. C'est là, très certainement, le point d'entrée de la balle. A l'inspection de la face, on constate ce qui suit :

Paralysie faciale droite totale, en ce sens qu'elle intéresse aussi bien le facial supérieur que l'inférieur, preuve qu'il s'agit ici d'une lésion funiculaire ou basilaire et non des noyaux d'origine du nerf. Inocclusion des paupières ou lagophtalmie de l'œil droit qui est le siège d'une kératite neuro-paralytique avec léger hypopyon, ainsi que le prouve d'ailleurs l'anesthésie complète de la cornée et de la conjonctive de ce côté, accompagnée d'injection, de léger chémosis et d'un peu de larmoiement. Par suite du trouble de la cornée et de l'humeur aqueuse, l'examen ophtalmoscopique est rendu impossible. V réduite à la perception des mouvements des doigts à une très courte distance mais projection correcte. Les larmes stagnent dans le cul-de-sac inférieur sans déterminer d'épiphora, sans doute à cause de la diminution de la sécrétion lacrymale qu'on observe lors de paralysie totale du facial.

Odorat conservé, ce qui témoigne de l'intégrité du nerf olfactif. La luette n'est nullement déviée, malgré la paralysie périphérique du facial, ce qui est conforme aux données physiologiques modernes sur l'origine des filets moteurs du voile du palais ainsi que des nerfs laryngés qui proviennent, non du facial, mais du glosso-pharyngien.

L'anesthésie du trijumeau ne se limite pas seulement au globe; mais s'étend aux paupières, à la narine correspondante, à la moitié de la lèvre supérieure et inférieure, au front jusqu'au sinciput et à la joue, tout en s'atténuant vers l'oreille où se distribuent, comme on sait, des filets ascendants venus du plexus cervical. A cela, s'ajoute une hémianesthésie buccale, linguale et palatine, avec cette particularité que, dans les points les plus complètement anesthésiés, les trois modes de sensibilité tactile, à la douleur et celle calorifique font défaut. Nous conclurons de là que la totalité du trijumeau est intéressée d'autant plus que la branche motrice elle-même est atteinte, d'où paralysie concomitante des muscles temporal et masseter du même côté.

Cela nous amène à reporter le siège de la lésion du nerf au voisinage du ganglion semi-lunaire dit encore de Gasser ou même plus haut, à l'endroit où les deux branches d'origine sensitive et motrice accolées entre elles croisent le sommet du rocher. Nous reviendrons sur ce point, à l'occasion de notre troisième observation, où nous comptons traiter la pathogénie de la kératite dite neuro-paralytique en général.

A l'orifice de la narine droite, ainsi qu'à la commissure buccale du même côté, on constate chez notre malade des excoriations rouges et croûteuses qui semblent résulter d'une poussée de vésicules d'herpès, d'origine neuro-paralytique. Elles rappellent celles survenant à la suite de la paralysie du nerf cubital dans les fractures de l'épitrochlée ou à propos d'autres traumatismes intéressant les nerfs des membres. Nous ajouterons, pour terminer, qu'aucun des nerfs moteurs du globe, abducens, pathétique, oculo-moteur, n'a été touché chez notre malade.

En vue de remédier aux manifestations inflammatoires et ulcéreuses du globe, nous fîmes de suite une blépharorraphie médiane, ce qui assura la protection de la cornée et a permis de traiter l'ulcère et l'hypopyon par la pommade à l'iodoforme, le violet de méthyle et l'application de compresses chaudes recouvertes de taffetas gommé. Grâce à cela, l'hypopyon a disparu et la cornée, quoique encore trouble, s'est bien cicatrisée. En supposant qu'il n'y ait pas d'autres lésions au fond de l'œil, il y a lieu d'espérer que le malade recouvrera la vision, au moins en partie, non sans qu'il faille pratiquer plus tard une iridectomie optique. Ce qui est certain, c'est que l'œil sera conservé en tant que forme et volume.

Dans des traumatismes de cet ordre, il n'est pas aisé de se rendre compte du trajet exact suivi par le projectile.

Nous avons dit, en effet, que le point de pénétration de la balle correspondait à la limite postéro-externe du palais osseux. De là, tout en respectant l'orbite et, en tout cas, la voûte des fosses nasales, témoin la conservation de l'odorat, celle-ci a frappé le corps du sphénoïde, pour de là atteindre l'étage moyen de la base du crâne, au voisinage du ganglion de Gasser couché, comme on sait, dans une fossette du sommet du rocher. La paralysie complète du trijumeau et celle du nerf facial contenu dans le canal de Fallope témoignent d'une fracture localisée de la base, sans que la carotide primitive ni le sinus caverneux, qui sert de passage à tous les nerfs moteurs du globe, aient été intéressés. Nous ignorons si le nerf acoustique a été atteint, vu la surdité complète dont l'oreille du même côté était antérieurement affectée depuis de longues années. Nous ne saurions affirmer davantage une lésion du canal optique et du nerf de même nom à cause de l'inéclairabilité de l'œil.

L'examen radiographique dû à l'obligeance du Dr Lacaille a démontré que le projectile était en réalité dans la cavité cranienne, au voisinage du bord supérieur du rocher, dans l'aire d'un plan transversal allant d'une apophyse mastoïde à l'autre ; ce qui concorde avec ce que nous avons déduit de la symptomatologie.

Voici résumée une autre observation recueillie dans le service, il y a bientôt trois ans, par le Dr Druault, alors chef du laboratoire. Ici encore la radiographie faite par le Dr Lacaille a montré le projectile arrêté aux confins du bord supérieur du rocher gauche, où il est parvenu par un trajet en séton à travers le lobe fronto-sphénoïdal correspondant du cerveau.

Obs. II. — Garçon de 19 ans, mécanicien. Entré le 7 mars 1898, sorti le 1er avril. Reçoit dans l'orbite gauche une balle de revolver du calibre 7, tirée accidentellement à 3 mètres et dans une direction horizontale.

Sur le champ, douleur vive ayant persisté pendant vingt-quatre heures environ. Pas de perte de connaissance. Une heure après l'accident, deux vomissements répétés.

Les jours suivants il mouche du sang par la narine gauche, toujours en très petite quantité.

État actuel. — *Œil gauche.* — La paupière inférieure est échancrée par la blessure, à l'union des 2/5 internes avec les 3/5 externes. La conjonctive présente une plaie ecchymotique à ce niveau. L'œil est dévié en dedans, surtout dans le regard à droite. La chambre antérieure se trouve remplie de sang. V = 0.

Un stylet enfoncé par la plaie conjonctivale pénètre directement en arrière jusqu'à une profondeur de 5 centimètres.

Œil droit. — Normal.

Odorat aboli à gauche.

Goût égal des deux côtés de la langue.

Audition bonne des deux côtés.

Pas de maux de tête.

Quelques fourmillements dans les membres droits. Le malade les attribue à une mauvaise position au lit.

Pas de troubles de la sensibilité générale ni des réflexes.

Pas de troubles moteurs.

Le malade sort sur sa demande le 1er avril, ayant encore la chambre antérieure de l'œil gauche remplie d'un liquide rosé cachant l'iris et la pupille.

Le 27 avril 1898, nouvel examen : Les paupières sont encore gonflées. L'œil est rouge. La chambre antérieure ne contient plus de sang. L'iris est « en tomate » et offre des synéchies totales et une désinsertion du grand cercle en dehors. Le cristallin paraît transparent. Consistance égale ou un peu inférieure à celle de l'œil sain. Pas de perception lumineuse.

Pas de signes généraux, sauf quelques légers maux de tête.

Obs. III. — Notre troisième observation est relative à un homme de 33 ans qui s'est présenté le 16 janvier 1901 à la consultation de l'Hôtel-Dieu. Il a toujours été bien portant. Il nous dit que, le 6 août 1900, un de ses camarades, à la suite d'une dispute, lui tira un coup de revolver dans l'oreille droite, qui le fit tomber sans connaissance pendant trois heures. Au réveil il a remarqué la déviation des traits de la figure vers la gauche. Entré à l'hôpital Beaujon, il eut peu de sang écoulé par l'oreille et pas par le nez. Ce qui le tourmenta, ce sont des douleurs vives à la tête du côté droit, qui persistèrent pendant près de quatre mois tout en s'atténuant, mais qui reviennent encore de temps à autre. Ce qui subsiste toujours, c'est une surdité complète de l'oreille droite et une paralysie totale du nerf facial droit. Non seulement la joue et la commissure correspondantes sont tombantes et oscillent pendant qu'il parle, en faisant entendre un bruit de clapotement ; mais l'œil reste grand ouvert, par suite de la lagophtalmie paralytique. Lorsqu'on l'invite à fermer les yeux, les paupières laissent entre elles un intervalle sans jamais pouvoir arriver au contact. Les quelques mouvements qu'il exécute sont uniquement dus à la contraction et au relâchement du muscle releveur de la paupière supérieure, sans que l'orbiculaire y prenne la moindre part. Par suite de la paralysie de ce dernier, la paupière inférieure est éversée, ce qui empêche les larmes d'être excrétées, d'autant plus que déjà ce malade avait antérieurement le canalicule fendu et cathétérisé pour cause d'épiphora. Malgré cela, le sujet larmoie peu et n'est jamais porté à s'essuyer l'œil lagophtalme. Ici encore il faut expliquer le fait, en admettant que la paralysie totale du facial a pu diminuer le pouvoir sécrétoire de la glande. Notons en terminant que la luette n'était pas déviée.

Le projectile avait été extrait à l'hôpital Beaujon, peu de temps après l'accident, grâce à une intervention qui a consisté à inciser verticalement les téguments parallèlement et à quelques millimètres en avant du pavillon de l'oreille, pour suivre la paroi osseuse antérieure du conduit auditif, parvenir dans la caisse et tomber sur le projectile, profondément implanté dans le rocher à près de 5 centimètres, fait d'ailleurs établi antérieurement par la radiographie. Six semaines plus tard, comme la caisse et les cellules mastoïdiennes étaient en suppuration, on intervint à nouveau par la trépanation de l'apophyse mastoïde et, depuis lors, c'est à peine si une petite goutte de pus sort de temps à autre par le conduit auditif.

On voit par là que le projectile n'avait pas pénétré plus profondément dans le rocher ou le crâne et que la lésion a dû se borner à intéresser le canal de Fallope, les osselets de la caisse, peut-être aussi le limaçon. Comme le malade n'a jamais eu des signes de vertige de Ménière, il est à présumer que les canaux semi-circulaires n'ont pas été touchés. Toujours est-il qu'à part son lagophtalmos, sa surdité monolatérale et la paralysie faciale, il jouit d'une bonne santé.

Nous insisterons sur le fait significatif que ce malade, qui, depuis six mois, a la cornée constamment découverte et exposée à l'air, aux poussières et aux intempéries atmosphériques de toutes sortes, n'offre pas la moindre lésion de cette membrane ; alors que notre premier malade, très rapidement avec une lagophtalmie bien moins prononcée, mais compliquée de paralysie de la cinquième paire, eut une kératite ulcéreuse hypopyonique.

Déjà, Claude Bernard avait établi ce parallèle, en vue de montrer que le trijumeau, ainsi que le voulait Magendie, jouissait d'un pouvoir trophique sur l'œil. Depuis lors, des objections furent faites à cette doctrine, aussi bien de la part des neurologues que des ophtalmologues, parmi lesquels il nous suffira de citer Snellen.

Pour expliquer la variabilité des complications oculaires, les physiologistes avaient cherché à établir que le véritable centre trophique, dont l'intégrité importait, était le ganglion semi-lunaire ; que, dès lors, toute paralysie nucléaire ou radiculaire, et en tout cas postérieure à ce ganglion, était compatible avec l'intégrité de l'œil ; alors que la destruction de ce ganglion, ou une lésion située plus avant, devenait susceptible de complications. D'autres ont pensé que ce qui expose surtout aux complications oculaires dérive moins de la paralysie du nerf que d'un processus irritatif ou inflammatoire, dont l'œil est le siège comme pour l'herpès fronto-nasal, dit encore ophtalmique.

Il est certain que cet ordre de considérations essentiellement cliniques mérite d'être sérieusement retenu comme ayant un grand fond de vérité.

Toujours est-il qu'aujourd'hui le jugement à porter sur cette question comporte l'examen des résultats opératoires des chirurgiens généraux qui n'ont pas craint de pratiquer l'ablation du ganglion de Gasser, dans les cas de névralgies rebelles du trijumeau.

Gerard Marchand (1) ayant excisé le ganglion ne vit survenir, deux ans plus tard, aucune complication du côté de l'œil.

D'après Turner et Ferrier (2), une action trophique du ganglion de Gasser ou de la branche ophtalmique de Willis n'existerait pas. Pour eux, une lésion neuro-paralytique de l'œil résulte d'un processus irritatif, que celui-ci ait pour siège le tronc du nerf, la branche ophtalmique, ou les racines intramédullaires de la cinquième paire. De son côté, Fedor Krause (3), ayant eu à extirper cinq fois le ganglion de Gasser chez l'homme, dit n'avoir jamais constaté le moindre trouble trophique du côté de la cornée, alors même qu'il s'est dispensé de tout moyen de protection

(1) GERARD MARCHAND, *Bull. Soc. de chir.*, 1900, p. 819.
(2) TURNER et FERRIER, *Brit. med. Journ.*, 1895, nov. 23.
(3) FEDOR KRAUSE, *Munch. Med. Woch.*, 1895, p. 602.

du globe. Ce qu'il admet seulement, c'est que les surfaces anesthésiées à la suite de cette opération offrent moins de résistance aux agents irritants et infectieux venus du dehors, en même temps que la guérison des lésions qui en résultent devient plus traînante et plus longue à se réaliser. Il nous semble, d'après ces dernières considérations de Krause, que la protection de l'œil s'impose pour quiconque veut se mettre à l'abri des lésions oculaires, lesquelles, nous le savons, peuvent être des plus graves. Pour cela, le moyen le plus simple et le plus efficace réside pour nous dans la suture médiane des bords palpébraux sur une étendue de 5 à 10 millimètres au plus. Le tout se réduit à deux coups de ciseaux intéressant la lèvre postérieure du rebord palpébral et à l'application de deux points de suture. Une fois la guérison obtenue, il suffira de couper le petit pont anastomotique par le milieu, sans qu'il subsiste la moindre trace cicatricielle. Depuis que nous avons adopté cette pratique, aussi bien dans la lagophtalmie que dans les cas de paralysie anesthésique de la cornée, nous n'avons jamais eu à enregistrer le moindre accident du côté de l'œil. Nous pensons que la même conduite serait profitable, comme moyen *préventif* des lésions cornéennes, dans l'herpès ophtalmique.

Aux trois faits qui nous sont personnels, nous ajouterons l'indication de deux autres dus l'un à Morton (1) et l'autre à Goldschmidt (2).

Dans le premier, l'individu avait reçu une balle de pistolet qui a pénétré au-dessus du bord inférieur de l'orbite gauche, plus exactement 3 centimètres au-dessous du trou sous-orbitaire. La mort en a été la suite, et à l'autopsie on constata la fracture du vomer et la déchirure du nerf olfactif. La balle avait pénétré dans le corps du sphénoïde, déchiré le nerf optique gauche dans son canal pour s'arrêter dans l'épaisseur de la corne frontale de l'hémisphère gauche.

Dans l'observation de Goldschmidt, il s'agissait, comme chez notre malade, d'un coup de revolver reçu dans la bouche ; il en est résulté une lésion de l'œil droit, consistant dans une paralysie totale de l'oculo-moteur, avec décollement de la rétine ; nombreux flocons sanguins dans le vitré, et rétrécissement du

(1) MORTON, *Amer. Journ. of Opht.*, 1894, p. 147.
(2) GOLDSCHMIDT, *Wien. Med. Woch.*, n° 7, p. 193.

champ visuel pour la lumière. Quatorze jours plus tard, le malade se plaignait de douleurs vives dans le membre inférieur gauche devenu le siège d'une paralysie prononcée. Pour expliquer l'apparition tardive de la monoplégie, l'auteur suppose qu'on a eu affaire à une hémorragie consécutive ou à une diffusion de l'hématome primitif. Pour nous, cette dernière hypothèse nous paraît peu acceptable, étant donnée la distance qui sépare le nerf de la troisième paire, situé à la base du cerveau, du sillon de Rolando, siège des centres moteurs du membre inférieur.

Je mentionnerai, à cause de son grand intérêt, l'observation du Pr Henschen : coup de revolver tiré sur l'un des côtés du crâne et où le projectile, après avoir traversé en diagonale la partie supérieure des deux hémisphères, s'est logé superficiellement au niveau de la cissure calcarine, ainsi que l'a établi très nettement l'examen radiographique.

Bien que le malade n'eût présenté jusque-là aucun accident grave, et que la vision fût intacte des deux côtés, on est intervenu chirurgicalement pour extraire la balle. Il n'en est résulté aucune complication, si ce n'est une hémianopsie homonyme classique des plus nettes dans le champ visuel binoculaire du côté opposé.

Cette hémianopsie post-opératoire, complète d'abord, a été en diminuant, au point que le malade a fini par recouvrer l'état physiologique. L'auteur explique l'apparition de cette hémianopsie par une lésion de la surface de la substance encéphalique due aux manœuvres d'extraction. Toujours est-il que l'hémianopsie post-opératoire a disparu progressivement, grâce à la réorganisation de la partie lésée.

Des troubles fonctionnels aussi nets que l'hémianopsie qui précède sont rarement observés, et souvent masqués par des complications bien autrement graves, telles qu'un coma prolongé, ou des signes méningitiques.

Tout récemment, février 1901, Anderson Critchett a communiqué, à la Société d'ophtalmologie du Royaume-Uni, l'observation d'un officier qui, après avoir reçu une balle sur le côté droit du crâne, à la région occipitale, perdit immédiatement la vue des deux yeux, et ce n'est qu'une demi-heure après que survint du coma, dont la durée n'a pas été moindre de huit jours.

Vers le quinzième jour de l'accident, le malade accusa le retour de la perception lumineuse, et lorsque Critchett le vit pour la première fois, les pupilles réagissaient à la lumière et à la convergence, le fond des yeux était normal et $V = \frac{6}{6}$, permettant à celui-ci de lire couramment le n° 1 Jæger, bien qu'affecté d'une hémianopsie homonyme dans la moitié inférieure des champs visuels. Critchett pense que la balle a dû traverser la partie antérieure de la circonvolution occipitale moyenne droite, blessant dans sa trajectoire les deux cunéus, droit et gauche. La perte subite de la vision reconnaîtrait, d'après lui, une parésie temporaire par contusion des centres visuels. La rapidité avec laquelle survint le coma montre qu'il y eut extravasation sanguine abondante, laquelle, ajoutée à la lésion due à la balle, expliquerait l'hémianopsie inférieure. Dans la discussion qui s'en est suivie, Page dit avoir publié un cas à peu près identique dans la *Lancet*, et Fisher cite deux autres semblables.

Le temps n'est pas éloigné où certains auteurs avaient la prétention, Bouchut en tête, d'établir le degré de gravité des lésions traumatiques du cerveau, par l'examen ophtalmoscopique, désigné à l'époque sous le nom pompeux de *cérébroscopie rétinienne*.

Dans une communication que j'ai faite à l'Académie, en 1876 (*Bulletin de l'Académie*, 22 février 1876), je me suis élevé contre une pareille prétention et je citais, entre autres exemples, le cas suivant :

Un homme voulant se suicider se tira un coup de revolver de gros calibre sur la région frontale droite. Pendant les quelques jours qu'il a survécu dans une sorte de coma permanent, interrompu de temps à autre par du délire s'accompagnant de fièvre d'origine méningitique, je l'ophtalmoscopisais chaque jour, sans que j'aie pu remarquer la moindre altération pathologique du côté de la papille et de la rétine. Cela ne m'empêcha pas de porter un pronostic des plus graves, ce qui fut confirmé, d'ailleurs, par la mort rapide du blessé. L'autopsie me révéla que le projectile avait traversé l'hémisphère d'avant en arrière, dans la direction du ventricule latéral, dont l'extrême limite occipitale a servi de barrière. Le ventricule, ainsi que l'espace sous-arachnoïdien, étaient remplis de sérosité citrine, louche, provenant du processus méningo-encéphalitique mortel.

En fait d'autres localisations pouvant faire présumer du point lésé du cerveau par la balle, nous ne ferons que mentionner les paraplégies, monoplégies, hémiplégies, toutes croisées et qui témoignent du siège rolandique de la lésion. L'aphasie nous ramène vers la troisième circonvolution frontale ascendante dite de Broca, l'amnésie et ses différentes formes du côté de la circonvolution temporale, et ainsi pour le reste. Mais, actuellement, il faudra, dans tous les cas, s'adresser à la radiographie qui, au point de vue de l'intervention opératoire, fournira les indications les plus précises.

C'est ce qui découle du travail important, à plusieurs titres, du Dr Ed. Laval (1), relatif à 20 cas de projectile logé dans le crâne, parmi lesquels 8 fois celui-ci avait un siège intracérébral et 12 fois extracérébral. Pour les premiers, on est intervenu 6 fois avec 5 succès, en tant qu'extraction du projectile, et 1 insuccès, celui de Reynier, où il n'a pu le saisir avec la pince après l'avoir senti, ce qui l'a conduit à en abandonner la recherche. Parmi les 12 projectiles n'ayant pas intéressé le cerveau, 9 fois le chirurgien a tenté l'extraction ; il n'y a eu qu'un échec à enregistrer, celui d'un homme qui, 6 ans auparavant, avait reçu à 4 centimètres du bord externe de l'orbite droite, une balle de revolver ayant déterminé de la céphalée, une cécité bilatérale et des troubles moteurs oculaires. Le siège du projectile, dans les 8 cas à résultat positif, a beaucoup varié : Vertex (Lucas), pli courbe (Henschen et Lennander), le rocher au niveau de l'oreille interne (Péan), selle turcique (Péan), apophyse crista-galli (Doyen), fosse temporale (Tuffier) et fosse orbitaire (Tuffier). Généralement, la balle siégeait entre la dure-mère et le cerveau, plus rarement entre la dure-mère et la table interne de l'os.

Le projectile était 9 fois extracranien ; 7 fois il s'était logé à la face, et son extraction tentée 5 fois a donné 4 succès. Ce sont les deux observations de Tuffier, l'une relative au maxillaire supérieur, l'autre à la région parotidienne, celle de Mauclaire, où il s'agissait de l'ethmoïde, et une de Reynier concernant la fossette lacrymale. Deux fois la balle siégeait à la partie anté-

(1) Ed. Laval, *Gaz. hebd. de méd. et de chir.*, 1900, p. 519.

rieure de la colonne cervicale, d'où elle a pu être extraite par Küttner et Cl. Lucas. Nous citerons en terminant une dixième et dernière observation, appartenant à Bergmann, relative à un malade trépané inutilement et chez lequel, grâce à la radiographie, on a pu extraire le projectile logé, non, comme on l'avait supposé, dans le crâne, mais dans le sinus maxillaire.

En définitive, sur 30 observations, avec 21 interventions faites après examen radiographique, le projectile a pu être extrait 19 fois, ce qui plaide grandement en faveur de la radiographie, grâce à laquelle on parvient, en outre, à distinguer les cas où l'intervention serait inutile et dangereuse, ainsi que le dit Laval.

Dans une discussion mémorable à la Société de chirurgie de Paris (7 nov. 1900), la majorité des membres présents a exprimé l'avis que la meilleure conduite à tenir dans les blessures du crâne par projectile, celles par balles de revolver, les plus fréquentes de toutes, peut se formuler ainsi : Prévenir avant tout l'infection tant primitive que consécutive du trajet de la plaie, dont on élargira et régularisera l'orifice d'entrée pour pouvoir extraire les esquilles osseuses, le projectile lui-même et ses éclats supposés à la portée de l'opérateur ; puis drainer, laver et panser la région aussi antiseptiquement que possible. Une fois la cicatrisation obtenue, ne pas intervenir tant qu'il ne survient pas d'accidents, vu que de pareils projectiles peuvent être tolérés, alors même qu'ils sont dans le cerveau, pendant fort longtemps, jusqu'à 10 ans (Monod). Dans le cas contraire, en s'aidant de la radiographie, on procéderait en temps utile à l'extraction du projectile, avec d'autant plus de succès que le malade ne sera plus sous le coup du choc traumatique primitif. Comme on le voit, c'est la temporisation raisonnée, et au besoin armée, qui a prévalu dans cette discussion.

L'observation clinique suivante mérite une mention à part, à cause de son grand intérêt et de l'intervention opératoire, toute particulière, à laquelle nous avons été conduit.

Obs. — Une jeune fille de 17 ans, saine et bien constituée, reçoit au niveau de la région sourcillère droite, à bout portant, un coup de revolver chargé d'une balle de 8 millimètres. Il n'y a pas eu de perte de connaissance, mais il survint aussitôt une forte exophtalmie sans ecchymose apparente des paupières, ni le premier jour, ni plus tard. Cet état s'accompagna de douleurs vives orbito-craniennes, qui persistèrent pendant les premiers mois de l'accident, pour s'espacer plus tard, mais avec recrudescence et augmentation de l'exophtalmie aux époques des règles. La vision déficiente de ce côté dès le moment de l'accident ne s'est perdue tout à fait qu'à la fin des deux premières années, époque à laquelle elle a cessé de distinguer de l'œil droit, le jour de la nuit. Jamais, elle n'a accusé de photopsies, ni aucun symptôme subjectif. Quant à l'œil gauche, il est absolument normal.

Etat actuel. — Paupière supérieure complètement paralysée et tombante, sillonnée par de nombreuses varicosités qui trahissent une gêne de la circulation orbitaire. Rien à la paupière inférieure. L'orifice de pénétration de la balle est situé au milieu du rebord orbitaire supérieur. Il existe là un léger enfoncement cicatriciel qui n'offre rien de particulier. Conjonctive tarsienne et bulbaire injectée et infiltrée, surtout en bas où il existe du chémosis charnu. Strabisme externe, avec intégrité de l'abducens correspondant, alors que les trois autres muscles droits, le supérieur, l'interne et l'inférieur, y compris le muscle petit oblique, sont entièrement paralysés. De là résulte que la malade se trouve privée de tout mouvement d'élévation, d'adduction et même d'abaissement, car le faible degré d'abaissement qui subsiste se traduit surtout par un roulement du globe sur l'axe antéro-postérieur, témoignant de l'intégrité du muscle grand oblique. La pupille est moyennement dilatée et privée de tout mouvement réflexe, tant direct que consensuel, sous l'influence de la lumière et de la convergence. Il découle de là que l'oculo-moteur droit est entièrement paralysé, mais non le moteur oculaire externe ni le pathétique. Cornée normale et transparente; humeur aqueuse, cristallin et vitré diaphanes. Disque optique atrophié avec veines plutôt engorgées et flexueuses; artères réduites. Au-dessous de la papille, déchirure en croissant de la choroïde, mesurant deux diamètres papillaires dans sa partie la plus large, avec fond blanc nacré et bords pigmentés. Volume de l'œil normal. Tonus normal. Lorsqu'on tient les paupières ouvertes, on suit la coque sclérale jusque près de l'équateur. De plus le globe est réductible, preuve qu'il n'existe pas derrière de tumeur ni aucun corps dur pouvant expliquer l'exophtalmie prononcée. De même, on ne perçoit ni souffle, ni susurrus, ni trille pouvant faire croire à l'existence d'un anévrisme rétro-oculaire ou cranien traumatique. Pour expliquer l'exophtalmie persistante, on ne saurait donc invoquer qu'une cellulite orbitaire chronique hypertrophiante, avec gêne de la circulation veineuse de l'orbite, ce dernier élément prenant surtout de l'importance à l'époque de chaque flux menstruel. La sensibilité de la cornée, de la conjonctive et de la peau palpébrale est conservée, preuve que la cinquième paire n'a pas été touchée.

Ce qui préoccupe surtout la malade, c'est la difformité l'empêchant de gagner sa vie comme domestique, fille de magasin ou doreuse de son état, et c'est pour cela qu'elle s'est fait admettre à l'Hôtel-Dieu.

D'après des conseils qui lui furent donnés ailleurs, elle vint dans le but de subir l'énucléation de cet œil, pour lui permettre la prothèse.

Partant de l'idée qu'une intervention conservatrice ayant pour but de remédier à l'exophtalmie et au ptosis de la paupière supérieure était de beaucoup préférable, nous avons tenu à nous rendre compte du siège exact du projectile et à déterminer si la balle était restée enclavée dans l'orbite, ou s'était acheminée plus loin, vers la cavité cranienne. L'examen radioscopique fait par le Dr Lacaille a démontré que le projectile se trouvait en effet dans cette dernière cavité, dans la direction du lobe temporo-pariétal droit, en arrière du sillon de Rolando. Faute d'une seconde épreuve perpendiculaire, il devint impossible de préciser la profondeur occupée par la balle. Ce qui est certain, c'est que ni primitivement ni plus tard, pendant les 3 années qui se sont écoulées depuis l'accident, il n'est survenu de troubles sensitivo-moteurs du côté des membres.

Étant assuré que le projectile n'était pas dans l'orbite, et pour conserver dans un but esthétique le globe, nous procédâmes, sous le chloroforme, à l'avancement musculaire des trois muscles droits paralytiques ; après quoi, l'exophtalmie s'amenda au point que le globe cessa d'être fixé en abduction, pour occuper désormais l'axe de l'orbite en même temps que l'exorbitisme s'est amendé.

Chose à noter, le muscle droit interne paralysé a recouvré par la suite une partie de sa contractilité, qui fait que la pupille converge de 2 à 3 millimètres ; alors que les mouvements d'élévation et d'abaissement font encore totalement défaut, à part l'action du grand oblique qui subsiste bien entendu comme avant.

Pour ne rien omettre, je signalerai certains troubles de l'œil opéré survenus au début et qui me paraissent s'expliquer par la compression du bandage ouaté sur l'œil en protrusion, par suite de l'inflammation chronique du paquet graisseux orbitaire devenu plus volumineux et plus dense. Toujours est-il que la malade a accusé des douleurs locales vives par compression, en même temps que nous constations le surlendemain l'anesthésie tactile de la cornée, s'accompagnant de nébulosité du parenchyme et d'exfoliation de l'épithélium au centre. Grâce à l'application de compresses chaudes évaporantes et d'instillations d'atropine, tout est rentré rapidement dans l'ordre de ce côté, et lorsque la malade a quitté l'hôpital, l'exophtalmie était réduite et l'œil gardait sa position statique correcte.

Comme le ptosis avec induration de la paupière supérieure subsistait, bien qu'à un degré moindre, nous recommandâmes à la malade de revenir plus tard à l'Hôtel-Dieu afin de subir l'opération du ptosis dit acquis.

IV

NOUVELLE CONFIRMATION CLINIQUE DE LA RÉELLE VALEUR DE L'OPÉRATION BILATÉRALE DU STRABISME CONCOMITANT INTERNE ET EXTERNE.

Lors de notre communication à l'Académie de médecine (1), j'exposais les résultats obtenus par notre méthode chez 220 sujets, dont 210 strabiques convergents et 10 divergents. Nous affirmions que, dans les 210 convergents, nous avions obtenu 180 redressements complets et immédiats et 30 où il subsistait, au moment du départ des malades, de l'hypocorrection ou une faible hypercorrection qui, nous le supposons, ont dû disparaître, à en juger par le fait que depuis lors jusqu'à aujourd'hui, aucun ne s'est représenté à la clinique de l'Hôtel-Dieu se plaignant d'une difformité persistante. Sur les 10 strabiques divergents, le recul des externes avait suffi dans 8 cas relativement légers, tandis que chez les 2 autres, pour obtenir le redressement complet, nous avions jugé à propos de pratiquer dans une même séance la ténotomie des droits externes et l'avancement capsulaire des internes. Le résultat fut également définitif et parfait.

Le professeur John Roosa (2) a communiqué à la Société médicale de New-York la statistique de 36 cas de strabisme convergent opérés par cette méthode (élongation et ténotomie bilatérale d'emblée), plus 4 cas antérieurs, ce qui fait un ensemble de 40, sans compter deux autres ultérieurs. Total : 42.

(1) Séance du 3 juillet 1898 et *Archives d'ophtal.*, 1898, t. XVIII, p. 401.
(2) J. Roosa, *The Post graduate Monthly Journ. of Med. and Surgery*, 1900, vol. XV, n° 3, p. 309.

Les résultats obtenus ont été : 38 redressements parfaits, 2 sous-corrections et 2 surcorrections légères appelées sans doute à se modifier favorablement par la suite. Ajoutons que la plupart des opérés de Roosa ont été suivis un an et plus, en sorte que ces résultats peuvent être envisagés comme définitifs. L'auteur, clinicien expérimenté, en conclut qu'il s'agit là d'un progrès réel sur tout ce qui se faisait antérieurement, alors qu'on suivait les errements opératoires de de Græfe, qui ne s'attaquait qu'exceptionnellement aux deux yeux à la fois, sous prétexte qu'il fallait soi-disant doser la ténotomie. Il insiste sur le peu de fondement de la crainte de certains confrères de provoquer de la sorte une surcorrection permanente. Non seulement cela n'a pas lieu, mais, en supposant que cela puisse arriver dans un très petit nombre de cas, rien n'empêcherait, dit-il, de recourir plus tard à une intervention ultérieure correctrice.

Lagrange, à la séance du 30 novembre 1901 de la Société de Médecine et de Chirurgie de Bordeaux, a communiqué deux cas de strabisme concomitant interne de 30° et 40° guéris avec prompt retour à la vision binoculaire par la double ténotomie d'emblée. En attendant de nouvelles adhésions à notre méthode, nous croyons utile de publier la statistique suivante telle qu'elle a été établie par notre chef de clinique, le Dr F. Terrien.

Celle-ci comprend un ensemble de 68 opérations, dont 58 pour strabisme convergent et 10 pour strabisme divergent. Afin que la démonstration soit plus claire et moins fastidieuse pour le lecteur, nous résumerons sous forme de tableaux succincts les faits qui s'y rattachent, en commençant par ceux plus nombreux qui ont trait au strabisme convergent.

I

Strabisme convergent (Nombre de cas, 58).

SEXE

Masculin	28	Féminin	30

AGE DES OPÉRÉS

De 5 à 10 ans	9	A 34 ans	1
— 11 à 20 —	36	A 40 —	2
— 21 à 30 —	10		

ÉPOQUE DE L'APPARITION DU STRABISME

De la naissance à 1 an . . .	10	A 6 ans.	1
— 1 à 2 ans	13	Non indiquée	22
— 2 à 3 —	12		

ATTITUDE FONCTIONNELLE DES YEUX STRABIQUES

27 OE. D. { dont 9 fixes absolus et 18 fixes relatifs

29 OE. G. { dont 7 fixes absolus et 22 fixes relatifs

1 alternant et 1 pas de détails

ANGLE DU STRABISME

3 de 18°	2 de 27°
8 — 20°	5 — 28°
5 — 22°	9 — 30°
1 — 23°	2 — 35°
2 — 24°	1 — 47°
15 — 25°	1 — 60°
3 — 26°	1 non indiqué.

RÉFRACTION

1° *Anisométropes* 37, dont
- 7 Emmétropes d'un côté et hypermétropes de 1 à 6 dioptries de l'autre.
- 1 Emmétrope d'un côté et amblyope par leucome de l'autre.
- 34 Hypermétropes inégalement répartis entre 1 et 6 dioptries.
- 5 Hypermétropes-astigmates variant d'un côté à l'autre.

2° *Isométropes* 21, dont
- 15 Hypermétropes.
- 1 Myope.
- 1 Emmétrope.
- 4 Non indiqués.

ACUITÉ VISUELLE CLASSÉE D'APRÈS L'ÉCART D'UN OEIL A L'AUTRE

1 V. bilatéralement normale	1 V. = 8/10 et 2/10
1 V. = 2/3 des deux côtés	1 V. = 2/3 et 0
16 V. = 2/3 et 1/2	1 V. = 1 et 0
5 V. = 1/2 et 1/8	16 V. non indiquée.
16 V. = 1 et 1/5 à 1/10.	

On voit, d'après le tableau qui précède, que le sexe n'exerce pas grande influence, puisqu'il y a presque égalité entre le masculin et le féminin.

Eu égard à l'âge des opérés, le plus jeune des sujets est de 5 ans, et le plus âgé de 40 ans. Le plus grand nombre oscille entre 10 et 20 ans. La raison en est que nous n'opérons pas des malades au-dessous de 5 à 7 ans, en nous fondant sur ce fait que beaucoup de strabismes se modifient, s'atténuent et finissent même par disparaître dans la première enfance spontanément, par suite du développement cranio-facial, et que le temps compris entre la naissance et 7 ans peut être utilisé par l'ophtalmologue pour l'exercice isolé de chaque œil en vue de maintenir une bonne acuité visuelle aux deux yeux et le port de verres correcteurs de l'amétropie entre 4 et 7 ans. Si à cet âge, ou tout au plus à 8 ou 9 ans, on n'obtient pas la correction du strabisme, alors nous intervenons opératoirement. Cela d'une façon d'autant plus décidée qu'il s'agit de strabisme plus névropathique qu'amétropique. Nous ne parlons pas de l'atropinisation des yeux des enfants, dont nous ne nous servons que très rarement, convaincu que nous sommes que le spasme de l'accommodation n'intervient pour ainsi dire pas à cet âge pour la production du strabisme concomitant convergent. La chose a d'autant plus d'importance qu'on n'impose pas à l'enfant une amblyopie forcée par mydriase excessive et qu'on ne provoque pas une intoxication atropinique toujours à craindre à cet âge, le tout en pure perte pour le but thérapeutique poursuivi.

On a beaucoup discuté, et on discute encore, s'il existe un strabisme congénital ou pour le moins infantile précoce, évoluant dans le cours de la première année de la vie. En ne tenant compte que des 36 cas sur les 58 observés, on trouve, d'après les commémoratifs, 10 depuis la naissance à 1 an, 25 de 1 à 3 ans, et 1 à 6 ans ; en tout : 10 contre 26. Cela paraît démontrer, croyons-nous, que le début du strabisme chez les petits nourrissons est beaucoup plus fréquent qu'on le croit, la proportion ayant été ici de 22 p. 100. On nous objectera sans doute que nous nous sommes trop fié à la précision des renseignements fournis par les parents.

Aussi, avions-nous chargé notre élève, le Dr Scrini, il y a déjà deux ans, d'étudier cette question importante dans les cliniques d'accouchements de la Faculté, dirigées par les professeurs Pinard et Budin. Nous sommes heureux de rapporter ici les résultats de sa longue et consciencieuse enquête.

Dans un travail paru dans les *Archives d'ophtalmologie*, le Dr Scrini (1) établit que sur 136 nouveau-nés de 1 à 15 jours observés à la Clinique Baudelocque, 60 présentaient un strabisme convergent alternant et périodique. De même, à la clinique Tarnier, sur 120 nourrissons âgés de 15 jours à 6 mois, 37 étaient atteints de strabisme convergent. Il résulte, en outre, de ses observations que le strabisme congénital est assez fréquent et que sa fréquence est plus grande chez les enfants des primipares que chez ceux des multipares.

Il serait très intéressant de voir chez combien, de ceux qui louchent dès la naissance, il y en a dont le strabisme persiste ou même s'accentue jusqu'à la troisième année, époque admise par les classiques comme favorisant l'évolution du strabisme concomitant acquis. Pour cela, il faudra de nouvelles recherches plus longues à cause de la difficulté de suivre les petits enfants dans les consultations ou chez eux. En attendant, M. Scrini en a observé 5 dont le strabisme subsistait de 3 à 5 mois après la naissance, 13 de 6 mois à 1 an et 9 de 1 an à 3 ans, ce qui donne un ensemble de 27 sur les 37 nourrissons strabisants de la clinique Tarnier, c'est-à-dire plus des deux tiers, 72,3 p. 100.

En ne tenant compte que des strabismes qui se continuent de 1 à 3 ans, on trouve encore la proportion assez élevée de 33 p. 100, autrement dit un tiers. Inutile de dire que M. Scrini, qui nous communique ces derniers détails, se propose de continuer ses recherches dans ce sens.

Dans nos 58 cas la répartition du strabisme a été la suivante : 27 pour l'œil droit, avec 9 fixes absolus et 18 relativement fixes ; 29 pour l'œil gauche, dont 7 fixes en permanence et 22 fixes relatifs. Un seul s'est montré nettement et régulièrement alternant.

Quant à l'angle du strabisme, il mesurait 11 fois entre 18° et 20° ; 42 fois, de 20° à 30° ; 2 fois, de 30° à 40°, et 2 fois, de 40° à 60°. Il y eut omission pour un cas.

La réfraction était 37 fois inégalement répartie des deux côtés. On y compte 24 hypermétropes bilatéralement avec un

(1) Scrini, *Arch. d'opht.*, 1901, p. 241.

écart de 1 à 6 dioptries. Sur 7 il y avait emmétropie d'un côté et hypermétropie de l'autre, variant de + 1 à + 6 ; chez un malade, emmétropie d'un côté, amblyopie par leucome de l'autre. Sur 5, les deux yeux étaient hypermétropes-astigmates en même temps qu'anisométropes. Sur 17, l'isométropie était parfaite : 15 d'entre eux étaient hypermétropes; dans un cas, myopes et, dans un autre, emmétropes ; 4 fois la réfraction n'avait pas été indiquée.

L'acuité visuelle s'est montrée une fois normale des deux côtés; une autre fois, elle mesurait deux tiers sur les deux yeux; 16 fois, deux tiers sur un œil et moitié sur l'autre ; 16 fois, 1 sur un œil et un cinquième à un dixième sur l'autre; 5 fois, moitié sur un et un huitième sur l'autre ; 1 fois, huit dixièmes contre deux dixièmes; 2 fois, un et deux tiers sur un œil et o sur l'autre. Dans 16 cas, l'acuité visuelle n'a pas été précisée.

Dans notre communication à l'Académie de médecine, nous avons exposé les étapes par lesquelles nous avons passé, l'élongation des muscles déviateurs et leur section bilatérale simultanée, actes opératoires dont la réunion, disions-nous, assurait le succès de la strabotomie. Cette fois, voulant savoir au juste la part qui revenait à chacun d'eux, nous avons tenu à essayer, pour un certain nombre de cas, la seule ténotomie double, alors que pour les autres on faisait précéder celle-ci de l'élongation. De plus, comme les faits des deux méthodes pouvaient varier d'après la durée du strabisme ou, ce qui revient au même, l'âge du sujet, nous les avons groupés de la façon suivante :

1° De 5 a 10 ans (Nombre de cas, 9).

Sans élongation : 7 cas.

3 corrections immédiates.
2 surcorrections passagères.
1 surcorrection subsistant un an après chez un enfant de 5 ans.
1 hypocorrection passagère.

Avec élongation : 2 cas.

(Enfants de 9 ans)
1 correction et convergence parfaites immédiates.
1 correction parfaite, mais avec légère insuffisance de la convergence.

1° De 11 a 20 ans (Nombre de cas, 36).

Sans élongation : 24 cas.

6 surcorrections passagères.
3 hypocorrections temporaires.
11 corrections parfaites.
4 n'ont pas été suivis.

Avec élongation : 12 cas.

3 hypercorrections primitives, dont une disparue un mois après ; les deux autres non revues.
1 correction imparfaite restant telle 18 mois après.
8 corrections parfaites.

3° De 21 a 40 ans (Nombre de cas, 13).

Sans élongation : 6 cas.

2 corrections parfaites.
4 hypocorrections plus ou moins fortes, dont deux chez des malades de 30 et 40 ans complétées par avancement des externes.

Avec élongation : 7 cas.

2 corrections parfaites.
3 hypocorrections constatées de 8 et 15 mois après.
2 corrections complétées par combinaison de l'avancement.

Si l'on analyse la statistique au point de vue des résultats tant proches qu'éloignés, on arrive à des conclusions qui ne manquent pas d'intérêt.

C'est ainsi que des 9 opérés de 5 à 10 ans, c'est-à-dire dans la première enfance, dont 7 sans élongation et 2 avec élongation, les premiers ont donné 3 corrections immédiates, 1 hypocorrection passagère contre 2 surcorrections passagères et 1 subsistant un an après. D'où il résulte en somme 3 cas d'hypercorrection contre 4 où la correction a été bonne ou quelque peu inférieure. D'autre part, chez les 2 enfants de 9 ans où il y eut élongation, on constate 1 résultat immédiatement parfait et 1 cas de correction parfaite, mais avec légère insuffisance de la convergence. Ces deux ordres de faits réunis nous portent à penser qu'à cet âge où il subsiste encore une tendance au redressement spontané du strabisme, il est préférable de se borner à la double ténotomie sans y ajouter l'élongation préalable.

Chez les individus de 11 à 20 ans comprenant 24 cas de double ténotomie sans élongation, et 12 avec élongation, nous comptons pour les premiers 6 surcorrections passagères, 3 hypocorrections temporaires et 11 corrections parfaites, ce qui fait en somme 20 succès définitifs. Les 4 cas restants n'ayant pas été suivis, nous les laissons de côté, bien que, suivant toute probabilité, ce sont là autant de succès, les malades ne s'étant plus présentés depuis lors à la clinique. Parmi les 12 cas avec élongation, on compte 3 hypercorrections avec résultat définitif favorable, 1 hypocorrection constatée dix-huit mois après, et 8 corrections parfaites. Si l'on compare les deux catégories de faits, on trouve une correction parfaite et immédiate dans moins de la moitié des cas lorsqu'on se borne à la double ténotomie, alors que la proportion est des deux tiers quand on ajoute l'élongation.

Les hypercorrections temporaires sont pour les deux groupes d'un quart, ce qui prouve que l'opération avec élongation n'y expose pas plus que la simple ténotomie.

Des 13 malades opérés entre 21 et 40 ans, les 6 n'ayant pas subi d'élongation et les 7 chez lesquels on l'a pratiquée ont donné de part et d'autre 2 corrections parfaites et immédiates et 4 d'un côté, 3 de l'autre d'hypocorrection persistante où il a fallu recourir jusqu'à l'avancement des antagonistes à cause du degré élevé de l'hypocorrection. Cette intervention a eu lieu 4 fois sur 9. Ainsi donc, après 20 ans, loin de craindre de trop faire en adoptant la méthode que nous préconisons, on ne doit être préoccupé que d'une chose, de ne pas faire assez, et c'est ainsi que l'avancement intervient ici comme complément du double recul des tendons. A ce propos, nous croyons faire œuvre utile en relatant avec quelques détails les 4 observations de la combinaison des deux méthodes.

Obs. I. — Homme de 20 ans. Fort strabisme convergent statiquement bilatéral, bien que plus prononcé à l'œil gauche qui ne possède que 1/6 de vision alors qu'elle est de 1/2 à l'œil droit. Double ténotomie des droits internes sans élongation. Comme après quatorze mois le malade conservait encore 18° de déviation strabique, M. Terrien pratique le double avancement capsulaire des droits externes, après quoi la correction et la convergence deviennent parfaites.

Obs. II. — Homme de 40 ans. Strabisme convergent de 26° fixe à l'œil gauche. Double ténotomie sans élongation. Résultat incomplet.

M. Terrien avance alors capsulairement le droit externe de l'œil gauche, qui ne continue pas moins à présenter 10° de déviation. Voyant cela, il pratique le même avancement sur le droit externe de l'œil congénère, et à partir de ce moment la correction devient parfaite.

Obs. III. — Homme de 34 ans. Œil droit amblyope et strabique fixe de 30°. Vision égale 2/3 à l'œil gauche. La section bilatérale des droits internes avec élongation ayant laissé subsister 15° de déviation strabique à gauche, on pratique le double avancement capsulaire des droits externes, et le résultat devient parfait.

Obs. IV. — Femme grande, forte, bien constituée, ayant dépassé la quarantaine, se présente avec un strabisme excessif de 60° à l'œil droit, dont la vision ne lui permettait de compter les doigts qu'à 50 centimètres de distance, tant il était amblyope, bien que les milieux et le fond de l'œil soient normaux. L'œil gauche, dévié en dedans de 40°, possédait une acuité visuelle de 2/3. Il y avait hypermétropie + 2 également répartie à droite et à gauche sans astigmatisme. D'après la malade, le début du strabisme remontait à la plus tendre enfance. Lorsqu'on l'engageait à porter les yeux fortement vers la droite, l'œil droit, le plus dévié, ne dépassait pas le milieu de la fente palpébrale quel que fût l'effort fait par la malade. Dans ces conditions, il me paraissait absolument indiqué de pratiquer dans la même séance le recul des deux droits internes et l'avancement des deux droits externes; mais, désirant me rendre compte de la part qui revenait à chacun de ces deux actes opératoires, je décidai de commencer par le recul des internes avec élongation et de réserver l'avancement des antagonistes pour une séance ultérieure qui fut faite huit jours après. Or, voici le résultat : après la première opération, le strabisme de l'œil droit a été réduit de moitié, 25° à 30° au lieu de 60°. Pour y remédier, on a procédé à un fort avancement musculaire du droit externe droit dont le tendon a été en partie réséqué et à l'avancement capsulaire du droit externe gauche. Dès le cinquième jour, les fils de suture ont été enlevés, et l'on a constaté le redressement symétrique parfait des deux yeux et l'excursion harmonique complète des mouvements de latéralité des globes. Dès le 10ᵉ jour, j'ai engagé la malade à cacher le plus possible l'œil voyant pour exercer l'autre, dont l'amblyopie excessive a commencé à décroître au point qu'au bout de six semaines elle parvenait à se conduire aisément avec l'œil droit. Je pense que cette amélioration se poursuivra de la même façon car, si j'en juge d'après un cas d'un autre ordre, l'amblyopie par manque d'exercice de la rétine peut se modifier même après 40 ans d'âge si, par accident ou par suite d'atrophie optique unilatérale, l'œil bien voyant vient à manquer au malade.

La conclusion à tirer de tout ce qui précède, c'est que, aux approches de 30 ans et au delà, le strabisme concomitant interne peut être corrigé, mais à la condition expresse de s'adresser, non plus à deux muscles, mais à quatre à la fois en avançant les deux droits externes. De la sorte, les limites posées autrefois à l'action chirurgicale dans le strabisme invétéré se trouvent reculées, ce qui constitue un réel progrès.

Chacun sait combien la correction opératoire du strabisme concomitant divergent laissait à désirer jusqu'ici, les insuccès ou, pour le moins, les demi-succès étant ici la règle, aussi bien lorsqu'on s'adressait au recul des externes qu'à l'avancement capsulaire ou musculaire des internes. Pour s'en convaincre, il suffit de consulter la thèse inaugurale de notre ancien élève Lainey, de Rouen (1884), où l'on trouve nettement établi que même dans le strabisme latent ébauché, se traduisant chez les myopes par ce qu'on est convenu d'appeler l'insuffisance des droits internes, l'avancement capsulaire de ces derniers demeure la plupart du temps inefficace. *A fortiori*, le résultat ne saurait être meilleur lors de strabisme divergent statique ; et cela, d'autant moins que le degré de la divergence s'accentue. Partant de là, nous avons pensé que l'adjonction de deux actes opératoires simultanés, le recul des deux droits externes et l'avancement capsulaire ou musculaire des internes nous conduiraient à une thérapeutique plus assurée, ce dont aujourd'hui nous pouvons nous porter garant.

Dans notre communication à l'Académie (voy. *Archives d'ophtalmologie*, 1898, p. 410), sur les 10 strabiques divergents, 8 rentrant dans les degrés inférieurs subirent le recul simultané des deux droits externes qui a suffi à procurer le redressement, alors que dans deux autres où il s'agissait de strabisme de 25 à 30° il a fallu ajouter l'avancement capsulaire des deux droits internes. De la sorte, le résultat fut rendu parfait et définitif, ainsi que nous avons pu le constater deux et trois ans plus tard.

Dans le tableau qui suit, comprenant 10 cas de strabisme divergent, les résultats obtenus ne sont pas moins démonstratifs :

II

Strabisme divergent (Nombre de cas, 10).

SEXE

Masculin . . . . 5 Féminin. 5

AGE DES OPÉRÉS

1 de 8 ans	1 de 20 ans
1 — 14 —	1 — 25 —
1 — 15 —	1 — 28 —
1 — 18 —	1 — 32 —
1 — 19 —	1 — 46 —

ÉPOQUE DE L'APPARITION DU STRABISME

1 avant 1 an	1 à 14 ans
6 de 2 à 3 ans	2 non indiquée.

ATTITUDE FONCTIONNELLE DES YEUX STRABIQUES

7 OE. D. { dont 3 fixes absolus et 4 fixes relatifs

1 OE. G. fixe relatif,
2 alternants.

ANGLE DU STRABISME

1 de 20°	3 de 25°
2 — 22°	2 — 30°
1 — 23°	1 — 35°

RÉFRACTION

1° *Anisométropes*, 7, dont :
- 1 Emmétrope d'un côté, myope de 2 dioptries de l'autre.
- 5 Myopes avec écart de 1 à 2 dioptries.
- 1 Myopes avec écart de 5 dioptries.

2° *Isométrope*, 3, dont :
- 2 Emmétrope bilatéralement
- 1 Myope, 12 dioptries des 2 côtés.

ACUITÉ VISUELLE

1 normale des 2 côtés	1 1/3 et 1/10
1 = 2/3 et 1/6	1 = 1/6 et 1/10
3 = 1/2 et 1/9	1 = 1 et 1/6
1 = 1/3 et 1/5	1 = non indiquée.

Au point de vue des résultats, nous examinerons séparément ceux où on s'est borné à pratiquer la ténotomie des deux droits externes au nombre de 6 et ceux où l'on a ajouté l'avancement des deux droits internes.

Dans le premier groupe, on a eu affaire à des strabismes mesurant de 22° à 30°, dont 5 plus ou moins fixes et 1 alternant et variant, au point de vue de l'âge des sujets, de 8 ans pour le plus jeune et de 46 ans pour le plus âgé. Il en est résulté, chez tous, de l'hypocorrection variant de 5° à 10° d'angle, sauf un où le résultat devint parfait huit mois après.

Dans le second groupe comprenant 4 cas, les sujets ayant 8 ans pour le plus jeune, 25 ans pour le plus âgé et un angle de déviation de 20° à 35°, l'adjonction de l'avancement des deux droits internes fait d'emblée ou consécutivement, on obtint une correction parfaite et définitive.

Parmi ces 4 derniers cas, le suivant nous paraît particulièrement instructif :

Il s'agissait d'une grande et belle fille de 25 ans, éminemment nerveuse et impressionnable, offrant un strabisme alternant de 30° à droite et à gauche. Les deux yeux jouissaient d'une acuité visuelle égale à 1, et elle nous affirme que l'apparition de son strabisme statique n'avait eu lieu que tardivement, vers l'âge de 14 ans. Elle a deux frères bien portants et qui ont les yeux corrects. Ajoutons qu'elle est emmétrope des deux yeux, conditions qui toutes nous portent à penser que chez elle le strabisme est d'origine purement névropathique. Il n'existe aucune tare dentaire ou autre. Dans la famille il n'y a à signaler ni morbidité, ni mortalité précoce.

Pour remédier à ce strabisme, on pratiqua la section simultanée des deux droits externes et, comme nous l'avons pensé, la correction fut imparfaite. Aussi, huit jours après, on fit l'avancement capsulaire des droits externes. A partir de ce moment, on obtint sans douleurs et sans réaction locale un résultat idéal, le tout dès le cinquième jour après la seconde intervention, moment auquel on a procédé à l'enlèvement des fils. Revue trois mois après, elle jouissait d'une correction et d'une convergence parfaites.

Je répète, en terminant, ce que j'ai dit dans mon premier travail, que rien n'équivaut aux démonstrations cliniques. Cette nouvelle contribution engagera, j'espère, mes confrères à y apporter de plus en plus leur tribut personnel auquel j'attache le plus grand prix.

V

IMPOTENCE DES MUSCLES OCULAIRES EXTRINSÈQUES PAR TRAUMATISME

Les traumatismes des muscles du globe qui, on le sait, sont au nombre de six, les quatre droits et les deux obliques, auxquels il faut ajouter le releveur pour la paupière supérieure, sont rares.

En compulsant les faits publiés, je n'en ai pu trouver que 27 auxquels, en ajoutant 3 qui me sont personnels, on arrive au chiffre total de 30. Il va sans dire qu'un certain nombre des observations qui s'y rapportent sont incomplètes; mais, comme chaque cas peut contenir des particularités intéressantes, j'ai pensé qu'il n'en fallait négliger aucun. Ce serait peut-être fastidieux de donner l'exposé détaillé de chaque fait particulier, aussi je me bornerai d'indiquer avec précision les sources où ils ont été puisés.

Tous les muscles extrinsèques ne sont pas exposés au même degré à être lésés.

Sur l'ensemble des cas connus, en mettant de côté les 3 de Höring (1), Holbig (2) et Just (3), dont je n'ai pu me procurer le texte, il ne reste en tout que 27 où le siège de la lésion est réparti comme il suit : 9 fois le droit inférieur seul, plus 2 cas de combinaison avec lésion du droit interne [Hasner (4), Berlin (5),

(1) Höring, *Wurtemberg Corresp.*, 1860, n° 8.
(2) Holbig, cité par Berlin dans *Encycl. Græfe et Sæmisch*, t. VI, p. 645.
(3) Just. *Klin. Mon. f. Augenheilk.*, 1873, p. 8.
(4) Hasner, *Allg. Wiener Zeitung*, 1859.
(5) Berlin, *Encyclop. Græfe et Sæmisch*, 1880, t. VI, p. 646.

Chevalier (1), Britto (2), Wecker (3), Bourgeois (4), Guttmann (5), Laure (6), Terson (7) et Valude (8)] ; 6 fois le droit interne seul et les cas cités plus haut de combinaison avec le droit inférieur [Græfe (9), Mackenzie (10), Lebrun (11), Abadie (12), Wecker (13), Panas] ; 6 fois aussi, le droit supérieur, dont 2 accompagnés de lésion du releveur [Berlin (14), Viciano (15), Panas]. J'omets à dessein le cas de Warlomont (Mackenzie, t. III, p. 178), où la preuve directe d'une rupture n'est pas faite. Une fois le droit externe (Beer) (16), 2 fois le petit oblique (Berlin, Fuchs) (17) et une fois le grand oblique (Bernarding) (18).

Avant d'aller plus loin, je vais exposer les trois cas qu'il m'a été donné d'observer.

Le premier est relatif à un employé du chemin de fer de l'Est, âgé de 32 ans, qui, six mois auparavant, avait été heurté par un bout de bois au niveau du sillon orbito-palpébral inférieur ne s'accompagnant pas de plaie. Lors de notre examen à l'Hôtel-Dieu, nous avons constaté que l'œil gauche qui avait reçu le coup était atteint de strabisme paralytique inférieur, et de diplopie verticale s'accentuant avec l'élévation du regard. La fausse image était croisée et légèrement inclinée de haut en bas et de dedans en dehors, preuve que nous avions affaire à une impotence du muscle droit supérieur du même côté, dont la lésion, fait unique, aurait été produite indirectement, par une sorte de contre-coup. C'est là un point sur lequel nous reviendrons, en nous occupant du mécanisme des ruptures musculaires. Comme le malade

(1) Chevalier, *Journ. de méd. de Bordeaux*, 28 septembre 1884.
(2) Britto, *Arch. d'opht.*, Paris, 1887, t. VII, nº 1.
(3) Wecker, *Traité d'opht.*, 1889, t. IV, p. 806.
(4) Bourgeois, *Bull. Soc. franç. opht.*, 1891, p. 306.
(5) Guttmann, *Berlin. klin. Woch.*, 1895, nº 51.
(6) Laure, Thèse de Paris, 1897.
(7) Terson, *Soc. d'opht. de Paris*, 7 janvier 1902.
(8) Valude, *ibid.*
(9) Græfe, *Arch. f. Opht.*, 1855, t. II, p. 227.
(10) Mackenzie, *Traité prat. des mal. de l'œil*, 1856, t. I, p. 505.
(11) Lebrun, *Ann. d'ocul.*, 1870, t. II, p. 39.
(12) Abadie, *Ann. d'ocul.*, 1872, p. 115.
(13) Wecker, *Ann. d'ocul.*, 1874, t. I, p. 229.
(14) Berlin, *loc. cit.*, p. 585.
(15) Viciano, *Arch. d'opht.*, Paris, 1889, p. 508.
(16) Beer, *Lehre u. den Augenkrank.*, 1813, t. I, p. 146.
(17) Fuchs, *Wien. klin. Wochensch.*, 1893, nº 10.
(18) Bernarding, cité par Desmarres, *Traité mal. des yeux*, 1854, t. I, p. 119.

s'était déjà servi inutilement des courants électriques, et qu'il n'y avait pas lieu d'espérer, après six mois écoulés, la disparition du strabisme et de la diplopie qui en résultait, nous fîmes l'avancement du droit supérieur avec plein succès.

Cette opération nous a permis de constater la désinsertion du tendon qui avait été très nette au niveau de la sclérotique, comme dans l'observation de Græfe à propos du droit interne.

Le second cas concernait un jeune bouvier de 22 ans, qui, deux mois avant son arrivée à l'hôpital, avait reçu un coup de corne de vache à la base de la paupière inférieure gauche, d'où il était résulté une cicatrice semi-lunaire au niveau du sillon orbito-palpébral inférieur. L'œil était en léger strabisme supérieur et le malade accusait une diplopie verticale croisée, caractéristique de l'impotence du muscle droit inférieur. Comptant très peu sur l'électrisation et les exercices, je procédai d'emblée à l'avancement du muscle droit inférieur. L'opération a démontré que le muscle s'était rompu, non à son insertion à la sclérotique, mais au niveau de la ligne de jonction du tendon avec les fibres musculaires, de sorte qu'ici le terme de désinsertion tendineuse couramment employé serait inexact. Ce qui m'avait, du reste, frappé c'est l'étendue et la solidité des adhérences que le muscle rompu avait contractées avec la sclérotique sous-jacente, disposition qu'on trouve notée d'ailleurs dans les observations dues à Wecker (1874), Britto et Laure, et en rapport avec ce qu'on rencontre en règle après le recul du tendon pour strabisme chez l'homme et expérimentalement chez les animaux (Kalt) (1).

Le troisième et dernier fait est celui de B..., âgé de 18 ans, jardinier de profession, admis à l'Hôtel-Dieu le 26 novembre 1900.

Il y a quatre ans, pendant qu'il gardait ses vaches, il sauta une haie, ce qui le fit glisser et heurter en tombant contre le bout pointu de son bâton tenu à la main.

Le coup porta sur le grand angle de l'œil gauche, d'où il ne s'écoula que quelques gouttes de sang. Rentré chez lui, le malade ressentit des douleurs dans toute la moitié gauche du front, qui cessèrent deux heures plus tard après un vomissement. Le lendemain, sa mère, en entr'ouvrant les paupières fortement gonflées, aperçut que l'œil était dévié en dehors. Huit jours plus tard, le gonflement des paupières avait disparu et le malade accusait de la diplopie qui l'engagea à consulter un médecin. Ce dernier ayant constaté au niveau de la sclérotique, au point où la conjonctive bulbaire était déchirée, un gros bourgeon charnu, s'est cru en devoir de le cautériser avec le crayon de nitrate d'argent et de répéter les attouchements à cinq reprises différentes.

N'ayant éprouvé aucun bénéfice, le malade s'adressa à un second

(1) Kalt, *Arch. d'Opht.*, 1886, p 337.

confrère qui s'attacha également à faire disparaître le susdit bourgeon à l'aide du galvanocautère appliqué deux fois par semaine.

A partir de cette époque, le malade a cessé d'accuser de la diplopie, sans doute par neutralisation des images, car la déviation de l'œil subsistait, en même temps que le grand angle de l'œil était le siège d'une irritation vive accompagnée de larmoiement, ce qui l'obligea à abandonner sa profession de berger pour celle de jardinier.

État actuel. — Œil droit sain et correct. Œil gauche dévié en strabisme divergent prononcé et fixe. Quel que soit l'effort de convergence fait par le malade, la pupille ne dépasse pas une ligne verticale passant par le milieu de la fente palpébrale. Au niveau du grand angle, la sclérotique se montre à nu par le fait des cautérisations répétées au galvano-cautère. La caroncule est intacte, mais il n'en est plus de même de la membrane semi-lunaire et des lèvres supérieures et inférieures de la commissure interne, reliées entre elles et avec la conjonctive bulbaire par une cicatrice épaisse, sous la forme d'un symblépharon qui s'étend transversalement jusqu'aux embouchures des canalicules lacrymaux oblitérés.

Lorsqu'on fait converger le malade en lui faisant fixer un objet brillant (la flamme d'une bougie) placé à 30 centimètres de distance, il voit d'abord simple; mais, quelques instants après, la diplopie apparaît et l'on constate que cela est dû à l'abduction de l'œil droit (sain) par le fait d'une dissociation de la convergence.

L'examen ophtalmoscopique, aussi bien à l'image droite qu'à l'image renversée, démontre l'intégrité absolue des deux yeux, bien que V soit égale à 1 du côté droit et réduite à 2/3 du côté gauche. Même conservation des deux champs visuels, les pupilles sont égales et réagissent normalement à la lumière et à la convergence.

Le 4 novembre, on procède, sous le chloroforme, à l'avancement du muscle droit interne, trouvé fortement et largement implanté par cicatrice, non seulement au niveau de son ancienne insertion, mais dans une étendue antéro-postérieure d'un centimètre. La conjonctive correspondante était elle-même hypérémiée, hypertrophiée et fortement adhérente à la cicatrice musculaire. Pour toutes ces raisons, la prorraphie a été plus difficile que d'habitude, mais en somme tout s'est passé correctement, et la boutonnière conjonctivale fut réunie, comme nous le faisons toujours, par deux points de suture au fin catgut. Cela fait, on pratiqua la ténotomie du droit externe du même côté, persuadé que dans le cas particulier, même en combinant les deux opérations, on n'arriverait pas à un redressement complet, à cause de l'obstacle dû au symblépharon commissural du grand angle, qu'on s'est mis en devoir de sectionner, sans se faire illusion sur une reproduction du symblépharon.

Les suites de l'opération furent des plus simples. Les deux points de suture de la prorraphie ont été enlevés le 9e jour, et le malade examiné le 14e après l'opération, on a constaté que l'adduction avait gagné au point que la demi-circonférence interne de la cornée arrivait jusqu'à 1 centimètre de la caroncule. Plus loin, le mouvement se trouvait absolument enrayé, moins par un reste d'impotence du muscle, que par le fait du retour du symblépharon, reproduit à nouveau. Le malade continuait à accuser une diplopie horizontale croisée très nette, réveillée par la correction partielle de son strabisme.

En relevant l'âge des malades dans 16 observations, y compris les 3 qui nous sont propres, on compte : deux garçonnets, six individus âgés de 17 à 23 ans, un de 28 ans, un de 31 et un de 32 ans, quatre de 40 à 53 ans et un de 64 ans. On voit par là que c'est dans la période de l'activité physique comprise entre 17 et 40 ans que l'on rencontre le plus les lésions traumatiques des muscles oculaires. Cela s'explique par l'usage qu'on fait à cet âge d'une foule d'objets ou d'outils pouvant constituer des agents vulnérants.

Sauf deux seules femmes, tous les autres cas sont relatifs à des individus du sexe masculin.

Quant à l'agent vulnérant, on trouve signalés : 5 fois des coups de fleurets, 1 coup de corne de vache, 2 fois le coup du bout de parapluie, 5 fois des heurts contre le balancier d'une pompe à pression, le bord d'un poêlon en fer, l'angle d'un coffre à bois, le bout de bâton de berger, d'une canne et l'angle pointu d'une caisse (Terson); 2 coups de clef; 1 coup de couteau, 1 fois un fil de fer et 1 fois une baguette de fer, 1 fois pénétration d'un tuyau de pipe, 1 fois grain de plomb de chasse et finalement la morsure de chien.

Sur 18 observations, où le côté est nettement indiqué, 10 fois il s'agissait de l'œil droit et 8 du gauche.

En fait de complications, on note 14 cas où la conjonctive était rompue et 2 où elle était restée intacte. L'iridoplégie (Wecker) n'est indiquée qu'une fois; et la cataracte traumatique (de Græfe), une fois aussi. Trois fois, on a noté une masse charnue fongoïde à l'endroit de la blessure conjonctivale (Britto, Bourgeois et Panas). Il y avait une fois des flocons sanguins dans le vitré et une fois de l'hypohéma avec vaste hémorrhagie du vitré qui rendait l'œil inéclairable (observations 1 et 3 de Viciano). Les fractures osseuses n'ont été signalées que dans 2 cas (Berlin : esquille de la partie externe du rebord orbitaire, et Bernarding : fracture de l'os unguis et de l'apophyse montante du maxillaire supérieur, les deux dus à un coup de fleuret).

Au sujet de l'acuité visuelle, elle était, primitivement ou consécutivement, 14 fois normale, 1 fois seulement réduite et 1 fois à peu près absente. Quant au champ visuel, il était 2 fois régulièrement rétréci à la périphérie.

Le mécanisme des ruptures musculaires n'a pas suffisamment préoccupé les observateurs. Déjà, en 1898, à propos de mon second malade, atteint de rupture du droit inférieur à la suite d'un coup de corne de vache, je me suis posé cette question et je me suis même livré à des expériences cadavériques. Il me paraissait, en effet, difficile de comprendre comment arrivent à se rompre les tendons des muscles droits alors qu'ils sont larges et foliacés et que leurs fibres s'entrelacent intimement avec celles de la sclérotique et de l'épisclère. Il est certain que l'agent vulnérant agit directement sur eux, vu que dans tous les faits connus le traumatisme est direct et qu'une seule fois (voyez observ. de notre premier malade) la rupture peut être envisagée comme indirecte, le coup ayant porté dans le cul-de-sac inférieur et la rupture atteignant le droit supérieur. Cela étant, nous avons cherché expérimentalement si un refoulement par corps vulnérant plus ou moins pointu, dirigé suivant l'axe du muscle, pouvait réellement le détacher. Or, dans toutes nos expériences, le résultat a été négatif, ce qui se conçoit, vu que le globe roule sur lui-même et que le muscle se trouve alors relâché de plus en plus. Partant de là, nous avons pensé que pour qu'il y ait détachement du muscle, il fallait peut-être, que l'agent vulnérant pénètre assez profondément dans l'orbite, qu'il s'insinue sous le tendon et que, grâce à une traction exercée d'arrière en avant, celui-ci finisse par céder.

En procédant de la sorte sur le cadavre, on ne parvient pas à arracher le tendon scléral, mais à rompre les fibres musculaires à une distance plus ou moins variable de celui-ci. Les mêmes expériences répétées sur un animal vivant tel que le lapin nous ont prouvé que le résultat était identique. Si nous nous reportons à la clinique, et si nous compulsons avec soin les observations publiées, nous trouvons que, parmi les corps vulnérants, ceux pointus, et en tous cas de forme allongée, sont les plus aptes à produire les ruptures. L'obliquité du coup est également une condition qui les favorise, témoin l'étendue des lésions concomitantes de la peau des paupières de la conjonctive et même des os environnants, comme dans les observations dues à Berlin et à Bernarding. Disons qu'à la pénétration d'un corps vulnérant s'ajoute une sorte d'arrachement provoqué par celui-ci au moment de sa sortie. Comme preuve des conditions qui précèdent, nous citerons l'observation de Britto où il s'est agi de rupture du droit inférieur par fil de fer qui avait pénétré obliquement de droite à gauche, en déchirant largement la conjonctive au point qu'il en est résulté un véritable fongus charnu végétant, qu'on dut exciser. Dans l'observation de Viciano (rupture partielle du tendon du droit supérieur), le grain de plomb était logé profondément entre celui-ci et la capsule de Tenon. Plus démonstrative encore est l'observation de Hasner où il s'est agi de l'arrachement du droit inférieur par un coup de dent de chien.

Cela étant, il resterait encore à se demander si la rupture a lieu au niveau de l'insertion du tendon avec la sclérotique ou bien à la ligne de jonction de celui-ci avec le corps charnu du muscle. A cet égard, les renseignements cliniques sont insuffisants, d'autant plus qu'on opère tardivement alors qu'il est difficile d'en juger à cause de la gangue conjonctive, sorte de col qui relie les tissus rompus. Font exception, toutefois, mon premier cas et celui de Græfe, qui dit que le tendon du muscle droit interne était nettement détaché de la sclérotique, comme après une opération de ténotomie, à part un mince faisceau tendineux encore adhérent et en contact avec une petite esquille de bois provenant de corps vulnérant (bout de parapluie).

La question du mode de désinsertion des tendons n'a pas moins intéressé les chirurgiens généraux, et il ne serait pas indifférent de rappeler ici ce qui a été écrit à ce sujet.

« On accorde généralement, dit Malgaigne (1), à la fibre musculaire vivante plus de ténacité et de résistance qu'à la fibre tendineuse. Cette opinion vulgaire a besoin d'être modifiée. Quand les muscles allongés sont soumis à une action parallèle à leur axe, comme dans l'arrachement des muscles par des machines, ou

(1) Malgaigne, *Traité d'anatomie chirurgicale et de chirurgie expérimentale*, 1859, t. I, p. 152.

même à un effort latéral, comme dans beaucoup de luxations, les tendons résistent, les fibres musculaires se rompent, et mes expériences en ont offert de nouvelles preuves. Lorsqu'au contraire une force soudaine tend à allonger le muscle au milieu d'une puissante contraction, c'est le tendon qui se rompt ; et ainsi arrivent les ruptures du tendon d'Achille, du tendon et du ligament rotulien et les fractures transversales de la rotule et de l'olécrâne qui résistent encore moins que les tendons dont elles sont la suite. Ainsi, la rupture musculaire n'a lieu que quand le muscle est tendu et allongé ; la rupture des tendons, que quand le muscle est raccourci et contracté. Delpech avait déjà entrevu cette sorte d'antagonisme, que je croyais avoir été le premier à signaler, et que j'avais déduit directement de mes expériences. »

En appliquant les données ci-dessus, nous pouvons donc admettre que, suivant la contraction ou le relâchement des muscles oculaires, on aura la rupture du tendon lui-même ou du corps charnu. Dans le fait unique (Bernarding) de rupture du grand oblique, la portion réfléchie du tendon s'était détachée de la sclérotique et pendait le long de la paupière. Mais, en même temps, le corps charnu était en partie déchiré et faisait saillie au dehors, puisqu'il a fallu l'exciser. Cette double lésion peut s'expliquer par la grande longueur du tendon composé, comme on sait, de deux parties, l'une directe et l'autre réfléchie à travers sa poulie de renvoi.

Le diagnostic de rupture, qu'elle soit tendineuse ou musculaire, ne saurait être affirmé que dans les seuls cas où, par suite des dégâts visibles et d'une intervention opératoire, on a eu la preuve que le strabisme et la diplopie qui l'accompagnent tiennent en réalité à une pareille lésion. C'est dire que, dans les observations où le diagnostic repose sur les troubles fonctionnels seuls, le jugement porté se fonde sur de simples présomptions comme dans les cas de Caspar (1) et Gréven (2). Le premier est relatif à une impotence combinée du droit interne et du grand oblique gauche, résultant de la pénétration à la partie supéro-interne de l'orbite d'un éclat de métal ; le second, à la paralysie du trochléa-

(1) Caspar, *Klin. M. B.*, 1890, p. 451.
(2) Gréven, Inaug. Dissert., 1875, in Caspar.

leur succédant à une contusion de la partie supéro-interne du rebord orbitaire. Disons, à propos de ces deux faits, que des deux malades, le premier guérit tandis que chez le second la paralysie resta incurable.

Le traitement lors d'arrachement bien reconnu devra être d'emblée chirurgical et consistera dans l'avancement du muscle lésé, en réservant le recul du congénère de l'œil sain lorsque la première opération a donné un résultat insuffisant.

Dans le cas de doute entre une rupture tendineuse et une impotence du muscle par simple contusion ou élongation, il est permis de commencer par l'emploi de l'électricité, se réservant d'intervenir opératoirement en cas d'insuccès.

Il est d'autant plus permis de temporiser que, lors de section partielle du tendon, la guérison peut s'effectuer d'elle-même, en même temps que le redressement du globe, comme cela a lieu à la suite de ténotomie incomplète pour strabisme. C'est, du reste, ce qui est arrivé chez le malade de Græfe, cité plus haut.

A tout prendre, le pronostic des ruptures musculaires, en dehors de la diplopie qui en résulte, n'est pas grave. Dans la grande majorité des cas, quand même il s'ajoute une extravasation sanguine intra-oculaire, comme dans les deux cas de Viciano, la vision demeure intacte. Le fait n'a rien d'étonnant pour quiconque sait qu'une contusion du globe au niveau du cercle ciliaire est capable de déterminer un épanchement dans la cavité oculaire (chambre antérieure et vitré), sans qu'il faille pour cela admettre la pénétration du corps étranger.

VI

DE CERTAINES DYSTROPHIES DE LA CORNÉE ET DU LIMBE CONJONCTIVAL

GÉRONTOXON

La plus commune de ces dystrophies réside dans le *gérontoxon*, dit encore arc sénile. Il s'agit là d'une opacification grisâtre, translucide du parenchyme cornéen lui-même et qui débute par l'extrémité supérieure et inférieure du méridien vertical, sous la forme de deux lunules, pour de là gagner, par la suite, la totalité du limbe. L'anneau en question reste toujours séparé de la sclérotique par un liseré de cornée transparent, caractère qui distingue nettement le gérontoxon des scléroses marginales pathologiques de cette membrane.

Exceptionnellement, on se trouve en présence de deux gérontoxons annulaires concentriques, séparés par une zone transparente intermédiaire. Cette sorte de double encadrement opaque se rencontre de préférence chez les artério-scléreux, tels que les goutteux, les arthritiques, les intoxiqués par l'alcool et ceux atteints de syphilis acquise ou héréditaire. Même si l'âge est peu avancé, il s'agit là d'artério-scléreux, et par conséquent de sujets séniles précoces.

L'opinion qui a prévalu parmi les anatomo-pathologistes a consisté à envisager le gérontoxon comme dérivant de la nécrobiose sénile des cellules fixes de la cornée qui se chargeraient de graisse, d'où l'intransparence du tissu. D'après des travaux plus récents (1), il s'agirait là d'une altération hyaline sous forme d'amas qui occupent principalement les couches superficielles du stroma.

(1) Fuchs, *Græfe's Arch. f. Opht.*, 1901, t. LII, 2, p. 317.

Tout récemment, Takayasu (1), d'après des recherches histologiques faites dans le laboratoire ophtalmologique de la Charité à Berlin, et sur les conseils du professeur Greeff, se croit autorisé, en se servant d'un réactif colorant à action élective sur la graisse *le soudan III*, d'affirmer la nature exclusivement graisseuse de l'altération cornéenne qui constitue le gérontoxon. C'est là un point que nous avons tenu à contrôler à notre tour au laboratoire de l'Hôtel-Dieu; d'autant plus que la même question intéresse le ptérygion et la pinguecula au sujet des éléments qu'on y rencontre (voyez plus loin).

Toujours est-il que, d'après notre observation personnelle, la conjonctive du limbe empiète sur toute la portion de la cornée devenue opalescente, fait qu'on ne doit pas perdre de vue dans l'opération de la cataracte par kératotomie, alors qu'on ne vise pas à tailler un lambeau conjonctival.

Une autre remarque d'ordre clinique est que des lambeaux cornéens faits en plein gérontoxon n'ont rien perdu de leur vitalité et qu'ils se cicatrisent tout aussi bien que ceux pratiqués sur du tissu absolument transparent.

Lorsque, chez un individu jeune encore, de 25 à 40 ans, on rencontre un gérontoxon étendu, il faut songer à une dystrophie précoce dont il faudra rechercher l'origine du côté des viscères. En même temps, on déterminera la composition des urines et les échanges respiratoires.

Comme exemple de gérontoxon double précoce, nous citerons l'observation d'un homme jeune de 30 ans, blond et replet, mais non autrement souffrant. Il n'était ni syphilitique, ni alcoolique, mais très arthritique par hérédité. Pharmacien de profession, et élève en médecine sur le tard, il vint nous consulter, se croyant atteint de kératite interstitielle qui lui faisait craindre une syphilis héréditaire, dont il ne portait aucune trace, ce qui nous a permis de le rassurer de ce côté.

PTÉRYGION

Une autre affection du même ordre, mais qui cette fois se complique d'altérations de la conjonctive limbaire, est le *ptéry-*

(1) Takayasu, *Arch. f. Augenheilk.*, 1901, B. XLIII, S. 21, p. 154.

gion. Cette dystrophie, appelée *unguis* par Celse, réside dans une transformation scléreuse du limbe cornéen et de la conjonctive bulbaire voisine, en un tissu plus ou moins opaque, rétractile, d'aspect fibroïde. De forme triangulaire, le ptérygion a pour siège à peu près constant l'un des secteurs latéraux, principalement l'interne, ou les deux à la fois, et cela symétriquement d'un œil à l'autre, toujours dans la direction de la fente palpébrale. La partie la plus modifiée est celle qui correspond à la cornée, et qu'on désigne sous le nom de tête du ptérygion ou d'onglet. Par suite d'un travail rétractile constant, la conjonctive se trouve attirée et bridée, au point que, dans les cas extrêmes, le repli semi-lunaire finit lui-même par se trouver déplissé.

Les anciens jusqu'à Scarpa (1) envisageaient le ptérygion comme une inflammation chronique de la conjonctive, dérivant de toutes les irritations venues du dehors, telles que les poussières, etc. Rognetta (2), Midlemoore (3) et Pétrequin (4) se rattachent à la même pathogénie, sauf qu'ils placent le point de départ de l'inflammation, non dans la conjonctive, mais dans l'épisclère, d'où le nom d'épisclérītis, qui lui a été donné plus tard par Manhard (5), Alt (6) et Goldzieher (7). A. Horner, Arlt et Sœmisch, envisagent la maladie comme se rattachant directement à un ulcère cornéen marginal, par hyperplasie de l'épithélium et destruction de la membrane de Bowman, pathogénie aujourd'hui abandonnée. Nous retiendrons seulement que Goldzieher a signalé le premier la présence de cavités tapissées d'épithélium en voie de dégénérescence muqueuse, à côté de verrucosités rappelant les follicules cancroïdaux. Poncet de Cluny (8) insiste sur l'érosion de la membrane de Bowman et l'existence d'une masse granuleuse teintée en jaune par l'acide picrique, dans les faisceaux superficiels du stroma, dont quelques-uns offraient un aspect homogène. Sur plusieurs préparations,

(1) Scarpa, *Traité des maladies des yeux*, 1821, t. I, p. 261.
(2) Rognetta, *Cours d'ophtalm.*, 1839, p. 162.
(3) Midlemoore, *Treat. of the diseases of the eye*, 1835, I, p. 379.
(4) Pétrequin, *Ann. d'Ocul.*, t. I, p. 467.
(5) Manhard, *Arch. f. Opht.*, XIV, p. 26, 1868.
(6) Alt, *Compend. des norm. u. path. Anat. des Auges.*, 1880, p. 32.
(7) Goldzieher, *Centralbl. f Practisch. Augenh.*, 1878.
(8) Poncet de Cluny. *Arch. d'opht.*, 1887, t. I, p. 31.

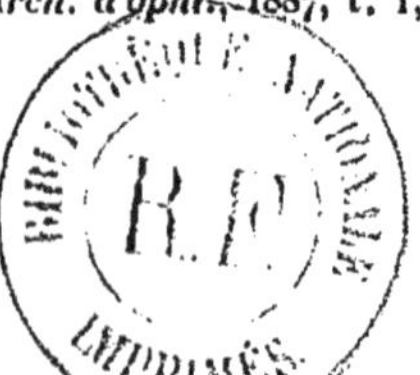

il a rencontré des vibrions et des sporules qui, pour lui, seraient la cause pathogène du ptérygion, opinion non confirmée depuis.

D'après une étude approfondie de Fuchs (1), sur un ensemble de 75 ptérygions recueillis à l'autopsie, l'origine cornéo-ulcéreuse doit être définitivement écartée et nous sommes absolument de cet avis. Ainsi qu'il ressort de son travail et d'une préparation histologique qui m'est propre (*Traité des maladies des yeux*, t. II, p. 261), il résulte que le ptérygion rentre dans la catégorie des troubles involutifs. La dystrophie débute par le limbe cornéen et rappelle les altérations verruqueuses des membranes vitreuses, y compris celles du nerf optique. A côté des amas verruqueux hyalins et des cellules en voie de dégénérescence muqueuse contenues dans le stroma cornéen, il s'ajoute la prolifération en doigt de gant, de la couche épithéliale et la destruction par places de la membrane de Bowman.

Sans doute, au point de vue de l'étiologie, l'habitat, les poussières de l'air, une chaleur torride, le larmoiement persistant, etc., y contribuent, et il en est ainsi des dyscrasies, quelle qu'en soit la nature. Ce sont là toutefois des causes secondaires, qui font que le mal se montre à des âges moins avancés et se développe parfois, comme dans certaines colonies, d'une façon endémique.

Nombreux sont les procédés opératoires proposés dans le traitement du ptérygion. Partant du fait aujourd'hui bien établi, que le point de départ de l'affection se trouve dans la cornée, la méthode de choix pour en arrêter les progrès réside avant tout dans la destruction du foyer scléreux cornéen d'où dérivent l'attraction et le plissement du secteur conjonctival correspondant. C'est alors, en effet, que le champ pupillaire peut être intercepté, outre que cela constitue une réelle difformité.

Voici comment nous procédons à l'opération. A l'aide d'une pince à griffe, on saisit profondément le sommet ou onglet du ptérygion qu'on isole du côté de la cornée restée transparente par une incision semi-circulaire au bistouri, prolongée en dédolant jusqu'aux couches superficielles du stroma. Après avoir retranché avec les ciseaux toute la tête du ptérygion, on rugine et on évide, au moyen d'une petite rugine tranchante, la totalité du tissu scléreux et opaque, manœuvre qui s'accompagne d'un

(1) Fuchs, *Arch. f. Opht.*, 1892, XXVIII, 2, p. 1.

faible saignement dû aux vaisseaux capillaires néoformés et dont on se débarrasse en essuyant à mesure, avec des tampons de coton trempés dans la solution aseptisée de chlorure de sodium à 1 p. 100. Pour terminer, nous touchons la surface cruentée au galvano ou au thermo-cautère olivaire, chauffés au rouge sombre. Point n'est besoin, à moins d'épaississement fibreux notable de la conjonctive, d'exciser le corps du ptérygion.

Tout au plus on en retranchera le sommet plus ou moins exubérant et fibroïde, en ayant soin de réunir alors les lèvres de la boutonnière conjonctivale à l'aide d'un ou de deux points de suture au catgut.

La réunion primitive est la règle, à la condition de procéder aseptiquement. Grâce à cette intervention, on arrête définitivement l'opacification progressive de la cornée, sans se flatter toutefois de faire disparaître complètement les traces de la petite difformité toujours plus ou moins apparente, ce dont il faut avertir les malades pour qu'ils ne viennent pas se plaindre plus tard qu'on les a traités incomplètement.

Lorsqu'il s'agit de larges ptérygions charnus, on détachera à l'exemple de Desmarres, et sans en rien réséquer, le sommet et les bords, pour transplanter le tissu ptérygoïde dans une brèche faite vers le cul-de-sac inférieur de la conjonctive ; après quoi, on suture les lèvres de la plaie d'emprunt. C'est là, comme on le voit, une sorte d'autoplastie par échange qui a pour but, en déviant le ptérygion, de prévenir l'envahissement progressif de la cornée.

Pour montrer la parenté qui existe, en tant qu'altération cornéenne, entre le gérontoxon et le ptérygion, nous ne saurions mieux faire que de citer l'observation d'une femme de 57 ans qui s'est présentée à la consultation de l'Hôtel-Dieu, le 11 mars 1901.

Il s'agissait d'une personne arthritique, sèche, ridée. Elle vint consulter pour la vue de son œil gauche qui se trouble, dit-elle, depuis 2 mois, avec perception de corps flottants. La pupille a l'apparence normale, bien qu'elle soit le siège de toutes petites synéchies. A l'ophtalmoscope, on découvre des plaques de choroïdite disséminée, ayant pour point de départ l'ora serrata sans atteindre le pôle postérieur. Pupille normale V = 1/3.

L'œil droit est absolument indemne, au moins dans toute la partie visible du fond d'œil V = 1.

Ce qui attire particulièrement notre attention, c'est la présence, sur les deux cornées, d'un double gérontoxon total avec zone transparente intermédiaire. De plus, il existe, du côté des canthus, deux ptérygions dont le gauche plus développé empiète sur la cornée, alors que le droit n'est représenté que par une sorte de pinguécula initiale située tout à côté du bord de la cornée, mais n'y empiétant pas encore.

Or, il est à noter que, sur l'œil gauche, le double gérontoxon, juste au niveau de l'onglet du ptérygion, est deux fois plus large que le reste, en même temps que les deux anneaux concentriques opaques, au lieu d'être séparés par une zone transparente intermédiaire, sont confondus entre eux. Rien de pareil n'existe sur la cornée droite, preuve que dans le premier œil deux lésions similaires se sont juxtaposées.

En somme, chez cette malade, il y avait altération dystrophique double de la cornée s'étendant jusqu'au limbe conjonctival, d'où ptérygion à côté du gérontoxon. Ne faudrait-il pas se demander quelle parenté pouvait exister entre cette double dystrophie externe, avec la choroïdite disséminée atrophique dont l'œil était le siège, ayant débuté par l'ora serrata et évolué d'une façon si insidieuse, que seules les fines mouches volantes et la diminution progressive de la vue ont conduit la malade à consulter. La choroïdite disséminée des adultes, qui met des années à évoluer, a été tour à tour rattachée, à tort ou à raison, à la ménopause, à la syphilis et surtout à la goutte et à l'arthritisme. Toujours est-il que la sénilité précoce par syphilis, alcoolisme ou toute autre cause d'artério-sclérose, y prédispose, et c'est à des examens histologiques nouveaux qu'il incombe de démontrer le rôle joué par des altérations spéciales du tissu de la choroïde. La chose serait d'autant plus intéressante que Vossius (1) affirme avoir rencontré fréquemment, chez les cataractés et les diabétiques, du colloïde en forme de vésicules claires au niveau de l'épithélium rétinien de l'iris et des procès ciliaires.

KÉRATITE CHIMIQUE

Avant de quitter le terrain de la cornée, nous devons mentionner une altération particulière de cette membrane, connue sous le nom de *kératite chimique*. Il s'agit là d'une sorte de dys-

(1) Vossius, *Grundriss der Augenh.*, 1888, p. 250.

trophie survenant sur des cornées leucomateuses, bien qu'elle puisse se montrer aussi sur des cornées transparentes chroniquement irritées. Dans ce dernier cas, il s'agit presque toujours d'individus âgés, artério-scléreux pour la plupart, et souvent alcooliques. D'après les recherches récentes, principalement de Kamocki (1) et les nôtres, on se trouve en présence d'altérations de l'épithélium cornéen, de la membrane de Bowman et des couches superficielles du stroma, infiltrées par des groupes de globes réfringents, se présentant sous la forme de gouttes figées. Le carmin aluné et l'hématoxyline les colorent à peine, la safranine, la fuchsine et le violet de gentiane davantage mais à la longue, et pas du tout le réactif de Weigert, preuve qu'il ne s'agit pas là de fibrine. Même insensibilité colorante existe pour l'iodure de potassium et l'acide sulfurique, ce qui empêche de les prendre pour des grains amyloïdes. De son côté, l'acide osmique ne les colore pas en noir, ce qui exclut l'idée d'éléments graisseux. Nulle part, nous n'avons rencontré, pas plus que Kamocki, de microbes. Leur nature ne saurait donc être qu'hyaline, comme celle des boules rencontrées par Füchs dans le gérontoxon, le ptérygion et la pinguecula, par Nuel dans la kératite filamenteuse, et par Kamocki dans un cas de kératite dite en bandelettes. Pour Czermak, Sœmisch, Wedl et Bock, il s'agirait là d'altérations colloïdes ayant pour point de départ les cellules du stroma cornéen, alors que Vollaro (2) les envisage comme du colloïde provenant des couches profondes de l'épithélium et enfoui par places dans un stroma conjonctif altéré.

Toujours est-il que cette affection se caractérise par la présence de nombreux points jaunâtres ou d'un blanc crayeux rappelant autant de précipités, d'où le nom donné, d'après l'aspect macroscopique, de kératite chimique.

On ne saurait en obtenir la disparition et mettre fin à l'irritation et à la fine injection vasculaire qui l'accompagne, qu'en enlevant la couche cornéenne ainsi infiltrée, et pour cela l'abrasion ou simplement le raclage au moyen du bistouri nous ont fourni les meilleurs résultats ; alors que le massage et les divers topiques médicamenteux avaient été employés sans succès. On

(1) Kamocki, *Arch. f. Augenh.*, 1892, XXV, p. 209.
(2) Vollaro, *Giorn. Ass. dei Med. e Natur.*, 1897, vol. VI.

peut y combiner l'application de compresses chaudes, qui facilitent la résorption de tout dépôt organique et la régénération d'un épithélium normal.

PINGUECULA

Sous le nom de *pinguecula* on décrit une sorte de masse arrondie ou allongée, ne dépassant pas au maximum le volume d'un petit pois, de couleur gris jaunâtre, qui occupe la partie de la conjonctive exposée à l'air au voisinage du limbe et plus souvent du côté nasal que du côté temporal. Il en existe souvent de symétriques, aussi bien sur le même œil ou sur les deux, ce qui en porte le nombre à deux ou à quatre. La consistance en est plutôt molle et le siège profond, vu l'envahissement du stroma de la muqueuse et du tissu lamineux sous-conjonctival. Il n'est pas rare de voir la pinguecula empiéter plus ou moins sur le limbe scléro-cornéen, disposition qui réalise la transformation de celle-ci en ptérygion. Jusqu'à Weller (1822), cette production était envisagée comme un pur amas de graisse, d'où le nom de pinguecula.

Cet auteur ainsi que Desmarres (1) reconnurent les premiers l'absence totale d'éléments graisseux, comme Robin, pour lequel la lésion résidait uniquement dans l'hyperplasie de l'épithélium.

Fuchs (2), par de nombreux examens histologiques, a pu s'assurer que la pinguecula dérivait d'une dégénérescence hyaline dystrophique, le plus souvent sénile, non seulement du stroma de la conjonctive, mais aussi du tissu sous-muqueux et en partie des couches superficielles de la sclérotique, l'épithélium n'y prenant qu'une part secondaire. Pour lui, ce sont les fibres conjonctives et élastiques qui deviennent hyalines, s'enroulent et forment des concrétions. Ces dernières, de couleur jaune verdâtre, ne se laissent dissoudre ni par les acides, ni par les alcalis, ni par l'éther ou le chloroforme. Le carmin, et la plupart des réactifs colorants, si l'on excepte le violet de méthyle, les colorent vivement, en même temps qu'elles prennent une teinte brun

(1) DESMARRES, *Traité des mal. des yeux*, t. II, p. 235.
(2) FUCHS, *Arch. f. Opht.*, XXXVII, 3, p. 143, 1891.

acajou par l'iode. Grâce à ces réactions, on parvient à différencier la substance vitreuse dont il s'agit, de l'amyloïde et du glycogène. Les principales altérations siègent dans le tissu lamineux sous-conjonctival, dont les fibres se gonflent, s'enroulent sur elles-mêmes et se transforment, par places, en concrétions enfouies dans une masse hyaline amorphe. Les parois des fins vaisseaux dégénèrent de même, d'où le peu de vascularité du produit pathologique. La couche épithéliale, loin de s'hyperplasier, comme le voulait Robin et d'autres, reste normale ou plutôt s'amincit, et ce n'est qu'exceptionnellement que les cellules se cornifient ou contiennent du pigment comme le veulent Gallenga (1) et Wedl-Bock (2). De même, il envisage, comme chose rare, l'altération colloïde des cellules épithéliales avec poche de liquéfaction centrale signalée par de Vincentiis (3) et Gallenga. Deux fois, seulement, il a rencontré des productions réniformes rappelant des psorospermes non colorables par la plupart des réactifs et analogues à celles mentionnées par lui dans le ptérygion sans leur accorder, du reste, aucune signification spéciale.

Sgrosso (4), se fondant sur 16 examens de pinguecula, en distingue deux variétés. Une première comprenant 14 cas et où il s'agirait de transformations épithéliales s'enfonçant vers la profondeur du derme et du tissu sous-conjonctival, et une seconde représentée par 2 seuls cas dans lesquels l'altération débutait par l'épisclère.

Quoi qu'il en soit, la pinguecula, propre aux individus âgés, mérite d'être rangée à côté de l'arc sénile et des autres modalités involutives dont il a été précédemment question. La preuve en est la facilité avec laquelle une pinguecula précornéenne peut se transformer à la longue en ptérygion. De là, résulte la nécessité de procéder à l'abrasion d'une pareille production, d'autant plus que la petite difformité qui en résulte choque les malades, particulièrement les femmes, et les conduit à demander l'intervention dans un but esthétique bien justifié.

La petite opération en question comporte : de saisir la pin-

(1) Gallenga, *Giorn. della R. Acad. di Med.*, Turin, 1888, n° 4.
(2) Wedl-Bock, *Lehrbuch d. Augenheilk.*, 1890, p. 196.
(3) De Vincentiis, *Estratto della Med. Chir.*, p. 18, Napoli, 1875.
(4) Sgrosso, *Associaz. Oftalm. Italiana*, Pise, septembre 1890.

guecula aussi profondément que possible avec un fin crochet, de l'abraser avec des ciseaux courbes sur le plat et à pointe fine, de gratter le fond de l'excision jusqu'à la sclérotique, et de réunir les lèvres de la plaie conjonctivale au moyen du catgut ou de la soie fine. Étant donnée la réunion immédiate qui est constante, il n'en résulte aucune difformité.

Ce qui précède était déjà rédigé lorsque le Dr de Lieto Vollaro, de Naples, ophtalmologue doublé d'un histologue de mérite, a bien voulu procéder, dans le laboratoire de l'Hôtel-Dieu, sur notre demande, à l'étude microscopique du gérontoxon par le nouveau réactif, le soudan 3, dont s'est servi Takayasu le premier.

On verra, par la notice ci-jointe du Dr Vollaro, que nous donnons en entier, que le résultat confirme absolument la nature adipeuse du gérontoxon, tout en n'excluant pas, pour certains cas exceptionnels, la présence discrète d'ailleurs de grains hyalins.

M. Vollaro a joint à sa note des figures dont l'une représente, sous la forme d'un anneau, le gérontoxon teint en rouge vif par le noir du soudan; les autres sont relatives aux éléments graisseux qui infiltrent le tissu dystrophié de la cornée, le tout avec une rigoureuse exactitude, sous des grossissements microscopiques variés.

« J'ai examiné, dit Vollaro, 20 yeux, atteints de gérontoxon, par le noir soudan, d'après la méthode quelque peu modifiée de Takayasu, en vue de rendre encore plus élective l'action du nouveau réactif et de colorer *in toto* l'arc sénile.

Pour cela, je procède de la façon suivante :

Fixation de l'œil entier ou de la cornée seule dans le formol à 1 p. 100 pendant 24 heures.

Lavage abondant à l'eau.

Séjour, durant 24 heures et même plus, de la cornée dans la solution alcoolique saturée de noir soudan n° 3.

Décoloration dans l'alcool à 70° pendant quelques heures. La décoloration est suffisante lorsque le gérontoxon prend l'aspect d'un anneau rouge alors que le reste de la cornée est presque incolore.

Si l'on veut conserver toute la cornée pour avoir une simple préparation macroscopique, on la passe directement dans le formol à 4 p. 100. Si, au contraire, on veut faire des préparations histologiques, on détache un segment de la cornée, ainsi colorée pour pratiquer des coupes microscopiques, soit avec le microtome dit à congélation, soit avec le microtome ordinaire, auquel cas on enferme la pièce dans de la moelle de sureau et on la réfrigère ensuite par un jet de chlorure d'éthyle.

On plonge les coupes ainsi obtenues dans de l'eau distillée et on essaie divers réactifs colorants : acide picrique, hématoxyline, carmin aluné, pour différencier d'autres éléments que la graisse qui pourraient y coexister.

On monte les coupes en glycérine et on les lute comme d'habitude.

La figure 1 (voy. planche IX) représente une coupe radiale de la cornée vue à un faible grossissement. La partie correspondant au gérontoxon est teintée très fortement en rouge et se dessine très nettement sur le fond du tissu sain. Sa direction est oblique d'avant en arrière et du centre vers la périphérie ; ses limites ne sont pas très nettes, puisque le gérontoxon se continue graduellement dans le tissu sain, plutôt vers le centre de la cornée que vers la sclérotique.

A un fort grossissement, les mêmes préparations, et surtout celles (fig. 2) où l'on a fait la coloration des éléments cellulaires et en portant l'attention sur les parties où l'altération est moins prononcée, à la limite du gérontoxon et de la partie saine par exemple, laissent apercevoir que la dégénérescence graisseuse révélée par la coloration rouge est limitée d'une façon nette aux éléments cellulaires et que les gouttes de graisse sont contenues uniquement dans les lacunes cornéennes où elles prennent une disposition en forme de petits chapelets qui s'adaptent toujours à la forme des lacunes dans lesquelles elles sont contenues. Le plus souvent, tous les corpuscules fixes sont transformés en chapelets graisseux ; d'autres fois, au contraire, les gouttes graisseuses se disposent aux deux pôles de la cellule, le noyau étant bien conservé et coloré en bleu par l'hématoxyline. Dans cette partie de la cornée, où l'altération est évidemment au début, le stroma conjonctif est absolument intact et la dégénérescence graisseuse est limitée, je le répète, uniquement aux cellules. Si on examine à un plus fort grossissement les parties de la cornée où l'altération est beaucoup plus prononcée et, par conséquent, plus ancienne, on trouve que le tissu conjonctif aussi est atteint de dégénérescence et que les lamelles cornéennes offrent (fig. 3) une coloration rouge diffuse et un aspect trouble, finement granuleux, et sont, en outre, parsemées de gouttelettes graisseuses allongées d'ordinaire dans le sens des lamelles. La disposition de ces dernières est très irrégulière et, pour le dire en un mot, l'architecture de la cornée est, dans cet endroit, profondément troublée.

Les éléments propres de la cornée sont ici peu nombreux, et quand on en rencontre, ils sont presque toujours envahis par la graisse.

J'ai fait, d'autre part, des recherches avec les liquides osmiés, soit sur des cornées avec gérontoxon, soit sur des organes atteints de dégénérescence graisseuse, dans le but de confirmer le pouvoir électif du noir soudan n° 3 pour la graisse. Sans entrer dans des détails que j'exposerai d'une façon complète dans un prochain travail, je puis, dès à présent, affirmer que le noir soudan se comporte à l'égard de la graisse tout comme l'acide osmique, avec cette différence que son pouvoir de pénétration dans la profondeur des tissus est plus prononcé. C'est pour cela que la coloration noire du gérontoxon, même par l'action prolongée de l'acide osmique (1 ou 2 p. 100) ou des liquides osmiés (Flemming, Müller), est beaucoup plus difficile à obtenir que celle rouge avec le noir soudan.

Parmi les 20 yeux que j'ai examinés, deux seules fois il m'est arrivé de rencontrer, au niveau du limbe, sous la membrane de Bowman, de rares corpuscules surajoutés d'aspect hyalin, présentant les mêmes réactions indiquées par Fuchs pour les concrétions hyalines et aucune de celles caractéristiques des concrétions calcaires. Mais, dans les cas en question, il s'agissait de gérontoxon très saturé et de date ancienne, où la dégénérescence graisseuse était si accentuée que le dépôt de grains hyalins peut être considéré, à juste titre, comme un élément très accessoire de la dystrophie du limbe cornéen.

Peut-être des recherches ultérieures nous conduiront-elles à reconnaître deux variétés de gérontoxon, l'une bien plus commune où l'on ne rencontre que la dégénérescence graisseuse pure de la cornée, l'autre où, à côté de la dystrophie graisseuse, on rencontre des dépôts de grains hyalins.

Dans des recherches ultérieures, je me propose de traiter par le noir soudan la pinguecula et le ptérygion, où il s'agirait encore, d'après Fuchs, de dégénérescence hyaline à côté d'éléments élastiques néoformés signalés par lui et par d'autres histopathologistes.

VII

KÉRATITES SUPPURATIVES D'ORIGINE INFECTIEUSE

Les kératites de cet ordre revêtent trois formes distinctes, à savoir : celles d'ulcère serpigineux accompagné d'hypopyon typique, d'ulcération à hypopyon atypique et d'ulcère rongeant marginal, rarement accompagné d'hypopyon. Nous commencerons par trois observations récemment recueillies à la clinique de l'Hôtel-Dieu et qui représentent, chacune, l'un de ces trois types.

Obs. I. — Homme de 45 ans, machiniste, de bonne constitution en apparence. En fait d'antécédents, il y a à signaler la variole à l'âge de 7 ans, un chancre mou à 18 ans, la blennorrhagie à 22 ans, suivie d'arthrite du genou droit, et une affection du testicule droit, probablement tuberculeuse à 32 ans, ayant nécessité la castration. Ajoutons qu'il eut à 39 ans un écoulement purulent par l'oreille gauche, des hémoptysies répétées à l'âge de 40 ans. Il s'agit, d'ailleurs, d'un éthylique invétéré, buveur de vin, d'absinthe et de divers apéritifs.

Il y a 15 ans, il eut du larmoiement avec rougeur de la conjonctive aux deux yeux pendant une dizaine de jours, mais avec répétition des mêmes symptômes à différentes reprises, jusqu'au moment où, il y a 18 mois, il subit le cathétérisme des voies lacrymales dans la clinique du Dr Landolt.

Depuis 15 jours douleurs brusques à l'œil gauche, avec rougeur de la conjonctive, et lorsque le malade se présente à l'Hôtel-Dieu, le 10 janvier 1901, on constate un ulcère hypopyonique qu'on soumet au traitement par le violet de méthyle, la pommade à l'iodoforme et les compresses chaudes enveloppées.

Le 17 janvier, à l'admission du malade dans les salles, on examine les urines qui ne contiennent ni sucre, ni albumine, et l'on note, outre des douleurs de tête et de l'insomnie, une hémianalgésie droite, comprenant la tête, le tronc, le bras et la jambe avec conservation de la sensibilité au toucher et à la chaleur. Réflexes rotuliens nuls du côté droit, diminués à gauche. Œil droit sain, à part un peu de rougeur de la conjonctive et un léger larmoiement.

Œil gauche. — Conjonctive fortement injectée, photophobie, injection périkératique. Au bas de la cornée, ulcération puriforme à bords surélevés opaques, occupant le quart inférieur ; le reste de cette membrane est opalescent, ne permettant que la simple perception lumineuse.

Au point correspondant à l'ulcère, existe un hypopyon nettement circonscrit qui remplit le quart inférieur de la cornée, sous la forme d'une demi-lune à concavité supérieure. Le traitement médical est continué par le violet, la pommade iodoformée, les compresses chaudes, et l'on ajoute des instillations d'atropine en collyre à 1 p. 100 matin et soir. A partir de ce moment, l'ulcère commence à se déterger, l'hypopyon se résorbe, les douleurs et l'hyperémie conjonctivale s'atténuent progressivement. Le malade, un mois après, se trouve en pleine voie de guérison. L'ulcère cicatrisé est partout recouvert d'épithélium avec transparence parfaite sur tout le reste de la cornée. Seule, la pupille conserve encore des synéchies, et dès lors, la question se pose si l'on aura ou non à recourir plus tard à une iridectomie optique. En somme, grâce au traitement suivi, la guérison s'est effectuée ici sans aucune intervention opératoire, fait thérapeutique sur lequel nous reviendrons plus loin.

Nous laisserons, pour le moment, ouverte la question si l'hypopyon typique de notre malade est primitif ou bien consécutif à l'épiphora par dacryocystite dont il a été atteint à plusieurs reprises.

Obs. II. — Femme de 69 ans, entrée le 2 janvier à l'Hôtel-Dieu. Bonne santé antérieure, artério-scléreuse, myope de 3 dioptries. Son affection oculaire remonte à un mois, époque à laquelle elle s'est donné un coup de ciseaux, et ce n'est que 5 jours plus tard que l'œil s'est enflammé. Le traitement à domicile a consisté en lavages à l'eau boriquée et en instillations de collyre à l'atropine. Mais, le mal allant en progressant, elle s'est décidée à venir à l'hôpital, où l'on constate qu'à l'exception d'un simple croissant inférieur où la cornée paraît encore saine, tout le reste est ulcéré et exfolié au point que seule la membrane de Descemet semble avoir été respectée ; en même temps, il existe dans la chambre antérieure un hypopyon, surtout prononcé en bas, mais d'où partent des prolongements purulents dendritiques qui s'élèvent jusqu'au haut de la chambre antérieure, laquelle apparaît d'ailleurs aplatie. T—. La malade souffre relativement peu, mais elle est gênée par la lumière. Le cercle vasculaire périkératique est très prononcé. On institue de suite le traitement par le violet de méthyle, la pommade iodoformée, les compresses chaudes et l'atropine en instillations et de plus on pratique une large ouverture périphérique supérieure de la cornée au moyen du couteau de Græfe, qui laisse écouler la totalité de l'épanchement purulent hypopyonique, à l'exception d'un caillot puro-fibrineux qu'on a dû extraire à la pince. En vue de prévenir la destruction de ce qui restait de cornée saine et pour évacuer le pus qui pouvait être collecté dans l'espace rétro-iridien, on procéda du même coup à une iridectomie supérieure.

Le résultat a été aussi favorable que pouvait le permettre le cas, en ce sens que le vaste ulcère s'est réparé par du tissu cicatriciel non transparent, il est vrai, mais qui permit à l'œil de conserver son volume, sa forme et jusqu'à la perception lumineuse et d'éviter en tout cas l'énucléation, ressource qui mérite de plus en plus d'être abandonnée en chirurgie oculaire. Dans ce cas, il s'agissait d'ulcus serpens à forme atypique, caractérisé par la vaste exfoliation irrégulière de la cornée et un épanchement diffus du pus dans la chambre antérieure, à quoi s'ajoutent des caractères bactériologiques différents dont il sera question plus tard.

Depuis ce moment, l'état de l'œil allait en s'améliorant, lorsque cinq semaines après l'intervention opératoire, la tension du globe vint à s'élever. On vit alors la cicatrice opératoire devenir ectatique, des douleurs et de l'injection réapparaître, autant de preuves d'une poussée de glaucome consécutif, due à la réocclusion de la pupille artificielle et à l'obstruction de l'angle iridien. Les instillations d'ésérine huileuse répétées 3 fois par jour et l'application réitérée de cataplasmes chauds n'amenant aucun amendement, on procéda à l'oulétomie faite avec le couteau de Græfe, et à partir de ce moment tout est rentré dans l'ordre. Cela est d'autant plus heureux que, la cornée ayant conservé en somme sa transparence dans le quart inférieur de son étendue, la perception lumineuse et la projection de cet œil subsistant toujours, il y a lieu d'espérer qu'ultérieurement on pourra conserver un certain degré de vision utile, grâce à une nouvelle iridectomie optique inférieure. Quoi qu'il en soit, cette observation confirme la supériorité d'une thérapeutique conservatrice sur l'énucléation hâtive jugée naguère encore indispensable.

Obs. III. — Ici, il s'agissait de ce qu'on est convenu d'appeler l'*ulcus rodens* marginal, caractérisé chez notre malade, homme de 57 ans, par une ulcération purulente en sillon, large de 3 millimètres, ayant envahi d'emblée les trois quarts de la circonférence de la cornée de l'œil droit, sans retentissement actuel de la chambre antérieure et de l'iris.

L'individu, boucher de sa profession, s'est présenté à nous le 11 février 1901. Le début de son affection remontait à 15 jours, sans être précédée de traumatisme d'aucune sorte, mais en s'accompagnant de conjonctivite sécrétante de l'œil atteint, ainsi que du congénère à un degré moindre. L'examen des urines prouve que ce liquide contient d'abondants flocons d'albumine, et le malade nous dit qu'il a les jambes enflées le soir. Sans être alcoolique, il consomme par jour un litre de vin, 2 petits verres dans son café et du casuel au besoin. Nous ne trouvons chez lui rien d'organique à signaler.

L'examen bactériologique fait le jour même et le surlendemain par M. Druault, chef de laboratoire, ne révéla dans le pus de l'ulcère, puisé principalement aux deux extrémités supérieure et inférieure du sillon, que du *staphylococcus albus* qui, ensemencé sur de la gélose, s'est montré fertile, sous la forme de traînées blanches caractéristiques.

L'œil soumis à un traitement local identique à celui des deux premiers cas, on vit l'ulcère s'arrêter dans sa marche envahissante dès le 3e jour, avec dilatation atropinique complète de la pupille et diminution de l'injection épisclérale. A partir de ce moment, l'ulcère s'est détergé et a commencé à se cicatriser, au point qu'au bout de huit jours la guérison touchait à sa fin. A la dernière visite, le rétablissement de cet œil nous a paru assez avancé pour affirmer que, dans une dizaine de jours, le tout serait rentré dans l'ordre avec conservation parfaite de la vision. Sans doute, les choses ne se passent pas toujours ainsi, et il existe des cas d'ulcères marginaux térébrants qui s'accompagnent d'inflammation et de douleurs vives et se compliquent rapidement d'hypopyon. C'est ce qu'on rencontre surtout chez des individus âgés plus ou moins dyscrasiés et surtout affectés de dacryocystite chronique antérieure.

Dès l'antiquité, les chirurgiens n'avaient pas ignoré la gravité de l'accumulation de pus dans la chambre antérieure, désignée par eux du nom d'abcès ou d'*aposthème* de l'œil, et qu'ils conseillaient de vider par la ponction.

De nos jours, en partant du fait que l'empyème cavitaire dérive de l'ulcération serpigineuse de la cornée (*ulcus serpens*), on dénomme l'affection par le terme de *kératite à hypopyon*.

Grâce aux conquêtes bactériologiques et anatomo-pathologiques modernes, nous savons qu'il s'agit le plus souvent d'ulcère infectieux, dérivant de la pullulation de microorganismes pathogènes dans le stroma de la cornée, où ils déterminent de la suppuration et la nécrose des tissus. Pour qu'il en soit ainsi, il faut, soit une exfoliation préalable de l'épithélium, soit une piqûre pénétrant jusque dans le parenchyme ; chose qu'on reproduit couramment en pathologie expérimentale.

Tout d'abord, on s'est adressé aux microbes dits pyogènes, tels que les staphylocoques et les streptocoques. Mais l'étude clinique et bactériologique poursuivie chez l'homme n'a pas tardé à prouver que d'autres microorganismes interviennent d'une façon plus fréquente et plus active dans la pathogénie de l'ulcère à hypopyon. A cet égard, le travail le plus important est celui d'Uhthoff et Axenfeld (1).

Sur un ensemble de 50 cas de kératite purulente, dont 35 offraient le type de l'ulcus serpens, 10 de kératite à hypopyon mais sans ulcère cornéen typique, 2 de kératomalacie, 2 de panophtalmie au début par ulcération cornéenne, et 1 de kératomycosis aspergillaire, ces auteurs ont trouvé 26 fois le diplocoque Frænkel-Weichselbaum pur; 7 fois celui-ci associé à d'autres microbes; 13 fois des microorganismes divers sans mélange de diplocoques et 4 fois l'absence de tout microorganisme. Il est à noter que, sur les 35 cas d'ulcus serpens qui nous intéressent particulièrement ici, Uhthoff et Axenfeld n'ont pas manqué de rencontrer 29 fois le diplocoque Frænkel-Weichselbaum, ce qui porte à admettre que cette variété d'ulcère hypopyonique reconnaît presque invariablement pour origine ce dernier microbe.

Déjà Basso (2), sur 60 cas de kératite à hypopyon, avait été conduit à signaler, comme étant la plus fréquente, la présence du diplocoque de Frænkel.

Nous avons vu, dans la première statistique d'Uhthoff et d'Axenfeld, un cas de kérato-mycosis aspergillaire donnant lieu à de l'hypopyon; il faut ajouter un autre d'Uhthoff (3) publié en 1883, un de Fuchs (4) en 1894, un de Leber (5), le premier de son espèce en 1879, puis ceux récents de Schirmer (6), de Wicherkiewicz (7). Fuchs n'a pas manqué de signaler les caractères propres de l'ulcère aspergillaire qui sont : l'aspect mat et comme desséché de la surface de l'ulcère recouvert d'un dépôt grumeleux formé par la masse champignonneuse, dont l'ablation par grattage n'a pas empêché la cornée de s'exfolier, en laissant subsister une perte de substance opaque.

Guaita (8), sur 25 cas de kératite suppurée, signale 23 fois le diplocoque de Frænkel seul, ou associé au staphylocoque.

(1) Uhthoff et Axenfeld, v. *Græfe's Arch. f. Ophl.*, 1896, XLII, I. S 1.
(2) Basso, *XIe Congrès méd. int. de Rome*, 1894.
(3) Uhthoff, *Arch. f. Ophl.*, 1883, XXIX, 3.
(4) Fuchs, *Wien. klin. Woch.*, 1894, n° 45.
(5) Leber, *Arch. f. Ophl.*, 1879, p. 285, XXV, 2.
(6) Schirmer, *Græfe's Arch.*, 1896, XLII, 1.
(7) Wicherkiewicz, *Arch. f. Augenheilk.*, 1900, p. 361, XL.
(8) Guaita, *XIe Congrès méd. int. de Rome*, 1894.

Cuénod (1), sur 15 cas d'ulcère de la cornée d'origines diverses, a trouvé 3 fois la présence du pneumocoque.

Uhthoff et Axenfeld (2) recueillirent 68 nouveaux cas, dont 34 d'ulcère serpigineux typique, 13 de kératite à hypopyon atypique, un second de kératomycose aspergillaire qui, avec un tout récent de Collomb (3), porte le nombre connu jusqu'ici à 8, et d'autres qui complètent le cadre, causés par des microbes liquéfiants, tels que staphylocoques et streptocoques. Sur les 34 cas d'ulcère serpigineux typique, ils ont rencontré 25 fois le pneumocoque pur, 8 fois celui-ci associé avec d'autres microorganismes (staphylocoques ou xérobacilles et une fois un diplobacille). Ils ajoutent aussi que 12 fois il existait une complication d'affection suppurative des voies lacrymales, une fois de trachome et une fois de conjonctivite chronique.

Notre élève P. Petit (4), dans sa thèse de doctorat, décrit 13 observations de kératite serpigineuse typique à pneumocoques, 5 cas de kératite à hypopyon atypique également à pneumocoques, tout en n'offrant pas l'évolution de l'ulcère serpigineux. C'est là une forme plus rare, comme il ressort des travaux d'Uhthoff-Axenfeld et qui évolue surtout en surface. Dans le cours de ses recherches, P. Petit a observé 3 cas liés à un diplobacille liquéfiant ressemblant à celui de Morax, mais s'en différenciant par des caractères de culture très dissemblables (5).

Dans un mémoire qui vient de paraître de Nedden (6), cet auteur décrit un nouveau bacille offrant sur les cultures un mélange de mono et de diplobacilles qui diffère de celui de Morax et de celui liquéfiant de Petit. En voici la description : de 0,9 μ de long sur 0,6 μ d'épaisseur, il est aérobie et dépourvu de mouvements, de capsule et de spores. Il ne liquéfie pas la gélatine, il est privé de toute action fermentescible sur le sucre, coagule le lait, ne produit pas d'indol et se cultive mal dans du bouillon, alors qu'il prolifère vite sur agar et sur gélatine.

Au début, la culture vue par transparence apparaît quelque

(1) Cuénod, *Soc. franç. d'opht.*, 1895.
(2) Uhthoff et Axenfeld, *Græfe's Arch. f. Opht.*, 1897, XLIV, p. 172.
(3) Collomb, *Bulletin Acad. de méd.*, 1901.
(4) P. Petit, Thèse de Paris, 1900.
(5) Petit et Morax, *Ann. d'ocul.*, 1899, p. 166.
(6) Nedden, *Arch. f. Opht.*, 1902, LIV, 1, p. 1-47.

peu bleuâtre, pour devenir par la suite jaunâtre et intransparente.

Pour Nedden, le bacille en question serait l'agent provocateur d'ulcères cornéens marginaux tantôt solitaires, et d'autres fois multiples, mais toujours périphériques, ainsi qu'on le voit sur 33 schémas de cornées qu'il reproduit. Il admet que la lésion cornéenne est primitive et non la conséquence d'une conjonctivite infectieuse préalable. Un autre caractère, c'est qu'au début on peut assister à la production de phlycténules limbaires qui aboutissent à l'ulcération.

Le bactérium coli, signalé pour la première fois par Axenfeld, puis par Crœmer, Bietti, Grœnow, Tailor dans certaines ophtalmies des nouveau-nés, par Randolph dans une panophtalmie, et Gasparini dans un autre cas de suppuration métastatique destructive du globe chez un individu atteint de typhus abdominal, et plusieurs fois par Mercanti, Uhthoff, Marct et Grœnow dans le pus de certaines dacryocystites, n'avait pas été incriminé jusqu'ici comme agent de kératite hypopyonique. La démonstration du contraire vient d'être donnée par Nedden (*Klin. Monatsbl. f. Augenh.*, 1902, XL, I, p. 31).

Il s'agissait d'une fillette de 12 ans qui, voulant défaire le cordon de ses souliers avec une fourchette, se frappa la cornée de l'œil droit, lequel jusque-là avait été parfaitement sain, ainsi que les paupières et le sac lacrymal. Il en est résulté une ulcération puriforme, jaunâtre, ovalaire, de 4 millimètres de long sur 2 de largeur, avec une toute petite ouverture au bas, d'où il sortait par pression une gouttelette de pus. La cornée ne conservait sa transparence que dans sa moitié interne, d'où l'on apercevait le trouble diffus de l'humeur aqueuse avec un hypopyon de 1 1/2 millimètre de hauteur. La pupille se laissait dilater par l'atropine, T normal, projection bonne, acuité visuelle $\frac{5}{200}$. L'examen du pus démontra la présence exclusive de bâtonnets extracellulaires, arrondis à leurs deux extrémités, dont le diamètre variait de 1 à 3,5 μ et l'épaisseur de 0,6 à 0,8 μ, facilement colorables par les solutions habituelles d'aniline et non par le Gram et tous dépourvus de capsule.

Le traitement par l'atropine et les applications humides chaudes fit résorber l'hypopyon en trois jours et, au bout de trois semaines, il ne subsistait qu'une petite cicatrice blanche opaque n'abaissant V qu'à $\frac{20}{30}$.

L'auteur, par des recherches bactériologiques, a pu s'assurer que le microbe se cultivait sur gélatine, bouillon, sérum humain et de Löffler, pomme de terre, et qu'il dégageait une grande quantité de gaz lorsqu'on le portait sur de l'agar sucré. Il était colorable par l'indol et ne coagulait pas le lait, bien qu'il s'y multipliât en abondance.

L'injection de 1 centimètre cube de bouillon de culture dans le péritoine d'un cochon d'Inde n'a produit aucun effet; alors que l'injection de quelques gouttes du même bouillon dans la cornée d'un lapin détermina, au bout de 24 heures, l'apparition d'un hypopyon commençant qui a fini par remplir la moitié de la chambre antérieure.

Mentionnons, en terminant, que Landsgaard (1), après avoir cité 2 cas appartenant à Stower (XIIe Congrès intern. de Moscou), en signale 1 qui lui est propre. Il s'agissait d'un sabotier de 35 ans, chez lequel la kératite à hypopyon paraît avoir succédé à un ulcère cornéen, dont la surface était recouverte de cellules de levure de bière qu'il a pu cultiver avec succès sur agar et bouillon peptonisé, mais dont l'inoculation sur des cornées d'animaux n'a pas donné de résultats bien positifs.

L'anatomie pathologique des kératites suppuratives, de celles typiques en particulier revêtant la forme d'ulcère serpigineux, ne saurait être bien comprise qu'à l'aide des recherches expérimentales modernes, parmi lesquelles il faut citer en premier lieu celles de Leber (2) et Silvestri (3).

Déjà, l'observation clinique corroborée par les effets heureux de l'antisepsie avait prouvé surabondamment que toute plaie cornéenne, qu'elle soit nette ou mâchée, petite ou grande, se cicatrisait nettement, à la condition d'être et de rester aseptique; alors que la moindre érosion infectée tendait à suppurer.

Lorsqu'on inocule dans la cornée une culture pure de microorganismes, staphylocoques, streptocoques, pneumocoques, bacilles tuberculeux, aspergillus fumigatus, leptotrix buccalis, etc., il s'ensuit une suppuration qui, suivant la nature de l'agent infectieux, provoque plus ou moins la fonte purulente du tissu cornéen avec ulcération. De là, la possibilité d'établir désormais des classifications des ulcères cornéens qui résultent plus ou moins de telle ou telle variété de microbes.

Lorsqu'on inocule dans la cornée une culture pure, deux phénomènes apparaissent : multiplication des microbes et diffusion

(1) Landsgaard, *Klin. Mon.*, 1900, p. 13.
(2) Leber, *Die Entstehung der Endzundung*, Leipzig, 1891.
(3) Silvestri, *Arch. f. Opht.*, 1891, XXXVII, 2, p. 220.

de ceux-ci dans la cornée, plus un retentissement à distance sur le système vasculaire de l'œil, d'où dérive la diapédèse. Cette action éloignée tient à la diffusibilité très grande des toxines, desquelles Leber est parvenu à isoler des produits cristallisables appelés par lui *phlogosines*, vu leur action enflammante sur les tissus dans lesquels on les injecte. Ceci rappelle ce qui se passe lorsqu'on introduit dans les tissus certaines substances chimiques à base de cuivre, de mercure, d'argent ou encore de l'essence de térébenthine et diverses ptomaïnes. De même, si l'on injecte dans la chambre antérieure des cultures stérilisées par la chaleur, on y provoque assez souvent de la suppuration.

D'après Leber, les cellules cornéennes fixes, au lieu de proliférer, subissent une altération régressive et ne se colorent plus par les réactifs comme à l'état normal. Le stroma, infiltré de fibrinogène et de globules de pus dégénérés, constitue une masse amorphe granuleuse. Par suite de la liquéfaction de la substance intercellulaire, l'épithélium et la membrane de Bowman disparaissent. Celle de Descemet s'altère ordinairement la dernière, à l'exception de son endothélium qui se désagrège et tombe dans le magma fibrino-purulent constituant l'hypopyon. La cornée, surtout infiltrée autour du foyer d'infection, présente autour de celui-ci un bourrelet marginal, rappelant les limites d'une pustule.

De tout cela, découlent deux faits importants, à savoir, que pour qu'il y ait hypopyon, la rupture de la membrane de Descemet n'est pas nécessaire et que le passage des toxines par osmose suffit. Aussi, dès les premières heures, l'humeur aqueuse change de constitution, se charge de plasmine et se trouble. L'origine de ces produits pathologiques intracavitaires, pus et fibrinoïde, dérive donc non du foyer suppuratif cornéen, ainsi qu'on l'avait soutenu autrefois, mais de l'iris, des procès ciliaires et des espaces de Fontana. Ce serait donc un anachronisme que d'admettre avec Verdese (1) et quelques autres auteurs modernes, que l'hypopyon ne saurait se produire sans perforation préalable, très précoce, de la membrane de Descemet. Quant à l'élimination des parties nécrosées de la cornée, elle coïncide avec la destruction des microbes par phagocytose, et la répara-

(1) Verdese, *Arch. d'opht.*, 1889, IX, p. 147.

tion de l'ulcère cornéen débute par la mitose de l'épithélium voisin resté sain.

Conformément à ces résultats expérimentaux, l'anatomie pathologique a permis à Uhthoff et Axenfeld d'affirmer que la rupture de la membrane de Descemet est presque toujours tardive, ce qui fait que l'hypopyon ne contient des microorganismes qu'autant que le foyer purulent de la cornée s'est fait jour dans la chambre antérieure. De là, cette déduction importante que la kératite à hypopyon est d'origine externe, soit qu'il s'agisse de microbes pathogènes venus des culs-de-sac conjonctivaux ou encore de la bouche par l'intermédiaire des doigts, du mouchoir, etc., soit d'agents vulnérants contaminés. Pour ces auteurs, toutes les fois que les couches profondes du stroma sont conservées, la membrane de Descemet reste intacte, alors qu'en règle son endothélium est soulevé et fait défaut surtout au niveau de l'ulcère serpigineux. Disons pourtant que Fuchs, dans la septième édition allemande de son traité 1898, p. 187, continue à admettre la perforation précoce de la membrane de Descemet bien avant la destruction en profondeur du parenchyme cornéen; opinion analogue à celle de Verdese et d'Elchnig.

Petit (1) a observé dans le service du Prof. Axenfeld, à Rostock, au mois de mai 1899, un cas de kératite suppurée, provoquée par l'exposition de l'œil à l'air due à l'ablation des deux tiers externes des paupières atteintes de cancer et où l'autoplastie à pédicule avait échoué.

Ici, la membrane de Descemet n'offrait aucune perforation et, sur des coupes histologiques, P. Petit a pu constater que la perte de substance intéressait seul le tiers antérieur du parenchyme et que, plus profondément, les cellules cornéennes subsistaient encore ainsi que la membrane de Descemet, à l'exception de l'endothélium qui, en de nombreux points, était exfolié et formait par places des amas.

Passant en revue le fait de Verdese et les 9 observations de Fuchs-Elchnig, Petit conclut que 8 fois sur 10 il s'est agi d'yeux atteints antérieurement de glaucome chronique, autrement dit pathologiques, ce qui explique, peut-être, la perforation hâtive de la membrane de Descemet.

(1) PETIT, *Ann. d'ocul.*, 1900, p. 264.

C'est ce qui ressort aussi des faits d'Elchnig (1) et Hertel (2). Ce dernier, sur 6 observations qui lui sont propres de perforation hâtive, en a 4 relatives à des yeux glaucomateux et partant, dit-il, dystrophiques.

D'accord avec la clinique, l'expérimentation a démontré la résistance qu'oppose la membrane de Descemet. C'est ce qui résulte d'un travail d'Andrejero (3), où l'on voit que, sur une série de soixante-dix expériences consistant en inoculations de la cornée par du streptocoque chez le lapin, on n'a jamais trouvé la membrane de Descemet perforée.

Dans l'étiologie de cette affection, en dehors de la variété des microbes, on doit encore tenir compte de leur mélange qui contribue, pour les uns, à en atténuer la virulence, et pour d'autres à l'exalter. C'est ce qui a été prouvé par Verdese et Kraske, qui sont parvenus à exalter la suppuration en mélangeant le staphylocoque albus avec l'aureus ou ceux-ci avec le streptocoque. Toutes choses égales, un mauvais état constitutionnel, qu'il soit le résultat de l'âge avancé ou de divers états dyscrasiques tels que diabète, albuminurie, alcoolisme, sans négliger certaines affections épidémiques, le choléra, la méningite cérébro-spinale et particulièrement la variole, contribue à rendre le processus suppuratif plus grave. Tel est aussi le cas d'une paralysie préexistante de la Ve paire qui diminue très certainement la résistance de la cornée à l'action des microbes et de leurs toxines.

Certaines professions, exemple celles de vidangeur et d'égoutier, où l'œil est exposé en permanence à des poussières ou à des vapeurs et des gaz irritants, y prédisposent. Chez les moissonneurs, l'ulcère hypopyonique est non seulement fréquent, mais il se rencontre parfois d'une façon endémique, ce qui lui a valu depuis longtemps le nom d'*ophtalmie des moissonneurs*. Disons, à ce propos, qu'Uhthoff et Axenfeld (4) excluent le pneumocoque comme agent provocateur de l'ulcère serpigineux des moissonneurs, en se fondant sur ce que ce microbe ne saurait conserver sa virulence sur les barbes d'épi à l'état sec.

(1) Elchnig, *Græfe's Arch. f. Ophl.*, XLV, 2, 1901.
(2) Hertel, *Græfe's Arch. f. Ophl.*, LIII, 2, p. 341, 1901.
(3) Andrejero, Thèse de Saint-Pétersbourg, 1897.
(4) Uhthoff et Axenfeld, *Allgemeine Pathol. u. path. Anat. des Menschen u. d. Thiere*, p. 131.

Ce qu'il ne faut jamais oublier, c'est que des inflammations antérieures chroniques de la conjonctive des paupières et, avant tout, des voies d'excrétion des larmes, constituent des conditions locales qui préparent l'évolution de l'ulcère serpigineux de la cornée et qui se réalisent tout particulièrement chez les vieillards atteints d'ectropion par atonie de l'orbiculaire et chez les individus qui larmoient par sténose des canalicules lacrymaux ou catarrhe du sac. La lagophtalmie paralytique et l'exophtalmie agissent dans le même sens, mais à la condition qu'il s'y ajoute le desséchement de la cornée par l'air. Dans le glaucome chronique absolu, l'anesthésie de la cornée et l'exfoliation de son épithélium parfois soulevé en bulle constituent également des conditions qui favorisent le développement de la kératite à hypopyon.

La symptomatologie de cette affection comporte l'étude des signes physiques et de ceux dits fonctionnels. La marche des uns et des autres varie, comme nous l'avons dit, d'après le degré de virulence des germes et l'état du sujet qui en est le terrain.

Lorsque l'ulcère serpigineux évolue spontanément, les tout premiers stades se confondent avec ceux d'un catarrhe conjonctival ou du sac lacrymal, qui souvent en sont le point de départ. Ce qui attire l'attention du malade, c'est une rougeur vive du globe, une sécrétion abondante et un degré variable de photophobie. A l'examen direct, on se rend compte qu'il existe une injection épisclérale généralement prononcée en bas, accompagnée d'un bourrelet chémotique péricornéen et parfois d'un œdème palpébral. En explorant par l'éclairage oblique la cornée, on aperçoit un trouble nuageux interstitiel de cette membrane sur un point où habituellement l'épithélium se trouve exfolié. Peu après, le foyer cornéen d'aspect lactescent, à bord convexe tourné vers le centre, ressemble quelque peu à la lunule de l'ongle, d'où le nom d'onyx qui lui a été donné. Les jours suivants, l'onyx gagne du terrain de plus en plus, en même temps que les parties infiltrées de pus les premières se nécrosent, s'exfolient, et l'ulcère se trouve ainsi constitué. C'est cette marche progressive de proche en proche qui lui a valu les qualificatifs de *serpigineux* et de *rodens*. Tant que l'ulcération avance, il existe un bourrelet marginal, indice certain que le mal est en progrès. Par contre, l'affaissement des bords et la détersion du fond annoncent la rétrocession du processus destructif et le travail de réparation qui se prépare.

Corrélativement avec tout ce qui vient d'être dit, on aperçoit dès le début dans la chambre antérieure, généralement en bas, un épanchement purulent qui n'est autre que l'hypopyon, se différenciant de l'onyx par son bord de flottaison habituellement rectiligne ou même légèrement concave au lieu d'être convexe.

Comme l'hypopyon débute par l'extrême périphérie de la chambre antérieure où il est plus ou moins caché par l'onyx, on pourrait méconnaître, au début, son existence, sans un examen attentif à l'éclairage oblique, qui seul nous donne une idée exacte du siège réel, cornée ou chambre antérieure, de la collection purulente. Il arrive parfois que l'empyème cavitaire change de place suivant les inclinaisons de la tête, ce qui tient à une surabondance d'humeur aqueuse dans la chambre antérieure. C'est là toutefois une particularité exceptionnelle et, en tous cas, bien plus rare qu'on ne l'a dit, alors qu'on ignorait que la collection purulente était emprisonnée d'ordinaire dans un réticulum fibrinoïde sécrété par l'iris et les procès ciliaires où il adhère non moins qu'à la face profonde de la membrane basale de Descemet, dont le revêtement épithélial se trouve de bonne heure exfolié et enfoui dans la masse hypopyonique. Cela est tellement vrai que, lors d'une paracentèse cornéenne destinée à l'évacuation de la collection, on est souvent obligé de saisir le caillot purulent avec des pinces pour en faire l'extraction. S'il est rare que le niveau de l'hypopyon dépasse le centre de la pupille, il est des cas, comme celui de notre malade où, à côté de la masse principale, l'on aperçoit des foyers purulents en apparence indépendants les uns des autres, comme s'il s'agissait de brisures ou de foyers de suppuration multiples de l'angle irido-cornéen. C'est ce qu'on observe principalement dans les ulcères dits atypiques où la cornée finit par disparaître en entier à l'exception de la membrane de Descemet qui résiste encore. Celle-ci peut se hernier, d'où kératocèle, ou se perforer et livrer passage à l'iris sous forme de saillie noirâtre appelée staphylome, de grandeur variable, depuis la tête d'une mouche ou myocéphalon jusqu'à englober la totalité de la cornée.

Telle est la marche de l'affection tant que le travail suppuratif n'a pas dépassé les espaces anté et rétro-iridiens. Mais, si l'infection s'empare du vitré et de la choroïde, on assiste à une panophtalmie, aboutissant, suivant sa marche plus ou moins aiguë, au phlegmon oculaire, voire de l'orbite, ou au ratatinement lent de l'œil qui se réduit à l'état de moignon informe.

Les signes fonctionnels ou subjectifs ne sont pas moins importants à connaître. En dehors du larmoiement et de la photophobie du début, il s'ajoute des douleurs oculaires et péri-orbitaires plus ou moins vives, suivant l'âge et le tempérament des sujets. Fortes, avec des exacerbations chez les individus relativement jeunes et nerveux au point d'entraîner l'insomnie, elles deviennent mitigées chez les vieillards, les cachectiques et les alcooliques. Une accalmie survenue est loin d'être toujours le signe d'une amélioration réelle, mais au contraire l'indice de la perforation spontanée de la cornée suivie de l'enclavement de l'iris. Le chémosis et le gonflement des paupières avec la difficulté de les ouvrir subsistent encore longtemps, ce qui ne manque pas d'inquiéter le malade ; de là la nécessité de le prévenir qu'il en est souvent ainsi dans le décours de l'affection. Quant aux troubles visuels, ils varient nécessairement dans les différentes périodes, d'après l'étendue de l'ulcère et les complications iritiques qui l'accompagnent. Dans les cas heureux, il n'en subsiste pas moins des opacités cornéennes plus ou moins indélébiles, depuis le néphélion jusqu'à l'albugo et le leucome. De plus, il peut en résulter des changements de courbure de la cornée, donnant lieu à de l'astigmatisme plus ou moins irrégulier, difficile à corriger. Les synéchies iritiques tant antérieures que postérieures et l'occlusion de la pupille ne sont pas non plus rares, outre qu'elles comportent plus tard des interventions opératoires.

A tout prendre, le pronostic de l'ulcère à hypopyon est toujours sérieux et souvent grave, ce qui comporte, de la part de l'ophtalmologue, la connaissance exacte des moyens les plus efficaces pour en venir à bout ; chose qui exige de sa part, non seulement une étude approfondie, mais aussi une expérience assez longue lui permettant d'agir en connaissance de cause.

Les moyens de traitement ont varié suivant les époques et d'après la conception qu'on se faisait sur la nature du mal. Pour y faire un choix raisonné, il faudra prendre pour base l'ensemble des indications que voici :

1° Stériliser les colonies microbiennes pathogènes qui ont envahi de proche en proche le parenchyme de la cornée.

2° Faire disparaître la collection purulente qu'héberge la chambre antérieure, autrement dit l'hypopyon.

3° Rétablir le champ pupillaire habituellement obstrué par des produits plastiques organisés en néo-membranes.

Les moyens auxquels on a recours pour répondre aux deux premières de ces indications varient suivant l'intensité et la malignité du processus infectieux, ainsi que de l'étendue de l'épanchement hypopyonique.

S'agit-il d'un ulcère cornéen restreint avec un hypopyon naissant ou tout au moins discret ne dépassant pas le tiers de la chambre antérieure, un traitement par les topiques suffira dans bien des cas. Celui qui nous a rendu le plus de services se compose de lavages chauds répétés matin et soir avec la solution de biiodure d'hydrargyre au 1/20.000 qu'on pourrait remplacer par celles de sublimé au 1/10.000 ou de cyanure de mercure au 1/5.000, qui constituent les doses actives correspondantes des sels mercuriques. Le lavage fait avec l'injecteur, on instille dans l'œil deux ou trois gouttes d'un collyre au bleu de méthylène à 1/500, dont le pouvoir bactéricide et la diffusion dans les tissus sont aujourd'hui bien établis. En même temps, on introduit dans le cul-de-sac conjonctival une petite quantité de pommade composée de vaseline jaune 5 grammes, et d'iodoforme précipité 30 centigrammes. Un adjuvant d'une réelle efficacité réside dans l'application en permanence de topiques chauds, principalement de cataplasmes amidonnés ou à la farine de graines de lin fraîche, soigneusement recouverts d'une couche imperméable en taffetas gommé ou en toile vulcanisée pour concentrer la chaleur.

L'effet résolutif parfois merveilleux de ces applications chaudes se traduit par la résorption rapide de l'hypopyon et l'arrêt du travail ulcératif de la cornée, ce qui tient sans doute à une exaltation de la phagocytose qui détruit divers microbes, les bacilles de la tuberculose en particulier.

Ajoutons que les douleurs vives s'apaisent ici comme lorsqu'il s'agit d'une attaque de glaucome aigu, ce qui n'est pas d'un moindre service.

En supposant que, malgré l'emploi de tous ces moyens réunis, l'ulcère continue à s'étendre et l'hypopyon à augmenter jusqu'à remplir la moitié de la chambre antérieure et plus, on procédera à la cautérisation de l'ulcère, y compris son bourrelet marginal opalescent qui est l'indice de sa progression, au moyen du thermo ou du galvano-cautère chauffés au rouge sombre, et cela en vue de détruire toutes les colonies microbiennes qui infiltrent le parenchyme de la cornée. En même temps, on évacue la totalité de l'hypopyon, non par une incision rectiligne diamétrale de l'ulcère d'après Sœmisch, mais en pénétrant à l'aide d'une pique à iridectomie qu'on enfonce à la partie inférieure du limbe cornéen de façon à obtenir une ouverture large de 8 à 10 millimètres et qui, grâce à sa situation déclive, est seule réellement efficace et conforme aux principes admis en chirurgie générale pour l'ouverture de toute collection purulente.

Lorsqu'il existe un magma purulent fibrinoïde plus ou moins adhérent, il suffira de le saisir à l'aide d'une pince à caillot pour l'extraire souvent d'un seul coup.

Depuis longtemps, l'incision en boutonnière de Sœmisch, pratiquée en plein centre, nous a paru inadmissible vu qu'elle ne se prêtait pas à l'issue de la totalité de la masse hypopyonique et qu'elle nécessitait la réouverture, plusieurs fois répétée, des lèvres de l'incision avec la spatule d'argent.

Une dernière indication du traitement découle de l'occlusion à peu près constante de la pupille par des synéchies irido-capsulaires. On y pare en prescrivant dès le début du traitement des instillations journalières d'atropine et en ayant soin, lorsqu'on évacue l'hypopyon, de pratiquer le lavage de la chambre antérieure avec la solution atténuée de biiodure d'hydrargyre au 1/40.000, qui n'est pas irritante, de façon à déloger le pus emprisonné dans l'espace rétro-iridien, ainsi que nous avons pu nous en convaincre un certain nombre de fois. Cette dernière pratique aurait pour avantage d'empêcher la reproduction de l'hypopyon qui n'est pas rare et qui avait conduit Mackenzie (1) contrairement à Monteath (2) à envisager l'évacuation du pus comme inutile et même dangereuse.

L'utilité de donner issue au pus contenu dans la chambre anté-

(1) MACKENZIE, *Traité des maladies des yeux*, 1857, t. II, p. 139.
(2) MONTEATH, *Glascow med. Journ.*, 1829, t. II, p. 122.

rieure avait été reconnue d'ailleurs depuis l'antiquité, et c'est ainsi que Paul d'Égine conseille d'ouvrir l'hypopyon désigné par lui sous le nom d'abcès de l'œil. Il ne faudrait pas d'ailleurs confondre le large débridement que nous recommandons avec la paracentèse faite à l'aiguille, moyen absolument insuffisant dès le début de l'hypopyon, procédé recommandé par Wardrop (1), Desmarres (2) et Adelman (3), avec cette particularité que ce dernier ajoutait la succion.

Lorsqu'on se trouve en présence d'un hypopyon récidivant ce qui tient, croyons-nous, souvent à la rétention de pus dans la chambre postérieure, il faut procéder, après l'évacuation de l'hypopyon, à un lavage antiseptique intra-oculaire au moyen de la seringue chargée d'une solution de biiodure d'hydrargyre à quoi on ajoutera pour plus de sûreté une large iridectomie inférieure. L'utilité de cette dernière a été démontrée par de Græfe dans un cas d'iritis gommeuse syphilitique compliquée d'hypopyon (4).

Testelin (5) fit à son tour l'iridectomie suivie de guérison dans un cas d'hypopyon classique, de sorte que la chose ne serait pas aussi neuve qu'on pourrait le supposer.

Dans ces dernières années, on a usé et même abusé des injections sous-conjonctivales dans les ulcères infectieux de la cornée accompagnés ou non d'hypopyon. Leur composition a varié depuis celle au chlorure de sodium introduite dans la pratique ophtalmologique par Rothmund, jusqu'à celle à base d'iode et divers sels mercuriques, dont on gradue la dose en tant que concentration et volume. Quant aux résultats thérapeutiques, ils ont dû varier vu qu'on compte, à côté d'enthousiastes convaincus, des sceptiques. Parmi ces derniers, nous trouvons Bach (6) de Wurzbourg, lequel, procédant expérimentalement sur des lapins par des cultures pures de staphylococcus aureus, inoculées dans la cornée, conclut que les injections sous-conjonctivales de sublimé sont absolument dépourvues de toute action thérapeu-

(1) Wardrop, in Mackenzie, *loc. cit.*
(2) Desmarres, *loc. cit.*
(3) Adelman, *Illust. med. Zeitung*, 1852, t. II, f. IV.
(4) Colberg, *Arch. f. Ophl.*, t. VIII, I, p. 288.
(5) Testelin, in Mackenzie, t. III, p. 391.
(6) Bach, *Trans. of the VIII English Intern. Ophl. Congress*, 1894, p. 134.

tique et qu'au contraire elles ne font qu'augmenter le degré et la durée de la réaction oculaire.

A mon avis, les injections sous-conjonctivales constituent un moyen de traitement adjuvant pour certains cas donnés, en tant que révulsif local, mais non comme un agent germicide à distance. C'est pourquoi les résultats fournis varient suivant le degré du travail ulcéro-suppuratif et l'époque à laquelle on pratique l'injection.

Nous nous demandons s'il ne vaut pas mieux recourir à des attouchements répétés de l'ulcère avec la teinture d'iode préconisée par Rivaud-Landrau (1) le premier, qui se servait d'un collyre composé de douze gouttes de teinture d'iode pour 70 grammes d'eau distillée appliqué trois fois par jour.

Chibret (2), se fondant sur une étude à la fois clinique et expérimentale, conclut que rien n'égale la teinture d'iode pure du Codex dont il se sert pour toucher l'ulcère cornéen une ou deux fois par jour au moyen d'une petite boulette de coton. De son côté, Van den Berg (3) de Bruxelles, donne l'observation d'un ouvrier chez lequel un ulcère infectieux avec hypopyon guérit en huit jours par des attouchements quotidiens de teinture d'iode.

Tout récemment vient de paraître un mémoire expérimental de Paul Römer (4) de Würtzbourg, où l'auteur propose la sérumthérapie dans le traitement de l'ulcère serpigineux de la cornée dont l'origine, à peu près constante, est due au pneumocoque. Pour lui, ce dernier microbe se rencontre 95 fois sur 100 à l'état de pureté et très exceptionnellement combiné au xéro-bacille et au staphylocoque. Sur vingt observations qui lui sont propres, il n'a rencontré qu'une fois le xéro-bacille et une autre le staphylocoque. Partant de là, il a pensé qu'un sérum pneumococcique immunisé par la chaleur à + 50° centigrades conviendrait dans le traitement de la kératite hypopyonique, au même titre que le sérum antidiphtéritique contre la diphtérie oculaire. D'ailleurs, on sait que les médecins généraux ont recours déjà aux injections de sérum pneumococcique dans le traitement de la pneumonie.

(1) Rivaud-Landrau, *Gaz. méd. de Lyon*, 1847.
(2) Chibret, *Recueil d'opht.*, 1891, p. 513.
(3) Van den Berg, *Recueil d'opht.*, 1895, p. 232.
(4) Römer, *Arch. f. Ophtalm.*, 1902, LIV, 1, p. 99-200.

Avant d'en faire l'application chez l'homme, Römer s'est livré à un grand nombre d'expériences sur les animaux, cobaye, lapin et singe, d'où il est résulté que le pneumocoque de l'ulcère cornéen est identique à celui de la pneumonie chez l'homme, et que la meilleure manière d'obtenir le sérum immunisateur pour l'œil consiste à cultiver le pneumocoque cornéen dans le sérum sanguin de jeunes lapins.

Ce sérum a été employé par lui sur un petit nombre de malades chez lesquels il pratiquait à la fois des injections hypodermiques de un centimètre cube, des injections sous-conjonctivales de un demi-centimètre cube et même des instillations en collyre ayant pour véhicule la solution physiologique de chlorure de sodium. Il pense que, moyennant cette nouvelle médication, le nombre des ulcères hypopyoniques graves qui résistent au fer rouge et aux autres moyens locaux de traitement diminuera dans une forte proportion. De plus, cette méthode employée préventivement serait appelée à prévenir les désastres qui résultent pour l'œil de blessures de la cornée par des corps contaminés ou survenues chez des individus déjà atteints de conjonctivite chronique et de dacryocystite.

Alors même que, grâce à l'ensemble des moyens de traitement que nous avons indiqués, on est parvenu à sauvegarder l'œil du travail destructeur qui le menaçait, il n'en subsiste pas moins, ainsi que nous l'avons déjà dit, des taies cornéennes plus ou moins saturées, des altérations de courbure de la cornée d'où astigmatisme irrégulier et des synéchies irido-capsulaires pouvant aller jusqu'à l'occlusion de l'orifice pupillaire. De là, autant d'indications nouvelles auxquelles il faut satisfaire par les moyens thérapeutiques appropriés.

VIII

RUPTURES SCLÉRALES TRAUMATIQUES

Les ruptures sclérales, par leur fréquence, leur mécanisme, leur pronostic et leur traitement, constituent un sujet clinique des plus intéressants. Deux malades, un homme et une femme, qui sont entrés à l'hôpital, nous serviront de base pour nous livrer à une étude approfondie sur cette question. Au préalable, nous allons exposer ce qui a trait à nos deux malades.

G. F..., mécanicien, âgé de 18 ans, est un garçon bien constitué. Le 12 octobre 1900, il reçoit, vers l'angle externe de l'œil gauche, une pierre du volume d'un petit œuf de poule lancée par une fronde. Du coup, le blessé tombe à terre, ce qui ne l'empêche pas de se relever, preuve que le coup a porté exclusivement sur les paupières et le globe. Il n'y a pas eu ni plaie de la paupière, ni écoulement sanguin d'aucune sorte, de façon qu'on peut dire que le coup a intéressé le globe seul. Dès le lendemain, les paupières furent prises de gonflement ecchymotique bleuâtre, faisant que le malade ne pouvait plus ouvrir son œil. Comme trouble général, on n'a à signaler que quelques vomissements qui succédèrent au traumatisme et cessèrent le lendemain.

Le malade fut reçu à l'hôpital et soumis à un traitement par des compresses aseptiques évaporantes, des instillations d'un collyre au bleu de méthylène, et l'application de pommade iodoformée dans le cul-de-sac conjonctival. Malgré cela, l'œil, qui offrait une vaste ecchymose sous-conjonctivale surtout accentuée au côté inféro-interne du globe et un hyphéma abondant empêchant de voir le fond d'œil, devint douloureux spontanément et à la pression, ce qui fit qu'on a eu recours à l'application de quatre sangsues à la tempe correspondante.

Ayant réexaminé le sujet le 3 décembre, dans les salles, on constate ce qui suit :

Le gonflement et l'ecchymose des paupières ont complètement disparu, ainsi que l'ecchymose sous-conjonctivale; conjonctive bulbaire finement et uniformément injectée, tout en permettant de distinguer la totalité de la sclérotique sous-jacente; tension oculaire considérablement réduite; paupière supérieure gauche légèrement tombante de façon à restreindre la fente palpébrale; photophobie et en partie subsistance des douleurs que toute pression digitale même légère sur la zone ciliaire exagère; cornée transparente dans toute son étendue. Par contre, plus du tiers inféro-interne du limbe scléro-cornéen offrait une saillie semi-lunaire d'un brun ardoisé indiquant que sous la conjonctive restée intacte il s'était produit un bourrelet staphylomateux caractéristique des ruptures sclérales. Étant donnée la saillie prononcée du staphylome et sa largeur qui n'était pas au centre moindre de 5 millimètres, nous avons pensé que le cristallin pouvait y être enclavé. Éclairant alors la chambre antérieure à l'aide d'une loupe placée horizontalement du côté du nez, on vit nettement le cristallin luxé couché de champ à la partie correspondante de la chambre antérieure ayant sa moitié logée dans la poche herniaire sous-conjonctivale.

Par suite de cette luxation du cristallin, la chambre antérieure paraissait profonde et infundibuliforme, par refoulement de l'iris en arrière. Comme toujours dans ce genre de ruptures sclérales, l'orifice pupillaire revêtait la forme d'un large colobome irien dirigé du côté de la rupture.

L'ophtalmoscope ne permit pas de voir le fond de l'œil, par suite de l'hémorrhagie traumatique du vitré. Ajoutons qu'il subsiste encore un peu d'hyphéma en bas vers la racine de l'iris. V est réduite actuellement à la simple perception lumineuse. L'examen fait au périmètre sur lequel on promène la flamme d'une bougie démontre que la perception lumineuse se trouve bornée à un petit disque central mesurant 10° en bas, 30° à 40° en haut et 20° de chaque côté sur le méridien horizontal.

En pareille circonstance, après deux mois passés de l'accident qui avait eu lieu le 12 octobre et le traitement médical suivi jusque-là, y compris l'occlusion du globe sous un bandage légèrement compressif, j'ai pensé qu'il fallait intervenir opératoirement, en enlevant le cristallin luxé et en suturant au catgut fin la plaie scléroticale. Le malade quitta sur ces entrefaites l'hôpital, effrayé qu'il fut de subir une opération quelconque.

Le second cas est celui d'une femme B. L..., âgée de 23 ans, qui est entrée dans nos salles le 3 décembre 1900 à la suite d'un fort soufflet ayant atteint l'œil gauche antérieurement malade.

A l'examen, on constate que la cornée de cet œil est opaque, à la suite d'une kératite interstitielle diffuse héréditaire, ainsi qu'en font foi la surdité prononcée bilatérale, le facies léonin, le teint terreux du visage sillonné de rides et les dents incisives hutchinsoniennes. Ajoutons que rien de pareil n'existe quant à présent, sur la cornée de l'œil droit, qui est entièrement transparente et exempte de vascularité. La malade nous dit que, depuis plus d'un an, elle a subi des traitements répétés par le mercure, l'iodure de potassium et les applications chaudes ; le tout sans grand résultat, au point de vue de la cornée, laquelle a fini par revêtir l'aspect porcelanique de la sclérose.

Les paupières de l'œil traumatisé ne sont ni gonflées ni ecchymotiques, aussi la malade les tient-elle ouvertes malgré une petite chute de la paupière supérieure. De même, il n'existe ni chémosis ni épanchement hématique sous-conjonctival. A la partie supérieure du globe, on constate que le quart supérieur du limbe scléral est le siège d'une large déchirure béante, par où fait hernie la base de l'iris. Ici, la conjonctive a été rompue en même temps que la sclérotique. La malade n'accuse ni douleur, ni photophobie, la perception lumineuse est nulle, et étant donnée l'opacité forte de la cornée, il devient impossible de savoir quels sont les désordres survenus du côté du cristallin, du vitré et de la rétine.

Dans les conditions précitées, nous avons jugé qu'il y avait lieu de conserver le globe, en procédant sans retard, sous le chloroforme, à l'excision de l'iris prolabé, à l'extraction du cristallin, s'il se présentait entre les lèvres de la plaie et à la suture au catgut de la plaie sclérale. C'est ce qui a été fait le 4 décembre, et l'on a pu après excision de l'iris aux ciseaux, sans que le cristallin se montrât, pratiquer la suture par trois points de catgut, comprenant la sclérotique et la conjonctive bulbaire en haut et le limbe cornéen en bas. On obtint ainsi une coaptation parfaite, sans que la malade ait ressenti depuis aucune souffrance.

Ces deux faits nous rappellent un troisième intéressant à plus d'un titre, que j'ai décrit dans tous ses détails dans le volume de mes leçons de clinique paru en 1899. Je le résumerai ici dans ses traits principaux, surtout au point de vue de l'intervention opératoire et de la terminaison heureuse qui en a été la suite, après avoir exposé le côté clinique de la question envisagé dans son ensemble.

Disons, tout d'abord, que les ruptures sclérales s'observent fréquemment, ainsi qu'il résulte de la monographie récente de L. Muller (Leipzig, 1895), où l'on trouve réunis non moins de 2.500 cas ; sans compter que beaucoup d'autres n'ont pas été publiés.

Elles ont presque invariablement pour siège la limite scléro-cornéenne, à 2 ou 3 millimètres en arrière du bord transparent de la cornée. Elles y revêtent la forme d'une demi-lune dont l'étendue varie du quart au tiers du limbe scléro-cornéen, rarement plus. Une direction oblique ou même méridienne est tout à fait exceptionnelle, et une seule fois Weecks (*Arch. f. Augenh.*, XVI, p. 127) a signalé une rupture siégeant à l'équateur.

Une particularité non moins importante réside dans le fait qu'il y a plus de ruptures à la demi-circonférence supérieure qu'à l'inférieure; outre que les unes et les autres sont inégalement réparties dans les différents méridiens. Ainsi, Sachs (*Arch. f. Augenh.*, XX, 1889, p. 367) compte 68 cas en haut et 49 en bas. Parmi les premières, 36 siégeaient directement en haut, 21 en haut et en dedans, 11 en haut et en dehors. Les secondes se répartissaient en 20 internes, 20 inféro-internes, 8 externes, une seule inféro-externe et aucune directement en bas. Pour L. Muller, qui a eu à sa disposition 12 yeux énucléés, ce qui lui permettait de déterminer le siège exact des lésions, 5 fois la rupture correspondait à la demi-circonférence supérieure, soit directement en haut, soit en haut et en dedans, soit en haut et en dehors; 7 à la demi-circonférence inférieure, dont 2 dirigées directement en bas, 2 en bas et en dehors et 3 en bas et en dedans. La faible contradiction qui existe pour ces deux statistiques, entre les ruptures supérieures et celles inférieures, nous paraît fortuite et n'infirme pas la règle exposée plus haut.

La conjonctive, grâce à sa mobilité et à sa laxité, échappe souvent au traumatisme, et lorsqu'elle se déchire, c'est toujours plus haut, d'où défaut de parallélisme des deux solutions de continuité. Nous verrons par la suite qu'au point de vue de la préservation du globe ce fait importe beaucoup. L'observation de la malade que nous venons d'examiner fait donc exception.

L'iris, détaché ou non de ses insertions ciliaires, se trouve constamment refoulé dans la plaie sclérale, plus rarement du côté du vitré. Dans les deux cas, la pupille déformée simule un colobome. L'iridérémie par détachement total de l'iris qui y reste pelotonné ou est expulsé au dehors, ne s'observe qu'exceptionnellement.

Le cristallin, avec ou sans une portion de vitré, peut se luxer accompagné ou pas de la capsule. Suivant le plus ou moins de translation de la lentille, celle-ci se récline dans la chambre antérieure, s'enclave entre les lèvres de la plaie sclérale, comme chez notre premier malade, se couche sous la conjonction bulbaire entre elle et la face externe de la sclérotique, ou se trouve entièrement expulsée au dehors. Une luxation dans le vitré est encore chose possible.

Au début, il existe du sang épanché en plus ou moins grande quantité dans la chambre antérieure, voire même dans le vitré, et une ecchymose sous-conjonctivale qui cache en partie la saillie staphylomateuse sclérale et empêche de constater si le cristallin est luxé ou non.

Constamment, le tonus de l'œil est abaissé, ce qui tient à la filtration de l'humeur aqueuse par la plaie. Cette hypotonie s'exagère, lorsqu'il s'y ajoute l'issue d'une partie du vitré. En tenant compte de l'hypotonie marquée et de la couleur ardoisée de la saillie semi-lunaire que revêt constamment la rupture, le diagnostic ne saurait faire de doute.

Il est à noter que le malade, à moins de complications, souffre à peine, que la réaction consécutive est modérée, que la photophobie fait défaut, alors que la diminution ou l'abolition de la vue sont constantes. Une inflammation vive, soit plastique, soit suppurative, est peu à craindre, ce qui tient au siège habituellement sous-conjonctival de la rupture, préservée par là de toute contamination microbienne venue du dehors.

Grâce aux travaux de Alt, Treitel, Schäfer, Weecks, Sachs (*Arch. f. Augenh.*, XX, 1889, p. 367) et L. Müller (*loc. cit.*), nous connaissons aujourd'hui tout ce qui tient à la topographie exacte et à la constitution de la poche herniaire scléro-conjonctivale qui succède aux ruptures de la coque fibreuse du globe.

Nous savons, à n'en pas douter, que la solution de continuité se produit non pas, comme on l'avait cru antérieurement, dans la zone ciliaire, mais au niveau du canal de Schlemm ou de son proche voisinage. C'est au moins là la rupture typique qui intéresse la scléro-cornée et se trouve comprise dans le domaine de la chambre antérieure.

En règle, la contusion dérive de l'action de corps plus ou moins orbes, arrondis ou coniques. Parmi les plus fréquemment en jeu, il faut citer les cornes de vaches, qu'on rencontre dans le tiers des cas publiés. Rarement, il s'agit de pointe effilée (5 fois en tout) à quoi il faut ajouter une seule rupture produite par coup de fouet à nœuds. D'une façon générale, l'œil gauche est plus souvent atteint que le droit; cela est surtout vrai lorsque la lésion est due à un coup de poing. Exceptionnellement les deux yeux sont intéressés à la fois. La prépondérance bien établie des ruptures en haut et en dedans tient à l'évasement de l'orbite du côté temporo-jugal, condition qui fait que le corps contondant frappe le globe dans sa moitié inféro-externe. Lors de rupture siégeant en bas et en dehors, il s'agit toujours de corps acuminés tels que : cornes de vache, l'extrémité d'un bâton, d'un parapluie ou d'une perche de bois, etc., qui, en atteignant le grand angle de l'œil, tendent à s'enfoncer entre le globe et la voûte orbitaire et refoulent l'œil en sens opposé. La seule exception de rupture par corps orbe se réaliserait lors de fracture du frontal au niveau du sourcil.

Tous ces faits bien constatés nous conduisent à reconnaître que les ruptures sclérales sont dues à un contre-coup. Le globe subit, en effet, son maximum de refoulement dans la direction du méridien qui aboutit à ce qu'on appelle l'équateur de distension, situé juste au-devant du point d'appui fourni par le squelette orbitaire. Nous avons dit précédemment que le point qui cède est le secteur correspondant au canal de Schlemm à cause de la minceur de la sclérotique en ce point, lieu de moindre résistance. Tel est le mécanisme aujourd'hui bien établi, sans qu'on ait besoin de recourir à des théorèmes géométriques, ou d'admettre l'opinion autrefois émise que l'agent de la rupture était le rebord orbitaire lui-même.

Lorsque le coup, au lieu d'agir obliquement en diagonale, porte directement sur le pôle antérieur de l'œil, la cornée peut céder à la place de la sclérotique. Cela est surtout fréquent chez les jeunes sujets, soit à cause de la moindre résistance de la cornée à cet âge, soit parce que la sclérotique conserve un degré d'élasticité qu'elle perd plus tard. Toujours est-il que la rupture de la cornée suit une direction plus ou moins méridienne, qu'elle n'abandonne que si elle se prolonge vers la sclérotique, pour devenir parallèle alors au limbe scléro-cornéen, revêtant dans son ensemble la forme d'un L ou d'un T.

Lorsqu'une solution de continuité intéressant ces deux membranes à la fois (cornée et sclérotique) reste rectiligne jusqu'au bout, il y a lieu de présumer que la blessure est due, non à un coup par corps contondant, mais à l'action d'un instrument tranchant. Nous en avons eu dans nos salles la preuve chez un homme qui offrait une solution de continuité transversale rectiligne intéressant tout le méridien horizontal de la cornée, et empiétant d'un centimètre sur le côté externe de la sclérotique. Cette lésion a succédé à un coup de serpette dont se servait le malade pour couper une grosse corde.

On voit donc que la direction des solutions de continuité de la scléro-cornée n'est pas chose indifférente, et qu'elle offre une réelle importance au point de vue des conclusions qu'on peut en tirer pour la médecine légale.

Un autre contraste entre les deux ordres de lésions, c'est que les ruptures cornéennes directes sont aussi fréquentes que celles indirectes ; tandis qu'à de rares exceptions près, celles de la sclérotique succèdent à des coups indirects.

Dans certains cas fort rares, la rupture sclérale se montre incomplète. L'examen anatomique prouve alors que la solution de continuité débute par les couches profondes, comme cela a lieu dans certaines fêlures du crâne. L. Müller, se fondant sur des examens histologiques, prétend que la déchirure de la sclérotique est toujours complète et que seul l'épisclère reste intact.

Bien traitées, les ruptures sclérales finissent par se cicatriser ; mais le tissu inodulaire, toujours plus mince que la sclérotique voisine, se laisse distendre sous la forme d'un bourrelet noirâtre ou ardoisé, parfois gaufré, sillonné qu'il est alors de tractus perpendiculaires gris-blanchâtres. Lorsqu'on examine la cavité de cette poche, on y trouve du pigment déposé, entremêlé de cellules et d'exsudats fibrineux. Quant au stroma de l'iris prolabé, on n'y rencontre à la longue que des traces.

Pour se rendre compte de la minceur de la cicatrice, il suffit de se servir de l'éclairage électrique de contact, appliqué sur le point opposé de la sclérotique après qu'on a fait regarder le malade dans le sens de la rupture. La saillie cicatricielle staphylomateuse, noire et opaque, s'éclaire vivement, à moins que le cristallin luxé ne se trouve contenu dans la poche. L'éclairement a surtout lieu au centre et diminue vers les angles où la rupture reste incomplète, n'intéressant que les couches externes, plus rarement celles internes.

Eu égard à la vision, les ruptures sclérales sont plus graves que celles de la cornée. Si les accidents réactionnels primitifs restent d'ordinaire peu accentués, il en est autrement par la suite. C'est ainsi qu'on y compte 17 cas d'ophtalmie sympathique, 9 se rapportant à des ruptures ouvertes et 8 à des ruptures sous-conjonctivales. Donaldson donne (*Opht. Rev.*, 1897, p. 35) l'observation d'une femme de 33 ans, qui eut une rupture sous-conjonctivale de la sclérotique à l'œil droit. Bien que cet œil fût énucléé 20 jours après la blessure qui a succédé à un choc contre l'angle d'une porte, il n'en survint pas moins 27 jours plus tard, une irido-cyclite sympathique ou induite qui, après bien des vicissitudes, a obligé le chirurgien de pratiquer 6 ans plus tard l'énucléation au second œil, pour mettre un terme aux souffrances du malade dues à une irido-cyclite traînante douloureuse.

Un fait intéressant d'une ophtalmie sympathique précoce, due à une rupture sclérale avec intégrité absolue de la conjonctive, est le suivant :

Un homme de 35 ans, habitant la ville de Saint-Quentin, reçoit au côté externe de l'œil gauche le choc de la bourre d'un petit canon avertisseur de son invention, placé derrière les volets de l'usine. Il en est résulté une petite rupture sclérale, située au côté interne du globe et apparaissant à travers la conjonctive intacte sous la forme d'un petit staphylome noir du volume d'une lentille. Peu de jours après l'accident, il survint sur l'œil opposé une irido-cyclite sympathique, qui allait en s'aggravant, malgré le traitement institué par l'atropine, les applications chaudes, des sangsues à la tempe et des frictions mercurielles aux aisselles. Dans ces conjonctures, l'énucléation de l'œil blessé fut pratiquée, sans qu'elle modifiât en rien la marche envahissante de l'ophtalmie sympathique. Appelé en consultation, je prescrivis une série de 30 injections intramusculaires huileuses de biiodure de mercure, qui eurent pour résultat de guérir l'ophtalmie sympathique, avec restitution intégrale de la vision et de la mobilité de l'iris. Le malade revu un an plus tard présentait l'œil droit dans un état absolument physiologique sans la moindre synéchie irienne.

Encore un mot sur une rupture sous-conjonctivale de l'œil gauche que présentait une femme de 47 ans couchée à la salle Sainte-Agnès, où elle fut énucléée de son œil droit, devenu atrophique après rupture de la sclérotique par coups de poing antérieurement reçus de la part d'un agresseur.

En examinant son œil gauche dont la cornée est le siège d'une sclérose interstitielle, due à des scléro-choroïdites antérieures spontanées, auxquelles elle est sujette depuis l'âge de 15 ans, on observe, au côté interne de la sclérotique, sous la forme d'une demi-lune, une rupture incomplète de cette membrane ne mesurant pas moins du quart de la cornée et une sorte de colobome de la même étendue que la plaie sclérale.

D'après la malade, elle aurait reçu sur cet œil, en février 1900, une tape, à laquelle avait succédé une ecchymose sous-conjonctivale résorbée après un mois et demi.

Depuis ce moment, sans inflammation vive, ni douleurs, la vue est restée plus défectueuse que par le passé, au point qu'actuellement elle ne peut plus déchiffrer que le n° 40 de l'échelle à 1 mètre, et qu'elle ne commence à compter les doigts qu'à partir de 2 mètres. Si je reviens sur des cas de cet ordre, c'est pour montrer la facilité avec laquelle peuvent se produire des ruptures sclérales sur un œil antérieurement malade ; ici, à la suite d'une scléro-choroïdite chronique atrophiante, chez la femme précédemment citée, par le fait d'une sclérose cornéenne, succédant à une kératite interstitielle diffuse.

Revenant aux yeux normaux atteints de rupture sclérale, nous allons voir que tout n'est pas fini après que le travail cicatriciel se trouve accompli. L'observation suivante nous paraît des plus instructives, et, bien que déjà publiée par nous (1), mérite d'être reproduite ici.

Jeune homme vigoureux de 21 ans, sans antécédents pathologiques personnels ou familiaux, reçoit sur l'œil droit au mois d'avril 1896, pendant qu'il jouait au régiment avec un de ses camarades, un coup de bâton violent lancé d'une distance de 10 mètres environ. Il y eut hémorragie par la plaie du sourcil, et perte de connaissance d'une heure. Trois jours après, examiné par un médecin militaire, il présentait sur le segment supérieur du globe une bosselure noirâtre qui fut ponctionnée. Un mois après l'accident, sauf quelques maux de tête, tout sembla rentrer dans l'ordre et le malade reprit son service. Mais peu après, il vint nous consulter à l'Hôtel-Dieu en vue de remédier à la difformité résultant de la saillie noire staphylomateuse et nous lui prescrivîmes des instillations de pilocarpine jointes à la compression ouatée et des applications de pommade iodoformée comme antisepsie préventive. L'œil resta ainsi indemne de toute injection anormale et de toute souffrance, jusqu'en décembre 1896, époque à laquelle (8 mois après l'accident) celui-ci devint, pour la première fois, rouge et douloureux. Reçu à l'Hôtel-Dieu le 4 janvier 1897, nous lui fîmes en plein staphylome, les 8, 9 et 13 janvier, une série de trois ponctions et, chaque fois, le staphylome s'affaissait par suite de l'écoulement de l'humeur aqueuse, mais pour se reconstituer aussitôt. Les douleurs

(1) Panas, *Leçons de clinique ophtalmologique* recueillies et publiées par M. Castan, 1899.

vives continuaient malgré l'adjonction de compresses chaudes, de pommade à l'iodoforme, d'injections de morphine à la tempe, d'antipyrine et de quinine administrées par la bouche. Quoique légèrement injecté, l'œil avait son tonus normal, la cornée et les milieux étaient transparents et le champ visuel n'offrait qu'un petit rétrécissement en bas. Le malade accusait une diplopie verticale monoculaire avec astigmatisme prononcé, dû au fort changement de courbure de la cornée, V = 1/20. Il existait, en outre, une légère iridodialyse inférieure.

En l'absence de tout processus phlegmasique ou glaucomateux, nous avons pensé qu'il fallait rapporter les vives douleurs ressenties par le malade aux nerfs ciliaires emprisonnés dans la cicatrice sclérale ; fait analogue à ce qui est bien connu en chirurgie générale sous la désignation de cicatrices douloureuses pour lesquelles on a proposé l'excision du tissu de cicatrice.

Partant de là, nous fîmes une opération qui a consisté à réséquer le staphylome et à suturer au catgut les lèvres cruentées. De crainte qu'il ne s'échappât une quantité abondante de vitré, j'appliquais, au préalable, une anse d'attente en catgut armée d'une aiguille à chaque bout que je conduisis à travers la base du staphylome verticalement, de la scléro-conjonctive en haut au bord transparent de la cornée en bas. De la sorte, une fois la saillie staphylomateuse excisée par transfixion, le milieu de l'anse fut coupé, et les deux points de suture latéraux qui en résultaient, l'un droit, l'autre gauche, ont pu être rapidement serrés et noués isolément, d'où affrontement sans perte de vitré. Tout cela, bien entendu, après narcose chloroformique du sujet. La réunion de la scléro-cornée en fut rapide et complète, et à partir de ce moment les douleurs cessèrent entièrement pour ne plus revenir. Le malade quitta l'hôpital le vingtième jour, très satisfait du résultat et, revu 5 mois plus tard, l'œil conservait sa forme normale avec transparence de la cornée et des milieux sans astigmatisme ni diplopie monoculaire, V permettant de compter nettement les doigts à 1 mètre de distance.

Ceci nous amène à exposer le traitement des ruptures sclérales en général. Nous parlerons tout d'abord de celles communes où, grâce à l'intégrité et au défaut de parallélisme de la rupture conjonctivale et de celle de la sclérotique, le vitré se trouve à l'abri du contact de l'air et des éléments infectieux provenant des culs-de-sac et des bords palpébraux, puis des solutions de continuité à ciel ouvert.

Pour les premières, lorsqu'on se doute surtout que le cristallin est luxé, le mieux sera de ne pas intervenir opératoirement et de se contenter d'applications évaporantes froides, antiseptiques, combinées à l'immobilité du globe sous un pansement ouaté occlusif d'instillations de bleu de méthylène à 1/500 et de l'introduction dans le cul-de-sac inférieur d'huile ou de vaseline iodoformée à 5 p. 100. Si le tonus venait à augmenter, ce qui est exceptionnel, on ajouterait une ou deux instillations par jour d'un collyre myotique à l'ésérine ou à la pilocarpine, et on pratiquerait au besoin la paracentèse.

Une fois le sang épanché sous la conjonctive et dans la cavité de l'œil résorbé, on procède, s'il y a lieu, à l'extraction du cristallin luxé dans la chambre antérieure ou sous la conjonctive. Quant à la coaptation de la plaie sclérale par la suture, elle n'est indiquée que dans les cas de notable béance de la rupture sclérale. Pour les ruptures ouvertes, la suture immédiate au catgut de conjonctive à cornée ou de sclérotique à cornée, ce qui vaut mieux, nous paraît constituer le traitement de choix en vue de corriger l'astigmatisme et de mettre l'œil à l'abri de l'infection exogène et d'une ophtalmie sympathique possible.

Cette conduite, qui tend de plus en plus à se généraliser, a reçu déjà la sanction de bien des auteurs, tels que Flemming, Landesderg, Snell, Nuel et Schweigger qui conseillent de recourir à la suture avec ou sans excision de l'ectasie sclérale.

Bien entendu, ici l'anesthésie chloroformique préalable est de rigueur, comme étant la seule qui mette à l'abri d'une perte abondante du vitré.

IX

ENOPHTALMIE TRAUMATIQUE

Nous ne ferons que mentionner incidemment l'enophtalmie spontanée dont il n'existe qu'un petit nombre d'exemples et qui varient entre eux.

Toute cause d'amaigrissement rapide et de déplétion du système sanguin général entraîne, comme chacun sait, et cela assez rapidement, l'enfoncement des globes et des paupières dans l'orbite : exemple, ce qui a lieu chez les cholériques (v. Græfe), les individus soumis à l'inanition, à des veilles prolongées, à des excès vénériens, etc. Ce sont toutefois là des états transitoires qui disparaissent avec les causes les ayant provoqués.

Plus caractéristiques sont les cas d'enophtalmie périodique, coïncidant avec des accès de névralgie trifaciale (Bjorströme), ou une paralysie du sympathique cervical (Börwinkel).

On sait que dans l'exorbitis périodique, appelé également exophtalmie variqueuse, le globe devient enophtalme pendant le repos et lorsque la tête reste droite ; alors qu'il fait saillie chaque fois qu'il y a effort musculaire, et dans l'attitude penchée du corps. Ici, l'enophtalmie n'est qu'un des éléments de l'affection et ne devra pas être, dès lors, envisagée comme une entité morbide distincte. La seule chose à retenir, c'est que la réplétion et la déplétion des vaisseaux de l'orbite expliquent l'alternance des deux états statiques opposés, propulsion et recul. Cela semble donner raison à ceux qui pensent que l'enophtalmie vraie provient de la vacuité des vaisseaux sanguins de l'orbite dont les parois se rétractent plus ou moins, sous l'influence d'un trouble nerveux spastique ou plutôt trophique, vu la permanence de l'enfoncement du globe.

La forme traumatique de l'enophtalmie compte 41 cas en tout ; à savoir les 39 réunis par Daulnoy dans sa thèse de Nancy (1899);

un nouveau qu'il a publié en 1900 dans la clinique ophtalmologique (25 mars, p. 66, avec figure), et celui de Micas (*Recueil d'ophtalm.*, 1900, p. 355). L'observation que nous allons relater portera donc le chiffre total à 42. Il reste entendu qu'on ne devra considérer comme enophtalmie de cet ordre que les cas où l'œil conserve son volume et sa mobilité ; autrement on aura affaire à de la microphtalmie traumatique ou à une luxation profonde du globe qu'on a rencontré parfois enfoncé jusque dans la cavité du sinus maxillaire dont la paroi orbitaire avait été fracturée.

Obs. — Le 13 novembre 1900, se présente à la consultation de l'Hôtel-Dieu une fillette de 10 ans qui, deux mois et demi auparavant, avait reçu un coup de pied d'âne sur la région orbito-sourcilière gauche. Actuellement, on constate une cicatrice plate, non adhérente, longue de 2 centimètres au niveau de la queue du sourcil et une autre plus petite vers la commissure externe, avec chute incomplète de la paupière supérieure par enophtalmie prononcée et non par paralysie qui est ici une chose exceptionnelle. Le globe, enfoncé dans l'orbite, a conservé son volume et sa mobilité. Il existe de la mydriase avec perte totale des réflexes lumineux et accommodateur et la pupille, qui mesure de 6 à 7 millimètres, reste insensible à l'action de l'atropine et de l'ésérine. Milieux transparents, fond d'œil normal, champ visuel intact. V, avec ou sans verre correcteur, égale 1/2 du côté gauche et un à l'œil droit. L'œil enophtalme offre, en outre, un strabisme concomitant interne de 15 degrés qui n'existait pas avant l'accident et qu'on doit rattacher à une hypermétropie préexistante avec astigmatisme direct de 1 degré et la suppression de la vision binoculaire pendant les 15 jours que les paupières sont restées closes après l'accident.

Il est intéressant de savoir comment a pu évoluer l'enophtalmie. La malade nous a dit que, relevée aussitôt après l'accident par des camarades, elle a pu parcourir les 500 mètres qui la séparaient de chez elle. Aussitôt arrivée, elle tomba sans connaissance, et ne se réveilla qu'une heure et demie après au moment de la venue d'un médecin qui prescrivit le repos et des compresses sur les paupières ecchymotiques. Ce n'est que 15 jours tard, alors que l'œil a pu s'ouvrir pour la première fois, qu'on s'aperçut de l'enfoncement du globe.

La pathogénie de l'enophtalmie traumatique reste encore obscure. La théorie qui fait jouer un rôle prépondérant à la paralysie du sympathique pour les uns et à son excitation pour les autres me paraît loin d'être un fait démontré. Nous savons, en effet, que l'arrachement du ganglion cervical sympathique provoque un faible degré d'enophtalmie temporaire qui n'a rien à voir avec l'aspect cadavéreux permanent que revêt l'œil enophtalme.

Certains ont supposé qu'il pouvait y avoir une rétraction spastique, par excitation des filets qui animent les fibres musculaires lisses de la capsule de Tenon. Mais, outre que l'électrisation expérimentale du grand sympathique ne provoque rien de pareil, on ne saurait faire fond sur une doctrine invoquée par d'autres pour expliquer le goitre exophtalmique et les résultats heureux de la sympathectomie dans cette dernière affection.

Comme Beer (1), je pense que les véritables agents de l'enophtalmie sont un moindre apport de sang dans l'orbite par suite de trouble trophique des parois des vaisseaux afférents, d'où il résulte la résorption plus ou moins prompte du coussinet graisseux de l'orbite, non comparable dans sa rapidité à aucune autre, ainsi qu'en témoigne le « culotage » rapide des yeux à la suite de la fatigue de veilles, ou d'excès vénériens et de toute indisposition déprimante.

Je ne m'appesantirai pas sur la doctrine des adhérences cicatricielles pouvant expliquer la translation du globe en arrière, vu qu'habituellement l'œil enophtalme conserve, à moins de fractures, toute sa mobilité.

La mydriase par paralysie temporaire ou définitive de l'iris n'en saurait éclairer la pathogénie, outre qu'elle est loin d'être constante. Il s'agit ici d'une complication éventuelle et qui tient au choc reçu par le globe.

De même les paralysies des muscles sont rares, en particulier celle des obliques incriminée par Himly (2) le premier, puis par Fuchs (3) ; outre qu'elles sont symptomatiques de fêlures irradiées de la base du crâne, avec cela en plus que les nerfs optique et trijumeau échappent habituellement au traumatisme. On peut donc en conclure que dans l'enophtalmie vraie seul le tissu graisseux de l'orbite subit une diminution de volume par atrophie, que celle-ci soit d'origine dystrophique, ou qu'on l'explique par la rétraction d'un hématome rétrobulbaire trau-

(1) Beer, *Arch. f. Augenheilk.*, XXV, p. 315, 1892.
(2) Himly, *Krank. u. Missbild. d. Menschl. Auges*, t. I, p. 395, 1843.
(3) Fuchs, *Wien. Klin. Woch.*, 1893, n° 10.

matique, ainsi que cela se trouve soutenu récemment par Maklakow (1) et R. Lederer (2). On conçoit, qu'après toutes les obscurités inhérentes à la pathogénie de l'enophtalmie, la thérapeutique de cette affection n'offre rien de définitivement établi. Dans l'hypothèse d'une lésion du sympathique, on a songé aux courants électriques, mais leur utilité reste à démontrer. Comme la ténotomie des muscles droits pour strabisme provoque un certain degré de protrusion du globe, on a été jusqu'à proposer le recul des quatre muscles droits à la fois, opération qui risquerait de créer une insuffisance musculaire dans tous les méridiens principaux pour un résultat incertain et qui, en tous cas, manque encore de sanction, puisque nous voyons Darier (3), après avoir sensiblement réduit l'enophtalmie par ce procédé, avouer que celle-ci tendait à s'accentuer de nouveau lors d'un dernier examen de son malade, 26 jours après l'opération.

Comme chez notre malade il existait un strabisme concomitant de l'œil enophtalme, j'ai pratiqué la ténotomie du droit interne de cet œil en vue de redresser son axe, mais sans compter sur la guérison de l'enophtalmie par cette intervention.

Le pronostic de l'enophtalmie est en somme peu grave, en ce sens que, la plupart du temps, la vision est conservée. Une certaine réserve s'impose toutefois, si l'on se rappelle que, çà et là, on se trouve en présence d'amblyopie ou d'amaurose par atrophie optique consécutive.

(1) Maklakow, *Cliniq. opht. de Paris*; 1897, p. 219, et 1898, p. 38.
(2) Lederer, *Græfe's Arch.*, t. LIII d. p. 241-273 et suivantes, 1901.
(3) Darier, *Clinique opht.*, 1898, p. 39.

X

DES GOMMES DU CORPS CILIAIRE, PARTICULIÈREMENT DE CELLES PRÉCOCES

De toutes les parties du tractus uvéal, iris et choroïde, le corps ciliaire constitue, et de beaucoup, le siège de prédilection des gommes syphilitiques. La sclérotique voisine, en tant que siège primordial, n'est que très rarement atteinte; outre qu'on peut se demander, comme dans un cas que j'ai publié (1) et qui pour moi était le second observé (Thèse Nitot, 1880), s'il ne s'agit pas là de gommes ayant débuté par la face externe de la couronne ciliaire, et se propageant de là dans la sclérotique sorte de gommes exophytiques, au lieu d'être endophytiques, qui avancent vers la base de l'iris et la chambre antérieure, ainsi que cela est de règle. Disons toutefois que Galezowski (2) et Fromaget (3) signalent deux cas d'épisclérite gommeuse, en se fondant sans doute sur ce qu'il n'y avait pas de manifestations phlegmasiques aboutissant à des synéchies du côté de l'iris, comme dans nos deux faits auxquels nous avons fait allusion plus haut.

Le nombre des observations de gommes ciliaires est relativement restreint. Ce sont les 24 du travail de Busse (4), les 19 publiées par Terson (5), Ostwalt (6), Uhthoff (7), Baquis (8),

---

(1) Panas, *Leçons de clinique ophtalmologique*, Paris, 1899, p. 96.
(2) Galezowski, *Rec. d'opht.*, 1892, p. 24.
(3) Fromaget, *Ann. d'ocul.*, 1893.
(4) Busse, *Deutschen Beitrag. z. Augenheilk.*, 1892, II, p. 16.
(5) Terson, *Arch. gén. de méd.*, 1894, p. 385, et *Arch. d'opht.*, 1896, p. 455.
(6) Ostwalt, *Rev. gén. d'opht.*, 1896, mai.
(7) Uhthoff, *Monatshefte f. prakt. Dermatol.*, 1882.
(8) Baquis, *An. di ottalm.*, 1893, XXII, p. 121.

Juler (1), Despagnet (2), Gallenga (3), Brixa (4), Hanke (5), Vollaro (6) et la nôtre (*l. c.*). Il va sans dire que dans cette énumération on a eu soin de ne pas confondre les gommes véritables avec les saillies condylomateuses spécifiques de l'iris, bien autrement fréquentes et qui se montrent à une période relativement plus récente de l'infection.

On pourrait se demander si cette rareté n'est qu'apparente et due à une confusion des gommes ciliaires avec la tuberculose oculaire et la panophtalmie dite spontanée, ou encore à ce que les gommes évolueraient tardivement, à un moment où l'on perd le malade de vue. Cette dernière supposition n'est pas toutefois soutenable depuis qu'il a été démontré que les véritables gommes ciliaires peuvent coïncider avec le tertiarisme des plus précoces, exemple l'observation de Terson, où l'apparition de la gomme ciliaire a coexisté avec la roséole, celles d'Uhthoff et de Gallenga s'étant montrées 2 mois et demi après le chancre ; la nôtre (*l. c.*, p. 199), 3 mois après le chancre ; puis deux autres de Terson, celles encore de Hippel, de Barrar (7), de Nitot, de Gallenga, d'Uhthoff, de Hencke, de Cargill (8) et enfin les six de Vollaro, dans lesquelles la gomme ciliaire a évolué entre 6 mois et 2 ans après l'infection. De tous ces faits réunis, la conclusion à tirer est que les gommes ciliaires constituent une manifestation relativement rare de la syphilis acquise tardive ou non, et plus encore de celle héréditaire dont nous avons rapporté une observation dans nos leçons (*l. c.*, p. 201) concernant un jeune homme de 19 ans.

Ordinairement, la gomme ciliaire est précédée d'iritis plastique monoculaire ou binoculaire. Font exception à cette règle les rares cas de syphilomes ciliaires primitivement exophytiques, qui se propagent de bonne heure à la sclérotique sous-jacente. L'envahissement de l'iris par la gomme, qu'il soit précoce ou tardif, s'opère vers la base, où cette membrane est mince et

(1) Juler, *Brit. med. Journ.*, 1898, p. 1964.
(2) Despagnet, *Soc. d'opht. de Paris*, séance du 8 nov. 1898.
(3) Gallenga, *Congrès di ottalm. di Venetia*, 1896.
(4) Brixa, *Græfe's Arch.*, 1899.
(5) Hanke, *id.*
(6) Vollaro, *Annali di Ottalm.*, XXVIII, p. 613, et XXIX, p. 47, 1899.
(7) Barrar, Inaug. Dissert., Zurich, 1873.
(8) Cargill, *Brit. med. Journ.*, janv. 1897.

comme crénelée. On s'en aperçoit par la diminution de profondeur de la chambre antérieure et bientôt par l'apparition d'une saillie gris jaunâtre qui s'accentue de plus en plus, en même temps que la masse se ramollit pour s'épancher dans l'humeur aqueuse sous forme d'hypopyon, d'où trouble de l'humeur aqueuse et dépôt fibrinoïde dans le champ pupillaire. Conjointement, apparaît sur le point correspondant de la sclérotique une intumescence diffuse, rouge brique et d'apparence charnue au début revêtant, par la suite, la forme d'une saillie acuminée au centre, de couleur crémeuse jaunâtre qui se transforme plus tard en un véritable fongus, simulant, à s'y méprendre, certaines tuberculoses irido-ciliaires. En pareil cas, le diagnostic différentiel se fera par les commémoratifs et les stigmates de la syphilis sur d'autres parties du corps.

Lorsque nous avons dit, plus haut, que la gomme ciliaire est habituellement précédée d'iritis, c'était pour nous conformer à l'opinion émise par divers cliniciens. En y regardant de plus près, on arrive à conclure que beaucoup de ces iritis envisagées comme prémonitoires de la gomme ciliaire en sont, en réalité, le premier signalement, particulièrement dans la forme endophytique. En effet, le syphilome évoluant en plein corps ciliaire ne réagit sur l'iris qu'alors que, par sa prolifération et sa tendance à subir l'altération colloïde, il parvient à gagner l'iris, lequel s'enflamme après coup.

Ce n'est que quelque temps après que la gomme ciliaire fait apparition dans la chambre antérieure à travers la base de cette membrane; de là, méprise d'autant plus excusable qu'il s'agit assez souvent de syphilis précoce, où l'on ne s'attend guère à du tertiarisme.

Le pronostic des gommes ciliaires précoces est dans son ensemble grave, au même titre que toute autre manifestation tertiaire hâtive liée au mauvais état constitutionnel du sujet par faiblesse, tuberculose, alcoolisme, mauvais état du tube digestif ou des reins, sans omettre l'âge avancé et le siège extragénital du chancre, particulièrement celui céphalique.

Il ne faudrait pourtant pas assombrir outre mesure ce tableau, attendu que, grâce à un traitement mercurique et ioduré, institué sitôt la gomme ciliaire soupçonnée, on parvient à guérir les malades avec restitution intégrale de la vue; preuve, les cas de Gallenga, Cargill, Juler, Ostwalt et celui de ce marin qui vint dans nos salles en 1899, atteint d'iritis réputée plastique de l'œil gauche et soigné à Cardiff depuis deux mois. Vers le troisième septénaire du séjour du malade à l'hôpital, apparut une gomme ciliaire proéminant de plus en plus dans la chambre antérieure, qu'elle a envahie sous la forme d'un magma hypopyonique caséeux. Bientôt après, l'iris de l'œil droit, sain jusque-là, offrait les signes d'une iritis plastique comme l'œil gauche. Grâce au traitement institué depuis l'entrée du malade à l'hôpital, deux injections journalières aux fesses de 1 centimètre cube chacune d'huile au biiodure d'hydrargyre à 4 p. 1.000 et l'administration de 4 grammes par jour d'iodure de potassium, des instillations de collyre huileux d'atropine, de violet de méthylène à 2 p. 1.000 et l'application permanente de compresses chaudes enveloppées, le malade guérit complètement, au bout de six semaines, des deux yeux, sans garder la moindre synéchie. Nous sommes sûr que, sans cette intervention active et poursuivie, le malade non seulement aurait perdu l'œil gauche par perforation ou atrophie, mais qu'une nouvelle gomme aurait fait son apparition sur l'œil droit et aurait été non moins destructive. Même terminaison heureuse chez deux autres de mes malades atteints cette fois de gommes ciliaires à marche subaiguë et s'étant propagée principalement du côté de la coque sclérale. Même succès heureux chez un de mes malades de l'hôpital Lariboisière, dont l'observation est inscrite dans la thèse de Nitot. On peut en dire autant des cas d'Ostwalt, Barrar, Uhthoff, Gallenga, Terson, Cargill et Juler, où il y eut restitution plus ou moins complète de la vision avec conservation du globe.

En tant que reliquats fréquents, il faut mentionner des synéchies irido-capsulaires discrètes et un amincissement cicatriciel ombiliqué décoloré de l'iris, au point où a évolué la gomme. Lors de perforation limbaire de la sclérotique, il subsiste une petite cicatrice indélébile de couleur ardoisée, avec plaques scléreuses en festons à la partie attenante de la cornée.

Si l'on en juge d'après une observation qui nous est propre (1) de gomme syphilitique par syphilis héréditaire survenue chez un jeune homme de 19 ans, la marche en serait plus lente et la gravité, toutes choses égales, moindre.

(1) PANAS, *Leçons de clinique opht.*, publiées par Castan, Paris, 1899, p. 201.

Obs. — Les points saillants de cette observation sont les suivants : Sujet chétif, issu d'une famille de 7 enfants dont les 4 premiers morts en bas âge; sur les deux puînés, un seul reste vivant. A l'âge de 5 ans, il eut des engorgements ganglionnaires sous-maxillaires et carotidiens du côté gauche du cou; à 10 ans, gomme palatine qui a laissé subsister une perforation de la voûte osseuse; puis, à 18 ans, apparition à l'œil droit d'iritis plastique avec bosselure rouge à bords mal délimités située à 10 millimètres en arrière du bord transparent de la cornée, s'acheminant vers une perforation de la sclérotique, le tout s'accompagnant d'hyperémie conjonctivale et épisclérale avec douleurs; V réduite et T diminué.

Sous l'influence d'un traitement mixte analogue à celui du marin cité plus haut, la gomme cilio-sclérale a guéri, non sans une réduction de la vision à 1/6. Nous insistons tout particulièrement sur l'apparition tardive de cette gomme, 18 ans après la naissance, et précédée 13 ans auparavant de manifestations du même ordre du côté des ganglions, puis de la voûte palatine.

Pour terminer, je relaterai encore, au point de vue seulement de l'efficacité du traitement, l'histoire d'un malade qui s'était présenté à l'Hôtel-Dieu, le 11 mars 1901, et fut admis pour être traité de ses yeux, dont l'état était lamentable.

État actuel. — Le malade, âgé de 22 ans, maigre et frêle, présente deux raghades spécifiques, très communes comme on sait aux commissures des lèvres. Les membres supérieurs particulièrement, les bras et les avant bras, sont le siège de syphilides rouge brun croûteuses, saillantes et circinées. De même la face offre des taches cuivrées, reste d'anciennes éruptions. Paupières gonflées, comme œdémateuses, photophobie intense et larmoiement continuel qui ruisselle sur le visage.

O. D. — La cornée est légèrement infiltrée dans son parenchyme, mais suffisamment transparente pour laisser apercevoir un dépôt grisâtre qui remplit le champ pupillaire. L'iris est décoloré, plissé en côtes de tomate, avec des fenestrations par atrophie de son stroma qui laisse voir à nu la couche uvéale. Tonus — 1, V est réduite à la perception des ombres; le champ visuel pour le blanc a ses limites normales, seul le bleu est perçu par réflexion mais non le rouge et le vert. Conjonctive et sclérotique injectées avec cercle périkératique.

O. G. — Tonus normal, cornée faiblement opalescente. Champ pupillaire obstrué et occupé au centre par un amas caséeux jaune brunâtre. Conservation du champ visuel pour le blanc et non pour les couleurs. Même congestion de la conjonctive et de la sclérotique que pour l'œil droit. L'iris est aussi en tomate, aux dépens de la profondeur de la chambre antérieure, et offre les mêmes fenestrations radiaires et pigmentaires à sa périphérie.

Les commémoratifs sont les suivants : dyspepsie persistante depuis l'enfance s'accompagnant de diarrhée habituelle. A 8 ans, le malade eut la fièvre typhoïde. Le système dentaire est toutefois en bon état et l'on ne rencontre aucun stigmate de rachitisme. Jamais il n'a présenté des signes d'inflammation oculaire vive.

Au mois de janvier 1900, chancre induré de la lèvre inférieure avec apparition en février de roséole, de plaques muqueuses à la bouche, de syphilides croûteuses du cuir chevelu et d'adénopathie cervicale. Il eut alors et depuis de violentes arthralgies, surtout nocturnes, et, en mars, des accès de fièvre syphilitique sudorale. En avril, apparurent des syphilides papulo-circinées aux bras et aux jambes, et c'est 4 mois après le chancre que débutèrent les accidents oculaires, presque simultanément aux deux yeux, et qui depuis n'ont été qu'en s'aggravant.

Au mois de septembre, déchéance rapide de la vision des deux côtés, au point que le sujet pouvait à peine se conduire et qu'en décembre il ne lui restait plus que la perception lumineuse. Jusqu'au mois d'août, il n'avait eu que des douleurs modérées, qui firent alors place à de très vives souffrances aux yeux, se traduisant par des crises qui sont allées en s'aggravant jusqu'au moment de son entrée à l'hôpital. Jamais il n'y eut de photopsie, preuve que la rétine et le nerf optique n'ont pris qu'une faible part au processus morbide ; alors que les lésions paraissent s'être concentrées aux procès ciliaires et à l'iris, sous la forme d'irido-cyclite grave.

Observant le malade un an après le début des manifestations syphilitiques oculaires, il est impossible d'affirmer si, à un moment donné, et surtout depuis les exacerbations du mois d'août, l'on a eu affaire à une production intercurrente de gommes ciliaires. La chose nous paraît peu probable, vu le temps de 7 mois écoulés (d'août 1900 à mars 1901), espace plus que suffisant pour nous faire assister à la perforation avec atrophie du globe. On pourrait encore songer à du glaucome consécutif d'origine syphilitique ; mais on ne saurait l'affirmer, les souffrances éprouvées étant actuellement tout aussi vives, avec un tonus de — 1 à l'œil droit et normal à l'œil gauche. Force donc nous est de réserver notre jugement et d'admettre qu'il s'agit de poussées successives d'irido-cyclites syphilitiques, ayant entraîné la dystrophie croissante du stroma de l'iris et des procès ciliaires.

Il faut reconnaître d'ailleurs que le traitement antérieurement suivi n'a pas été tel que le comportait la gravité du cas. En effet, jusqu'à l'apparition des irido-cyclites en avril, 4 mois après le chancre, rien n'avait été fait contre l'infection syphilitique. D'avril en juin, on se contenta de lui prescrire 2 grammes d'iodure de potassium par jour, avec embrocations d'onguent mercuriel aux tempes, ce qui est peu de chose ; des mouches de Milan derrière l'oreille, et des instillations d'atropine restées sans effet. Par contre, le malade eut de la diarrhée incoercible et de la stomatite mercurielle, dues toutes les deux à des pilules de protoiodure dont il prenait 5 à 6 par jour ; d'où suspension du traitement en décembre pour le remplacer par des piqûres de morphine en vue de combattre la gastralgie et la diarrhée médicamenteuses.

L'état allant en s'aggravant, le malade entra à Saint-Louis fin janvier 1901, où on lui fit 4 piqûres intramusculaires de calomel et 6 de bichlorure de mercure. Comme les syphilides des membres persistaient et l'état des yeux s'aggravait en tant que douleurs, photophobie, blépharospasme et déchéance de la vision, le malade se dirigea à l'Hôtel-Dieu le 11 mars.

Dès son entrée, celui-ci se trouvant très abattu, en proie à la diarrhée et à sa dyspepsie croissante ainsi qu'à de l'insomnie, on se borna à lui prescrire le régime lacté, des gouttes de laudanum par la bouche, des instillations de collyre d'atropine et des compresses chaudes enveloppées de taffetas gommé en permanence. Sous l'influence de ce traitement, il y eut une réelle détente, la photophobie et le larmoiement se sont amendés mais non les douleurs oculaires et péri-orbitaires vives. Aussi, depuis le 11 avril, a-t-on recours aux injections huileuses de biiodure d'hydrargyre, et le 2 mai, après 10 de ces injections équivalant en tout à 4 centigrammes de biiodure mercurique absorbés, nous constatons une réelle amélioration, en ce sens que les vives douleurs ont cessé presque complètement, que la photophobie et le larmoiement ont décrû dans une notable proportion permettant au malade d'ouvrir ses yeux au grand jour, ce qu'il n'avait fait depuis longtemps. Quant à la vision, elle reste à peu près déficiente comme auparavant, mais avec conservation des champs visuels pour le blanc et T normal, ce qui fait espérer qu'il n'y a pas à craindre jusqu'ici de décollement rétinien.

Le traitement, qui a commencé à faire ses preuves, sera continué et, sitôt qu'on obtiendra un apaisement franc, nous nous proposons de pratiquer deux larges iridectomies supérieures qui pourront être utiles.

Si j'ai cité ce cas, c'est surtout pour mettre en garde contre l'insuffisance du traitement classique, qui consiste à administrer au début le mercure par la voie interne quitte à en venir plus tard aux frictions et aux injections lors de tertiarisme. Cette façon d'agir est d'autant moins justifiée que la syphilis en apparence la plus bénigne peut être suivie des manifestations tardives les plus graves. Dès lors, le mieux sera de s'adresser, dès l'apparition du chancre induré, à la médication reconnue la plus active et la plus sûre par les frictions mercurielles et les injections hypodermiques de sels mercuriques solubles, seuls bien dosables et jouissant d'une action thérapeutique certaine en même temps qu'exempte d'accidents, tels que des abcès locaux, la stomatite, la diarrhée et la présence d'albumine dans les urines. Ajoutons que les injections solubles, ne dépassant pas la dose que nous appellerons médicamenteuse, ont pour effet invariable de relever les forces du malade et d'accélérer la nutrition. D'après cela, tous les méfaits attribués par les antimercurialistes au mercure lui-même reviennent à son mauvais mode d'emploi, celui de son administration par la bouche dont Van Swieten en est surtout responsable.

Lorsqu'on est en présence de gommes irido-ciliaires naissantes, où le diagnostic clinique est hésitant à cause de la ressemblance avec des noyaux caséeux tuberculeux de l'iris, le traitement par les injections mercuriques avec adjonction des divers topiques n'en est pas moins indiqué. On sait, en effet, aujourd'hui, que le mercure jouit d'une efficacité réelle contre toute manifestation bacillaire avec tendance à la caséification, exemple celle des ganglions et des os.

Je n'insisterai pas sur l'anatomie pathologique des gommes ciliaires dont les éléments histologiques ne diffèrent pas de ceux des gommes en général.

Il s'agit d'amas de cellules rondes qui subissent une fonte colloïde, avec adjonction de cellules migratrices qui, par nécrobiose, se transforment en globules purulents. Le tout se passe aux dépens des tissus normaux au milieu desquels évolue le processus pathologique. De là résultent les perforations de l'iris et de la scléro-cornée au voisinage du limbe, l'altération du vitré et le décollement final de la rétine qui aboutit à l'atrophie du globe.

Pour se rendre compte des altérations graves subies par les yeux, à une période avancée de l'affection, où l'organe est en quelque sorte désorganisé, on n'a qu'à se reporter aux 7 cas étudiés macroscopiquement et histologiquement par Vollaro dans sa monographie citée plus haut ; plus 2 autres publiés par Hanke et Brixa (*loc. cit.*).

Le malade de Hanke était un homme de 27 ans dont la lésion débute par une iritis, en apparence commune. Bientôt, on aperçut une tumeur d'aspect caséeux, rapidement progressive et qui soulevait la sclérotique et la conjonctive. Vu les progrès du mal, on fit l'énucléation, et peu après survinrent d'autres manifestations syphilitiques, telles que : ulcérations gommeuses à la tête, à l'épine du tibia et une orchite gommeuse droite. L'examen histologique démontra que la tumeur de l'œil était composée d'un tissu granulomateux jeune, infiltré à la périphérie, alors qu'au centre il y avait un commencement de nécrose des éléments morbides, avec destruction des tissus normaux préexistants. La tumeur avait débuté à la partie la plus antérieure d'un des procès ciliaires ; à quoi il s'est ajouté deux autres foyers distincts : l'un dans l'iris, dont les deux tiers de sa surface étaient englobés ; l'autre, qui partait de la base du voile irien, envahissait la partie antérieure du corps ciliaire et la sclérotique sous-jacente et par une perforation, avait proliféré en plein tissu sous-conjonctival.

L'observation de Brixa est plus complexe. Chez un individu de 48 ans qui avait des *tophi* de la bosse frontale et du tibia droit, plus l'œil gauche amaurotique avec lésions du fond de l'œil, rappelant la rétinite albuminurique, il se montra une gomme du corps ciliaire et du côté interne de la base de l'iris, sous la forme d'une masse grenue, grisâtre, qui s'avançait dans la chambre antérieure. Il fit l'iridectomie, qui fut suivie de l'issue de masses jaunâtres. Le malade ayant succombé peu après, on put examiner les deux yeux avec le résultat que voici : prolifération du tissu conjonctif des membranes internes et en plus, pour l'œil gauche, des foyers d'infiltration formés de petites cellules ; épaississement de l'adventice des vaisseaux avec simple gonflement de l'intime ; absence complète de cellules géantes. Infiltration autour des nerfs ciliaires et dans les gaines optiques avec atrophie par places des fibres de ce nerf. L'examen des masses excisées, lors de l'iridectomie, fit voir une prolifération avec nécrose partielle des éléments; nulle part il n'existait de foyer caséeux.

XI

DU GLAUCOME LIÉ A L'IRITIS SUBAIGUE DITE INSIDIEUSE

Femme de 61 ans bien portante.

Il y a un an, éruption croûteuse à la nuque d'où est partie une poussée érysipélateuse qui a envahi la face et a offert peu de gravité, mais en laissant subsister un gonflement comme œdémateux des paupières. Deux mois après, iritis ayant débuté par l'œil gauche pour attaquer, deux mois plus tard, l'œil droit. A partir de ce moment, la vue s'est abaissée progressivement.

Depuis deux mois, la malade s'est aperçue d'un gonflement marqué de la paupière inférieure droite.

État actuel. — Le 18 janvier 1901, la malade se présente une première fois à la clinique de l'Hôtel-Dieu, où l'on constate deux iritis avec des synéchies à peu près totales, s'accompagnant d'hypertension + 1 sur les deux yeux, et on lui prescrit du collyre huileux de pilocarpine.

Le 19 avril 1901, je l'examine à nouveau et je trouve ce qui suit :

A l'œil droit, synéchies iritiques anciennes totales, avec infiltration légère interstitielle de la cornée, sans altération de son épithélium. L'iris apparaît décoloré, la pupille immobile mesure 3 millimètres. La chambre antérieure est à peu près conservée, T + 1. D'après la malade, V a commencé à décliner depuis 10 mois ; mais, depuis un mois, elle ne peut plus se conduire de ce côté.

O. G. — Le début des troubles visuels remonte à 8 mois. On y observe les mêmes synéchies totales et T + 2. V est réduite à la simple perception des ombres et seulement du côté temporal. Malgré cela, la cornée reste transparente et la chambre antérieure n'est pas moins profonde que du côté opposé.

En un mot, nous assistons ici à une double iritis insidieuse, plastique, terminée par d'abondantes synéchies et compliquée dans son décours de glaucome subaigu, sans signes congestifs marqués, sans douleurs vives, mais avec rétrécissement du champ visuel progressif du nez vers la tempe et avec des obnubilations périodiques caractéristiques, coïncidant très certainement avec des élévations successives du tonus, caractères qui tous se rencontrent dans le glaucome chronique qui, dans le cas particulier, se lie à une iritis syphilitique. On peut, d'après cela, se demander si le glaucome dérive directement de l'infection spécifique, auquel cas il doit être envisagé comme primitif, ou bien, s'il dépend de l'obstruction des pupilles, par des synéchies, et comme tel réputé consécutif.

Sans doute, chacun sait que de Græfe avait envisagé les larges adhérences pupillo-capsulaires comme cause réelle de bien des glaucomes secondaires. Mais l'observation de tous les jours nous enseigne qu'il n'y a pas de relation étroite entre l'occlusion de la pupille et le glaucome, puisque dans bien des cas ce dernier fait défaut, que son apparition ne correspond pas toujours avec le plus ou moins de cette occlusion, et que même il y a des glaucomes qui ont évolué après une iridectomie faite dans le but de rétablir la communication de la chambre postérieure avec l'antérieure. Nous savons, d'ailleurs, que certains états morbides, l'artério-sclérose en tête, qu'elle soit le produit de l'âge avancé, d'une endo-infection chez nombre de goutteux et d'arthritiques, de l'alcoolisme et de la syphilis en particulier, suffisent pour provoquer le glaucome en dehors de toutes synéchies iritiques. Ce dernier fait a été nettement prouvé par les observations de Samelson.

Or, il était de la plus grande importance chez notre malade de reconnaître quelle pouvait être la nature de l'éruption croûteuse dont le cuir chevelu avait été le siège un an auparavant et à laquelle ont succédé, deux mois plus tard, les iritis à froid, avec adjonction de signes glaucomateux, ce qui n'est pas la règle, il s'en faut, dans les iritis dites torpides appelées encore par d'autres uvéites.

Nous mentionnerons, à ce propos, que chez notre malade on observe actuellement sur le front et les tempes des cicatrices superficielles brunâtres, croûteuses, rappelant la *corona veneris*. De plus, une éruption analogue et qui subsiste encore, s'observe sur le cou et le haut de la poitrine, non accompagnée de démangeaisons, signe caractéristique des éruptions cutanées spécifiques. De ganglions engorgés, il n'existe nulle part, mais on sait que dans la période avancée de l'infection les adénopathies font souvent défaut. De plus, la malade présente, au niveau de la lèvre supérieure et autour des ailes du nez, des boutons hypertrophiques ombiliqués et exulcérés au centre, du volume d'un grain de lentille, rappelant l'acné varioliforme. Sur les membres et le reste du corps, il n'y a rien à signaler. La malade nie qu'elle ait eu de chute des cheveux, de maux de gorge, de plaques dans la bouche pas plus qu'à l'anus et à la vulve.

Mon attention a été appelée sur le gonflement de la paupière inférieure droite, et je n'ai pas tardé à me convaincre qu'il existait là sur les téguments légèrement œdémateux, mais sains et mobiles, une tumeur hésitante, comme fibroïde, ayant le volume d'un œuf de pigeon. Elle était située au niveau du sillon orbito-palpébral et s'étendait du ligament latéral interne au tiers externe de la paupière, avec la base de l'ovoïde tournée en dedans et le sommet en dehors. Cette tumeur adhérait profondément du côté de l'orbite, mais n'effaçait pas le fornix inférieur et ne soulevait même pas la conjonctive, qui avait son aspect normal.

Je pensais, bien entendu, qu'il pouvait s'agir là d'un syphilome, bien que la consistance plutôt dure de la tumeur et l'absence de tout ramollissement fluctuant par places laissassent subsister des doutes. Pour débarrasser le sujet de cette production anormale, on en fit l'ablation.

Le néoplasme n'avait aucune adhérence avec le ligament suspenseur de la paupière inférieure, ni avec le périoste ou l'os, mais se continuait directement, par des tractus fibreux résistants, avec le tissu graisseux de l'orbite. Sur une coupe faite suivant le grand axe, on aperçoit ces mêmes tractus parcourant, sous forme d'éventail, la masse sans la cloisonner nettement. Entre ces travées, on distingue le tissu néoplasique qui est grenu comme s'il s'agissait d'une glande, partout consistant, non vacuolaire et offrant une coloration gris jaunâtre.

Sur des coupes histologiques faites après durcissement dans le formol à 4 p. 100, passage dans les différents liquides usités en pareil cas, et coloration au carmin pour les unes et à la fuchsine pour les autres, on rencontre les détails suivants :

Des vaisseaux sanguins relativement en petit nombre. La masse principale se trouve constituée par des cellules sarcomateuses rondes pourvues d'un noyau et, par places, des cellules multinucléaires géantes dont il est difficile d'expliquer la présence, étant donnée l'absence de rapports de la tumeur avec le squelette. Nulle part, il n'y avait d'éléments granulaires ou de liquéfaction colloïde pouvant justifier l'idée qu'il s'agissait d'une gomme. Dès lors, cette tumeur mérite d'être considérée comme surajoutée et non connexe avec les manifestations syphilitiques des yeux et des téguments.

La malade, revue six semaines plus tard, offrait une amélioration sensible de la vision, grâce aux injections huileuses de biiodure et à l'emploi continu du collyre huileux d'ésérine. Cela n'empêche pas qu'il faille peut-être recourir un jour à l'iridectomie ou à une large sclérotomie à la pique, parfaitement faisable ici à cause des synéchies totales de l'iris au cristallin.

A l'observation qui précède nous pouvons ajouter celle d'un homme de 34 ans de notre pratique privée, qui est venu nous consulter également pour une iritis insidieuse de l'œil gauche et qui, deux ans auparavant, avait eu une infection syphilitique diagnostiquée et traitée par un spécialiste des hôpitaux au moyen des pilules de protoiodure. Lorsque nous le vîmes pour la première fois, il offrait tous les signes d'une iritis subaiguë non douloureuse, avec des synéchies partielles et légère tension du globe, T + 1. Nous lui prescrivîmes les injections intramusculaires aux lombes d'huile au biiodure de mercure à 4 p. 1.000, les applications de compresses chaudes enveloppées et des instillations d'huile ésérinée à 1 p. 100, faites matin et soir; l'avertissant que si, sous peu, l'état hypertone de son œil ne se modifiait pas, il faudrait recourir à une sclérotomie. Comme il arrive assez souvent en pareil cas, le malade a jugé à propos de s'adresser ailleurs, et cette fois il fut soumis à des injections sous-conjonctivales de sublimé, à l'administration du sirop de Gibert et à une dizaine de frictions mercurielles au front et à la tempe, avec la recommandation d'instiller alternativement des gouttes d'atropine et de pilocarpine dans l'œil malade. Voyant que son mal au lieu de s'amender s'aggravait, il revint nous voir tout dernièrement après trois mois de fugue et nous constatâmes ce qui suit :

Sclérotique légèrement hyperémiée avec cercle périkératique. La cornée, absolument claire lors de notre premier examen, était devenue opalescente, particulièrement dans sa moitié inférieure, où l'on aperçoit un large triangle isocèle à sommet dirigé du côté de la pupille. Dans la profondeur, on aperçoit un fin pointillé partie blanchâtre, partie noir pigmentaire, appliqué contre la face postérieure de la membrane de Descemet, ce qui est propre à l'iritis séreuse. Chambre antérieure profonde occupée par un hyphéma modéré dont il y aurait eu une série récidivante avec cette particularité que le sang s'y épanchait brusquement et se résorbait vite au bout de peu de jours. Bien que le malade ait cessé de faire usage de l'atropine depuis deux semaines, la pupille demeure large au point de mesurer 5 à 6 millimètres de diamètre. De plus, elle est immobile, fixée qu'elle est au cristallin par de larges synéchies pigmentaires totales.

Le tonus mesure cette fois +2 à +3 et la vision se trouve réduite au point que le malade ne compte les doigts qu'à 25 centimètres de distance et seulement en bas et en dehors. De temps à autre, il éprouve un brouillard périodique mais pas de stéphanopsie colorée. L'examen ophtalmoscopique est rendu impossible par suite du trouble grisâtre du vitré.

En résumé, chez ce malade nettement syphilitique et insuffisamment traité, tant au début de sa syphilis que depuis, nous assistons à l'apparition, deux ans après l'infection, d'une iritis insidieuse sans réaction notable, mais qui, dès le début, s'est accompagnée d'hypertonie n'ayant fait que s'exagérer depuis.

Ici encore, pour expliquer le glaucome concomitant, point n'est besoin d'invoquer l'occlusion de la pupille par des synéchies, puisque dès le début, alors qu'il n'y avait pas encore des adhérences, le tonus avait commencé par s'élever comme cela est fréquent dans l'iritis séreuse. Nous en conclurons qu'ici l'infection syphilitique est directement justiciable du glaucome et des poussées répétées d'hyphéma ; le tout dérivant de l'action bien connue du virus sur les parois vasculaires.

Ce fait nous met en mémoire ce qui s'est passé dans un autre ordre d'infection, la blennorrhagie. Un de nos jeunes clients de 30 ans contracte la blennorrhagie compliquée de rhumatisme polyarticulaire subaigu à répétition et des plus douloureux. Un an après, alors que l'écoulement uréthral s'était réduit à l'état de goutte militaire, le malade fut pris brusquement d'iritis des plus violentes de l'œil gauche, avec dépôt fibrino-hématique abondant dans la chambre antérieure. En même temps, survint de l'endocardite avec insuffisance mitrale brusque. L'iritis, accompagnée de douleurs violentes et d'insomnie, ne céda qu'à une saignée des plus profuses obtenue par des sangsues appliquées à la tempe, alors que, tout au début, les instillations d'atropine, les compresses chaudes, le salicylate de soude, la quinine, les injections de morphine à la tempe et les divers hypnotiques étaient restés sans effet.

XII

DE L'INTERVENTION OPÉRATOIRE DANS LES CATARACTES SECONDAIRES

L'extraction de la cataracte primitive, intervention aujourd'hui consacrée partout, ne vise en réalité que la sortie du cristallin seul, tandis que sa capsule ouverte est à peu près invariablement laissée en place. Alors même que cette dernière est et reste entièrement transparente, ce qui n'est pas toujours le cas, elle se ratatine par la suite, se plisse, subit tôt ou tard des altérations verruqueuses par dégénérescence de l'épithélium endocapsulaire, outre qu'elle se tapisse, plus souvent qu'on ne le croit, de dépôts poussiéreux pigmentaires, provenant de la couche uvéenne de l'iris et des procès ciliaires, fait anatomo-pathologique mis en évidence par Hocquard dans son mémoire couronné par l'Académie de médecine. Presque toujours, des masses cristalliniennes molles sont emprisonnées entre les deux cristalloïdes, surtout du côté de l'équateur, auxquelles il s'ajoute, dans les cas invétérés, du calcaire et même des cristaux de cholestérine.

L'obstacle apporté à la netteté de la vision croît naturellement lors de dépôts plastiques par iritis et de synéchies persistantes.

De là il résulte des variétés nombreuses de cataractes secondaires dites encore membraneuses : les unes, fines, translucides, comme satinées et chatoyantes, seulement visibles à l'éclairage oblique, mais qui n'en diminuent pas moins le taux de l'acuité visuelle ; les autres, moyennement épaisses et opaques, et d'autres finalement, tout à fait intransparentes, gênant la vision plus que ne le faisait la cataracte primitive.

Toutes ces variétés, loin de s'éclaircir avec le temps, s'épaississent et se plissent de plus en plus. Le malade qui, pendant les premiers temps, avait recouvré une bonne vision se trouve réduit, au bout d'une, de deux années ou plus tard encore, à l'impossibilité de lire, d'écrire et d'exercer sa profession, ce qui le conduit à réclamer une nouvelle intervention. On peut donc dire à ce point de vue que le but opératoire exclusif, le rétablissement d'une vision nette, est manqué aussi bien pour l'opéré que pour l'opérateur.

L'idéal, à n'en pas douter, serait l'extraction simultanée du cristallin et de sa capsule. C'est ce qui a été tenté, à diverses époques, par des opérateurs de grand mérite. Mais les dangers que fait courir à l'intégrité de l'œil une pareille intervention hardie l'ont fait abandonner, qu'on se serve ou non d'instruments tracteurs introduits en plein vitré. On peut donc dire que toute extraction de cataracte expose, invariablement ou à peu près, à l'établissement d'un voile plus ou moins intransparent, allant jusqu'à produire une cataracte secondaire opaque, au point que l'acuité visuelle se trouve réduite à 1/10 et au-dessous, auquel cas le malade éprouve de la difficulté même pour se conduire en sécurité.

Si, dans l'état actuel de la science ophthalmologique, l'accord est à peu près fait en ce qui concerne l'opération de la cataracte primitive par extraction, avec ou sans iridectomie, il n'en est plus ainsi lorsqu'il s'agit des cataractes secondaires. Pour s'en convaincre il suffit de lire les rapports et les discussions qui se succèdent dans les périodiques et dans les sociétés savantes, tant en France qu'à l'étranger. Les divergences qui s'y font jour à chaque pas ne sont pas d'ailleurs de date récente, puisque, dès le XVIIIe siècle, on a oscillé entre l'abaissement par la cornée ou la sclérotique, la section avec le couteau ou les ciseaux, la discision au moyen d'aiguilles et l'extraction partielle ou totale. Il existe même des abstentionnistes qui craignent toute intervention lors de cataractes secondaires.

Cela fait qu'après deux siècles passés, le sujet est encore tout d'actualité.

Une première question qui mérite d'être envisagée est celle de savoir s'il y a des modes opératoires de la cataracte exposant davantage à la production des cataractes secondaires, d'où découlerait nécessairement le choix d'une méthode qui y mettrait à couvert, autrement dit la prophylaxie.

A ce point de vue, il me paraît incontestable que les cataractes non mûres, celles en d'autres termes où les couches corticales restées transparentes continuent à adhérer au stratum épithélial sous-capsulaire, sont suivies plus que d'autres de cataractes secondaires. Le contraire a pu être soutenu, mais c'est là une opinion qui tient à une erreur de diagnostic, laquelle consiste à prendre pour des cataractes non mûres celles où les couches sous-capsulaires, bien que devenues entièrement scléreuses et sans attaches avec la cristalloïde, conservent encore et pour longtemps leur transparence physiologique. On évite pareille méprise en tenant compte de l'âge habituellement avancé des malades et de l'état longtemps stationnaire de l'opacification de la cataracte.

Il va sans dire que, lorsque la cristalloïde antérieure est elle-même opaque, ce qui est le cas dans les cataractes de vieille date dites supra-mûres, la cataracte secondaire se trouve tout établie.

Il est donc indiqué de débuter alors par l'arrachement de la capsule, lorsque le diagnostic de cataracte capsulo-lenticulaire a été établi, et, dans le cas contraire, de saisir la capsule à la pince et de l'extraire à la fin de l'opération. La manœuvre est d'autant plus facile qu'en pareils cas la cristalloïde épaissie, loin d'être cassante et friable comme à l'état normal, devient dense et cornée, se laissant facilement saisir et entraîner au dehors. L'examen du disque opaque ainsi enlevé démontre que la rupture se fait invariablement à la jonction de la capsule avec l'extrémité terminale des fibres zonulaires et non du côté de l'insertion de ces dernières à la couronne ciliaire, d'où le peu de danger de la manœuvre tant décriée par ceux qui l'ont pratiquée le moins. L'arrachement partiel de la capsule n'enlève, bien entendu, que la cristalloïde antérieure qu'on saisit alors en travers. Mais, comme c'est là la portion réellement opaque alors que la cristalloïde postérieure conserve habituellement sa transparence, le résultat optique de l'opération demeure encore satisfaisant. Ceci est en opposition avec l'opinion émise par Pellier de Quengsy (1), qui admettait des cataractes ter-

(1) PELLIER DE QUENGSY, *Cours d'opération, Montpellier*, 1789, t. I, p. 327.

tiaires dues à l'opacification après coup de la cristalloïde postérieure et dont il ne m'a jamais été donné d'observer un seul exemple. Du reste, dans l'observation 64 de l'auteur, il est question d'une femme sexagénaire chez laquelle, après avoir enlevé le noyau d'une cataracte régressive dont le début remontait à 15 ans, il fut conduit à extraire à la pince, séance tenante, la capsule opaque. La malade recouvra ainsi la vue pendant 7 à 8 mois, époque à laquelle, à la suite d'un coup reçu sur l'œil, il se produisit une nouvelle cataracte membraneuse, qu'il envisagea comme étant le produit d'une opacification de la cristalloïde postérieure dont il fit encore l'extraction à la pince, et par là cette femme récupéra de nouveau la vue. Comme on le voit, cette observation prétendue démonstrative de la cataracte tertiaire me paraît pour le moins sujette à caution.

Dans la discussion qui a suivi le rapport de Marc Dufour à la Société française d'ophtalmologie, en 1890, sur le choix de l'opération dans les cataractes secondaires, on a parlé incidemment, à propos de la production de ces cataractes, de la part qui pouvait revenir à l'extraction simple et à celle combinée avec l'iridectomie. L'avis émis par le rapporteur et de Wecker serait la plus grande rareté des cataractes secondaires lorsqu'on procède par cette dernière méthode, surtout si l'on a recours à l'arrachement capsulaire par les pinces au lieu de la kystitomie.

Laissant de côté l'arrachement capsulaire, qui expose à déchirer la capsule lorsqu'elle est friable, à ébranler jusqu'à luxer l'appareil cristallinien, par suite de la pression exercée par la pince, et à arracher tout le système en cas de capsule par trop épaisse, y compris l'iris lors de fortes synéchies, j'opine dans un sens diamétralement opposé.

Me fondant sur une expérience également étendue des deux modes d'extraction des cataractes, avec et sans adjonction d'iridectomie, je ne crains pas d'affirmer qu'avec l'extraction simple, les cataractes secondaires qui comportent une nouvelle intervention sont bien moins fréquentes. Cela s'explique par le manque ou l'atténuation des processus iritiques, auxquels donne si souvent lieu l'excision d'un lambeau d'iris, ainsi qu'en témoignait du reste l'immobilité habituelle de la nouvelle pupille par des synéchies capsulaires plus ou moins étendues.

On n'a pas manqué de faire valoir que la brèche iritique permettait un nettoyage plus complet des masses cataractées molles, dont la rétention aboutissait à des cataractes secondaires plus épaisses et par cela même plus gênantes ; mais cela n'est vrai en soi que lorsqu'il s'agit de certaines cataractes de consistance poisseuse, de celles franchement incomplètes chez des individus jeunes encore ou qui se compliquent de synéchies et, finalement, pour les cas relativement rares, de rigidité du sphincter pupillaire. L'iridectomie est encore indiquée dans les cataractes supra-mûres, surtout celles branlantes et subluxées, vu qu'alors le plus sûr moyen d'assurer le résultat consiste à extraire d'emblée le cristallin dans sa capsule devenue scléreuse et opaque au moyen de la cuiller ou de l'anse de fil qu'on introduit en plein vitré.

Le plus bel exemple que je puisse citer, parmi beaucoup d'autres, à l'appui de cette manœuvre en apparence hardie, concerne une vieille dame myope atteinte de cataracte supra-mûre adhérente, dont le début remontait à 15 ans. Les suites furent des plus simples et le résultat optique tellement parfait que la malade, se trouvant à Meudon, apercevait avec cet œil les objets d'alentour à la distance qui la séparait du Mont-Valérien, et que, six mois plus tard, se trouvant atteinte d'une paralysie par ictus de l'abducens de l'œil congénère non cataracté, elle accusa de la diplopie homonyme, nouvelle preuve de l'excellence de la vue de l'œil opéré de cataracte.

Si l'on consulte les opinions récemment émises sur l'opération de la cataracte secondaire, il semble que c'est l'éclectisme qui prévaut, la discision pour celles minces et comme pelliculaires, la section aux ciseaux ou au couteau pour celles moyennement épaisses et non adhérentes, et l'irido-capsulotomie pour celles épaisses et largement adhérentes. Personne ne saurait contredire qu'en pareille matière un choix s'impose suivant les cas ; mais encore est-il qu'il faut savoir quelle est l'opération qui doit tenir le premier rang comme application courante. Pour cela, il faut passer en revue chacune des méthodes énumérées plus haut, en tenant compte, d'une part, du résultat optique et, d'autre part, des risques encourus par l'œil.

La faveur dont jouit encore aujourd'hui la discision tient à la simplicité de son exécution et au traumatisme, en apparence minuscule, qu'elle comporte. Comme pour la discision dans les cataractes molles primitives, les deux voies de pénétration par la cornée ou par la sclérotique ont été tour à tour préconisées. Actuellement, tout le monde donne la préférence à la voie cornéenne, qui est incontestablement la meilleure. Le procédé classique consiste à pénétrer d'emblée avec l'aiguille à discision en deçà de la périphérie de la cornée et d'attaquer la membranule suivant son diamètre vertical pour y pratiquer une boutonnière.

Si l'on tient à une brèche plus large on pratiquera deux discisions en V à sommet central. Au lieu de l'aiguille droite dite à discision, on a préconisé la falciforme, dont les modèles remontent à Janin, Pellier de Quengsy et Desmarres père, auxquels celui de Knapp, de New-York, mérite d'être substitué.

Une modification importante de la discision revient à Prouff. Elle consiste à remplacer l'aiguille à discision par le kystitome, qu'on introduit dans la chambre antérieure en pratiquant à la circonférence de la cornée une paracentèse à la pique de 4 à 5 millimètres d'étendue au plus. En faisant agir alors la petite lame tranchante triangulaire de l'instrument, on coupe avec aisance, verticalement et de bas en haut, la membranule et cela avec le moindre délabrement du vitré sous-jacent.

Il est certain qu'avec la discision, les difficultés qu'on rencontre à chaque pas diffèrent, en tant qu'exécution, suivant le plus ou moins de densité ou d'élasticité de la membranule, de son épaisseur, qui varie du centre à la périphérie, et de la présence ou de l'absence de synéchies iritiques, dont il n'est pas toujours facile d'en préciser l'étendue du côté de l'uvée. De là, des cas où la manœuvre devient simple et facile, d'autres où la membranule se prête à des tractions qui retentissent du côté de l'iris et des procès ciliaires, sans se laisser entamer ou d'une façon insuffisante. Alors même qu'on arrive à y pratiquer une boutonnière, celle-ci, au lieu d'être médiane et verticale, seule utile au résultat optique, est oblique et souvent anfractueuse. Il y a plus, la membranule s'enroule parfois à tel point que, lors de l'extraction de l'aiguille à travers la cornée, un lambeau de capsule s'enclave dans le canal de la piqûre cornéenne, fait sur lequel a insisté Dufour dans son rapport déjà cité.

La preuve irréfutable des difficultés d'exécution que nous venons d'énumérer se trouve dans la modification apportée par

Bowman (1), qui introduisait dans l'œil deux aiguilles à discision à la fois, dont l'une, pourvue d'arrêt, était destinée à fixer la membranule (d'où le nom de *stop-needle*), et l'autre, agissant en sens inverse, déchirait la membranule le plus largement possible. Cette méthode est loin de toujours remplir le but visé, outre qu'elle provoque des dilacérations du vitré qui ne sont pas sans danger pour l'œil ; c'est pourquoi elle ne compte presque plus aujourd'hui d'imitateurs.

En supposant même que l'ouverture faite par l'aiguille se montre correcte et suffisamment large au début, il ne s'ensuit pas qu'elle ne puisse se rétrécir et même se réocclure par la suite, à mesure que le bouchon vitréen qui s'interpose, s'organise et se rétracte en arrière, d'où insuccès final, bien plus fréquent qu'on ne le pense.

Nombreux sont les témoignages de cette insuffisance opératoire sur laquelle déjà Mackenzie (2) s'exprimait de la façon suivante :

« La capsule, à l'état transparent, se laisse facilement déchirer ; mais il en est tout autrement quand elle a été épaissie et rendue opaque par l'inflammation. Dans cet état, elle est si coriace et si élastique qu'on ne peut la diviser ; on peut la porter avec la pointe d'une aiguille tout au fond de l'humeur vitrée et la voir à l'instant même remonter, comme poussée par un ressort, et venir reprendre sa situation première. L'iris et le corps ciliaire, auxquels la cataracte adhère souvent, sont sujets à être tiraillés et lésés, et quelquefois l'iris se sépare de la choroïde pendant ces tentatives. On voit souvent aussi une inflammation intense succéder à ces sortes d'opérations. »

Lors de la discussion du rapport Dufour à la Société française d'ophthalmologie, Dor (3) insiste tout particulièrement sur les aléas de la discision, qui réussit, dit-il, le premier jour ; mais cela n'empêche pas que l'ouverture ne se referme dès le lendemain, alors même qu'on a recours à deux ou trois discisions successives ; de là des insuccès fréquents, sans compter les accidents plus graves qui peuvent résulter de ces interventions réitérées.

(1) BOWMAN, *Medical Times and Gazette*, 1852, p. 438.

(2) MACKENZIE, *Traité pratique des maladies de l'œil*, 1857, IVe édition traduite par Warlomont et Testelin.

(3) DOR, *Soc. franç. d'ophl.*, 1890, p. 121.

Il ne faudrait pas croire, du reste, que la discision constitue une intervention inoffensive pour l'œil, ce dont beaucoup de ses partisans oublient volontiers d'entretenir le public médical. C'est ainsi que, faite trop tôt après l'extraction de la cataracte primitive et même plus tard, elle peut réveiller des processus réactionnels iritiques plus ou moins graves et aptes à compromettre la vision d'une façon irrémédiable, sans omettre la suppuration du globe, imputable ici plus qu'ailleurs à une antisepsie imparfaite.

De plus, on ne songe pas assez que les différentes manœuvres de l'aiguille labourent gravement le vitré par le fait de l'écoulement fréquent de l'humeur aqueuse au dehors, qui fait qu'on agit plus profondément qu'on le croit, sans que la conicité de la tige ou le point d'arrêt dont l'aiguille dite de Bowman est pourvue puissent toujours y parer.

On comprend d'après cela qu'un homme aussi expérimenté que le professeur Gayet, de Lyon, ait pu affirmer, dans son rapport au Congrès international de Heidelberg de 1888, que l'opération de la cataracte secondaire était de celles qu'il redoutait le plus comme incertaine dans ses résultats, souvent inutile et parfois très dangereuse. Sans doute tout le monde n'est pas aussi pessimiste, et Knapp, de New-York, partisan de la discision même précoce, faite en vue d'améliorer l'acuité visuelle des opérés de cataracte, ne compte pas moins de 74 succès complets sur les 100 cas qui composaient sa seconde statistique, et cela sans avoir eu à enregistrer qu'une seule fois de la cyclite consécutive, dont il vint facilement à bout. Marc Dufour, sans être hostile, veut qu'on restreigne l'emploi de la discision au strict nécessaire, comme étant une opération non exempte de danger, vu qu'à antisepsie égale la suppuration est plus à craindre lors de piqûre de la cornée que d'incision nette au couteau, qu'une infection atténuée et insidieuse, caractérisée par une infiltration gris bleuâtre du trajet de l'aiguille avec dépoli épithélial cornéen autour, injection périkératique et parfois léger degré d'iritis en sont souvent la suite, sans omettre l'enclavement possible d'un lambeau de capsule dans le trajet cornéen.

De Wecker, dans la même discussion, affirmait qu'après discision les décollements de la rétine devenaient plus fréquents, et se déclarait dès lors partisan convaincu des opérations qui lèsent le moins possible le vitré, telles que le procédé de Prouff au kystitome après paracentèse et l'extraction d'après mon procédé, auquel, un an plus tard (1), il a proposé de substituer l'arrachement avec la pince à griffes de la seule partie pupillaire de la membranule.

Les partisans de la discision se consolent de l'exiguïté des brèches capsulaires, en prétendant qu'une ouverture même petite, ne dépassant pas 2 millimètres, suffirait amplement au rétablissement d'une vision nette, et citent à l'appui certains vieillards hypermétropes à orifice pupillaire punctiforme, ce qui ne les empêche pas de voir normalement. Ceux qui raisonnent ainsi confondent le fait d'un trou sténopéique pratiqué au centre d'un diaphragme opaque, ici l'iris, avec la fente centrale d'une membrane opalescente, dont tout le reste disperse les rayons lumineux incidents au détriment de la netteté des images rétiniennes et par conséquent de l'acuité visuelle, ainsi que cela s'observe tous les jours dans les néphélions centraux de la cornée.

Une expérience suggestive à cet égard consiste à enduire la surface d'une lentille avec une mince couche d'huile, en ménageant au centre une brèche transparente, et à photographier les images ainsi obtenues, qui sont loin d'être nettes; c'est ce que fit sur mon conseil mon ancien chef de clinique, M. Terrien, à propos du Congrès international d'ophthalmologie de 1900. De là la preuve que seule l'extraction d'une grande partie ou de la totalité de la cataracte membraneuse peut donner le maximum du résultat optique cherché.

En résumé, les reproches dont la discision est passible sont de trois ordres: difficulté parfois grande et incertitudes dans son exécution; dangers plus fréquents qu'on ne le pense, parmi lesquels il faut encore ranger le glaucome consécutif; infériorité certaine au point de vue du résultat optique final.

La substitution des ciseaux ou du couteau de Græfe à la place de l'aiguille n'exonère pas la discision des deux derniers reproches formulés plus haut. Là où la section aux ciseaux est véritablement recommandable, c'est lorsqu'il s'agit de cataracte

(1) DE WECKER, *Soc. franç. d'ophl.*, 1891

secondaire épaisse et opaque obstruant le champ pupillaire par des adhérences iritiques, provenant d'irido-cyclite consécutive à l'opération de la cataracte ou succédant à des cataractes traumatiques. C'est là ce qu'on est convenu d'appeler l'irido-capsulotomie simple ou double, suivant qu'on se propose d'obtenir une simple brèche en boutonnière ou d'exciser un triangle à l'aide de deux coups de ciseaux en V. Presque toujours, la nouvelle ouverture pupillaire, au lieu de se refermer, tend par la suite à s'élargir et à s'arrondir de plus en plus, grâce à la rétraction et à la tonicité de l'iris doublé de la capsule opaque qui y adhère.

Revenant aux cataractes secondaires, peu ou pas adhérentes, qui sont en somme le nombre, nous nous trouvons conduit à opposer à la discission à l'aiguille et à ses dérivés l'extraction, qui pour nous est de beaucoup supérieure, malgré qu'elle compte peu d'adhérents et beaucoup de détracteurs parmi ceux qui l'ont le moins pratiquée. C'est là, sans doute, la raison qui explique pourquoi M. Marc Dufour, dans son rapport, ne l'a même pas mentionnée, bien qu'il s'agisse d'une opération pratiquée par Janin (1) le premier, en 1759, avec succès et qu'il décrit comme il suit :

« Après incision de la cornée et ponction à la pique du sac capsulaire ratatiné, on saisit celui-ci au moyen d'une petite pince et on l'attire au dehors en imprimant des tractions douces et continues à droite et à gauche. » Janin avait eu affaire sans doute à une cataracte secondaire peu ou pas adhérente, alors que dans un autre cas (p. 257) relatif à une dame Delpech, de 86 ans, craignant de détacher l'iris de ses attaches ciliaires, il se borna à fenêtrer la membrane opaque au moyen de ciseaux courbes, qu'il fit agir circulairement, de façon à en retrancher un disque central au niveau de l'ancienne pupille. L'opération, qui ne remonte pas moins à l'année 1761, a permis, dit l'auteur, à la vue de se rétablir au plus grand profit de la malade.

Guérin, de Lyon (2), envisageait l'extraction comme étant la méthode de choix pour la cataracte membraneuse dite encore

(1) JANIN, *Mémoires et Observations anatomo-physiologiques et physiques sur l'œil*, 1772. Obs. IX, p. 255.

(2) GUÉRIN, *Maladies des yeux*, 1770.

secondaire, d'après Deidier (1) et Hoin (2). Il y procédait par arrachement à l'aide d'une pince spéciale pour cataracte secondaire.

Pellier de Quengsy (3), non moins partisan de l'extraction, la pratiquait comme il suit : après section de la cornée dans la moitié environ de sa circonférence, on introduit une petite pince à ressort spéciale (fig. 7, pl. 8), qui sert à saisir la cataracte secondaire ou membraneuse et à l'enrouler, en tournant le manche de l'instrument entre les doigts. Grâce à de petites tractions faites deçà et delà, on finit par l'extraire complètement du globe sans le moindre accident, surtout si l'on a soin de demander à l'aide de laisser échapper la paupière supérieure au moment où la membranule ne tient presque plus à rien.

A l'appui de l'excellence de la méthode, il cite encore, sous le n° 63, l'observation d'un nommé Dupont, maître en chirurgie, opéré de cataracte à l'œil droit par abaissement, 12 ans auparavant, et laissant subsister une cataracte secondaire, et, à l'œil gauche, par extraction, avec un succès durable. Grâce au procédé décrit plus haut, Pellier de Quengsy obtenait en 1779 le rétablissement de la vision de l'œil droit, dont la guérison était complète le 18e jour. L'auteur insiste sur ce qu'il n'eut à enregistrer la moindre perte de vitré, ce qu'il explique par la participation de la seule capsule cristalline dans la formation des cataractes secondaires. Dans les cas de fortes adhérences iritiques, il conseille de les sectionner avec son ophtalmotome ou avec de petits ciseaux courbes à pointes mousses. Si alors il restait un peu de la cataracte membraneuse, il ne faudrait pas s'en soucier, vu que les bords se replient sur eux-mêmes et se résorbent au profit du résultat final, ainsi qu'il en a pu s'assurer plusieurs fois.

Velpeau (4) s'était rangé parmi les partisans de l'extraction, ainsi que Jœger (5).

Desmarres, se fondant sur 16 années de pratique des plus tendues, adopte l'extraction par la cornée comme règle géné-

(1) DEIDIER (de Montpellier), *Journ. des Savants*, 1722, p. 100.
(2) HOIN, *Mém. de l'Acad. de chirurgie*, 1753, II, p. 425.
(3) PELLIER DE QUENGSY, *loc. cit.*, p. 322.
(4) VELPEAU, *Traité de Médecine opératoire*, 1839.
(5) JŒGER, in DEVAL, *Chirurgie oculaire*, 1844, p. 189.

rale, réservant la discision à l'aiguille pour certains cas exceptionnels. Pour lui, l'extraction comporte trois temps principaux, à savoir : 1° ponction de la cornée de 3 à 4 millimètres d'étendue, faite de préférence dans la partie où l'on suppose les adhérences de l'iris plus fortes ; 2° introduction de la pince pour saisir la membranule ; 3° extraction simple de la membranule lors de non-adhérence ou en enroulant celle-ci autour de la pince pour détruire les synéchies ; et, en supposant qu'on n'y arrive pas de la sorte, on attire au dehors la partie restée adhérente pour l'exciser aux ciseaux.

Il arrive, dit-il, quelquefois qu'à cause de son peu de résistance la cataracte se déchire sur place sans se laisser entraîner. Il envisage cela comme rare et ne survenant que lorsqu'on opère trop peu de temps après l'extraction du cristallin, alors que l'opacité capsulaire n'est pas assez organisée.

Mackenzie (*loc. cit.*, p. 452) recourait à l'extraction, aussi bien dans les cataractes siliqueuses que dans celles secondaires, en donnant la préférence à la voie cornéenne, avec cette différence, qu'il sectionnait le tiers de la cornée pour celles siliqueuses, et un peu moins pour celles succédant à l'opération de la cataracte. Comme instrument tracteur, Mackenzie se servait d'une petite pince ou du crochet de Schlagentweil, en ayant soin, en cas d'adhérences iritiques, de tourner l'instrument tracteur sur son axe, comme Pellier de Quengsy. Lors de fortes synéchies, il excisait, à l'instar de Desmarres (1), la partie adhérente de la capsule au moyen de ciseaux à iris.

Pénétré des imperfections du résultat visé, de la nécessité d'une pupille optique nette, des difficultés souvent grandes dans l'exécution et des dangers avérés et plus fréquents qu'on ne le suppose de la discision, j'ai adopté comme règle, depuis plus de 30 ans, l'extraction des cataractes secondaires, oubliée presque partout, au profit de la discision, avec des résultats des plus satisfaisants à l'époque antérieure à l'antisepsie et qui sont devenus encore meilleurs depuis lors. Pour s'en convaincre, il suffit de parcourir la thèse inaugurale de notre élève le docteur Pley, lequel, en l'année 1898, a réuni non moins de 90 opé-

(1) Desmarres, *Traité théorique et pratique des maladies des yeux*. Paris, 1858, t. II, p. 358.

rations faites par nous à l'Hôtel-Dieu dans l'espace de 3 ans.

Pour en assurer le succès, certaines conditions sont nécessaires :

N'intervenir que lorsque tout processus irritatif qui succède à l'extraction de la cataracte primitive a complètement disparu;

Donner à la cataracte membraneuse le temps d'acquérir une résistance suffisante pour ne pas se laisser déchirer par la pince qui la saisit. C'est pourquoi nous conseillons d'attendre de 3 à 6 mois;

Se rendre compte s'il existe ou non des adhérences iritiques et de l'étendue de celles-ci par l'éclairage oblique, après instillation d'atropine.

Je ne parle que pour mémoire de l'antisepsie rigoureuse, pour ceux encore nombreux qui se contentent de l'à peu près.

Voici comment nous procédons à l'opération :

La veille au soir, lavage avec jet dans les culs-de-sac d'une solution de biiodure de mercure, suivi de brossage des bords palpébraux avec un tampon de coton trempé dans l'huile au biiodure de mercure. Il va de soi que nous supposons les voies d'excrétion des larmes saines ou rendues telles grâce à un traitement préalable. La toilette de l'œil terminée, on applique sur l'œil fermé des rondelles de coton stérilisé et une bande qu'on laisse en place jusqu'au moment de l'opération. On instille alors dans l'œil ouvert deux ou trois fois des gouttes de collyre huileux de cocaïne à 2 p. 100, qui a l'avantage, sur le collyre aqueux, de respecter l'épithélium de la cornée, et l'on procède à un dernier lavage des culs-de-sac avec la solution mercurique.

Les paupières étant fixées avec le blépharostat à ressort non muni de vis d'arrêt, on immobilise le globe avec la pince, qu'on applique le plus près possible du limbe conjonctival, sur le point diamétralement opposé à celui où doit se faire l'opération. A l'aide d'une pique triangulaire ordinaire, on pratique alors une ponction au bord de la cornée, mesurant non moins de 8 à 10 millimètres, en ayant soin de retirer la pique rapidement pour conserver dans la chambre antérieure la majeure partie de l'humeur aqueuse. Sauf lorsqu'il existe de larges synéchies nécessitant une iridectomie, on passe au second temps de l'opération.

Celui-ci consiste à saisir la membranule et à la tirer au dehors sans la rompre, ou le moins possible, et en respectant autant que faire se peut l'intégrité du vitré. Pour cela, nous nous servons de la pince articulée de Liebreich ou mieux de la nôtre, qui n'en diffère que par la terminaison en pointe de l'une de ses branches, alors que l'autre est pourvue de griffes. L'instrument, couché horizontalement à plat et fermé entre le pouce et l'index, est introduit dans la chambre antérieure, le long de la face postérieure de la cornée, avec la branche pointue dirigée du côté de la membranule. En écartant légèrement les branches, on perfore et on embroche à cheval le voile membraneux aussi loin que possible avant de fermer la pince, et l'on procède à l'extraction par des tractions légères et continues, d'abord verticalement, puis latéralement, à droite et à gauche. L'apparition d'une brèche noire pupillaire qui s'accentue indique que la manœuvre a réussi, et, en continuant à tirer, on parvient à détruire, si elles existent, de petites synéchies iritiques, en enlevant du coup tout le sac capsulaire épaissi, constitué par les deux cristalloïdes adossées, avec ou sans interposition de masses cristalliniennes cataractées surtout abondantes vers la région équatoriale. Il arrive parfois que la cataracte membraneuse, bien que se laissant attirer au dehors, adhère par un pédicule à la partie supérieure, ce qui est surtout le cas lorsqu'il y a eu une iridectomie antérieure, suivie d'enclavement capsulaire entre les lèvres de l'ancienne plaie cornéenne. Il suffira alors de la couper aux ciseaux pour terminer l'opération, en ayant soin de réduire tout prolapsus de l'iris avec la spatule d'argent. En cas d'insuccès, on l'excisera à sa base avec des ciseaux.

Dans tous les cas, la pupille devenue entièrement noire, qu'elle soit ronde ou colobomateuse, reprend sa forme et se met à se dilater et à se resserrer sous l'influence de la lumière, preuve que le sphincter a recouvré son fonctionnement physiologique.

En supposant qu'il s'agisse d'une membranule trop fine et trop cassante ne se prêtant qu'à un arrachement central partiel, on s'en contentera si la brèche est suffisante pour le résultat optique visé; dans le cas contraire, on ajoutera, séance tenante, une petite irido-capsulotomie verticale, faite au moyen des ciseaux, introduits dans la chambre antérieure.

Il va de soi que, lorsqu'on se trouve en présence d'adhérences iritiques trop larges et trop étendues pour se laisser arracher et qui exposeraient, si l'on continue les tiraillements, à une iridodialyse, on aura recours, séance tenante, soit à une irido-capsulotomie diamétrale, soit à deux obliques disposées en V, afin d'obtenir du coup une pupille plus large. On voit par là qu'en suivant le mode opératoire que nous préconisons, on parvient non seulement à extraire les cataractes secondaires, mais à toujours réaliser la formation d'une nouvelle pupille optique utile au malade sans les incertitudes et les aléas que comporte la discision à l'aiguille par kératonyxis ou autrement.

On objecte à l'extraction des cataractes secondaires les dangers qui résulteraient des tractions exercées sur les procès ciliaires. Mais nous, qui en avons tant fait, nous avouons ne pas les connaître, et cette immunité s'explique, croyons-nous, par le fait que la rupture des fibres zonulaires se fait invariablement au niveau de leur insertion au sac capsulaire, où celles-ci sont extrêmement ténues, et non à leur base, du côté des procès ciliaires, particularité sur laquelle Hocquard a insisté à son tour.

Cliniquement, une réaction iritique vive est d'ailleurs rare, et, au bout de 24 à 48 heures d'occlusion, on assiste au rétablissement de la chambre antérieure, et 8 à 10 jours plus tard, les malades quittent en règle l'hôpital avec une pupille absolument noire, arrondie et contractile sous l'influence de la lumière.

Les détracteurs de la méthode ne s'avisent pas de nier la supériorité du résultat optique fourni par l'extraction, mais ils accusent celle-ci de provoquer, outre une réaction cyclitique grave, dont il a été question plus haut, pouvant aboutir, disent-ils, à la destruction de l'œil, des troubles fréquents du vitré, un glaucome consécutif et jusqu'à des décollements tardifs de la rétine, le tout en se fondant sur un nombre des plus exigus d'opérations faites par eux.

En nous fondant sur une longue expérience qui ne comprend pas moins d'un millier d'opérations de cataracte secondaire par notre procédé, je puis affirmer que le trouble poussiéreux du vitré, que nous avons toujours cherché avec soin, n'existe pas ou disparaît par la suite, ainsi qu'on peut s'en assurer en parcourant la thèse du docteur Pley, alors que les partisans de la discision sont muets à cet égard, sans doute parce qu'ils ne l'ont jamais recherché à l'ophtalmoscope.

En fait de manifestations glaucomateuses consécutives, je

n'en ai constaté qu'un cas sur cent, en tout 10, dont 9 ont cédé aux instillations d'ésérine et à l'oulétomie, alors qu'un seul s'est transformé en glaucome chronique absolu. Il serait intéressant, à cet égard, de connaître le nombre de glaucomes consécutifs à la discision et à la capsulotomie aux ciseaux ou avec le couteau de Græfe, pour établir un parallèle, d'où, j'en ai la conviction, l'extraction sortirait plus que victorieuse.

Quant au décollement de la rétine, il me suffira de dire que Pley, dans sa thèse, ne l'a signalé qu'une seule fois sur 90 observations (observ. 65, p. 70), à propos d'un œil très myope où l'extraction de la cataracte secondaire avait été des plus simples, avec vitré resté transparent, ce qui a permis de récupérer V = I. Ce n'est que 5 mois plus tard que V tombait à 1/4 avec trouble consécutif du vitré et un léger soulèvement de la rétine; le tout à la suite de violents efforts (voy. p. 94). En opposition, nous rappellerons l'accusation portée par de Wecker sur la fréquence des décollements après la discision à l'aiguille.

Je ne pense pas que l'arrachement partiel de la seule portion pupillaire de la capsule avec des pinces à griffes proposé par de Wecker constitue un progrès sur l'extraction totale. Car, de deux choses l'une: ou la membranule est mince et se laissera déchirer simplement par les griffes de la pince, ou elle est épaisse et résistante, et l'on ne parviendra à l'extraire aussi sûrement que lorsqu'on l'aura saisie à cheval et par ses deux faces entre les deux mors de la pince, sans qu'il résulte ni plus de tiraillements du côté des procès ciliaires ni plus d'insulte pour le vitré.

Par l'extraction de la cataracte secondaire on vient en somme à bout de réaliser l'idéal opératoire des cataractes, qui consiste à supprimer la totalité de l'appareil cristallinien devenu opaque, que tant d'ophtalmologues de mérite ont proné et abandonné tour à tour, à cause des dangers dérivant de la perte du vitré, lorsqu'on y procède du même coup et par pression. La différence, c'est qu'ici on agit en deux temps espacés, et en choisissant les cas où la méthode convient, pour se borner dans ceux, relativement exceptionnels, où il existe des cataractes secondaires épaisses et adhérentes, celles en particulier succédant à des traumatismes du cristallin, à la capsulotomie et à ses dérivés.

En terminant, je tiens encore à répondre à un reproche fait à l'extraction telle que je viens de la décrire, celui d'entraîner une perte du vitré ou, pour le moins, l'enclavement de celui-ci entre les lèvres de la plaie cornéenne, d'où crainte d'une infection ultérieure. C'est là, entre autres, l'avis émis par mon sympathique et savant ami le professeur Pflüger (1) qui, bien que favorable à l'extraction, la réserve pour certains cas donnés. De plus, il préfère, avec Kuhnt, s'attaquer non à la cornée, mais à la sclérotique, en introduisant la pique à 3 ou 4 millimètres en arrière du limbe.

En attendant que l'expérience démontre les avantages de la voie sclérale, qu'il me soit permis d'affirmer qu'en procédant, dans l'opération, comme je l'ai dit, le vitré n'a aucune tendance à se prolaber, sauf dans certains cas tout à fait exceptionnels, et tout se réduit au plus à l'apparition au dehors d'une petite perle qu'on excise avec les ciseaux sans qu'elle se reproduise ni au moment de l'opération ni plus tard. Cela est surtout vrai pour l'extraction simple, sans iridectomie, de la cataracte primitive grâce à la présence de l'iris, qui joue le rôle d'opercule de contention.

Je craindrais, pour mon compte, que toute manœuvre opératoire faite derrière l'iris ne saurait guère valoir en précision et en sûreté celles qui ont lieu par la cornée en pleine chambre antérieure, outre que lors d'extraction on évite ainsi de labourer le vitré, dont toute blessure profonde peut devenir grave, comme cela a été surabondamment démontré pour l'abaissement classique de la cataracte par scléroticonyxis.

(1) PFLUEGER, *Soc. franç. d'opht.*, 1902.

XIII

EMBOLIE ET THROMBOSE DES VAISSEAUX CENTRAUX DE LA RÉTINE

Il y a bientôt quarante ans que de Græfe (1) publia le premier cas d'embolie de l'artère centrale de la rétine, dénomination qui, depuis lors, fit fortune à cause de sa nouveauté en ophtalmologie et a servi à désigner des cas plus ou moins disparates de cécité brusque uni ou bilatérale. Une réaction est survenue par la suite et est allée même en s'accentuant jusqu'au moment actuel où la thrombose et l'endartérite tendent à supplanter de plus en plus l'embolie des vaisseaux centraux.

Avant d'aller plus loin, nous rappellerons que l'embolie, entité morbide créée de toute pièce par Virchow qui s'est fondé sur l'anatomie pathologique d'une part et l'expérimentation d'autre part, réside dans l'occlusion brusque d'une artère grande ou petite, qui peut ne pas être malade du tout, par un bouchon le plus souvent sanguin, autrement dit un caillot. Celui-ci, né dans une veine, s'en détache, parvient au cœur droit et de là dans l'artère pulmonaire ; ou bien, formé dans le cœur gauche, les valvules bicuspides ou l'aorte, il se trouve projeté de là dans le système artériel céphalique. C'est ces dernières conditions qui réalisent la production de l'embolie de l'artère centrale de la rétine, branche de l'ophtalmique.

Tout autre est la signification de la thrombose, tant artérielle que veineuse. Ici il s'agit d'une coagulation sanguine *in situ* reconnaissant elle-même une double pathogénie, à savoir : le plus souvent une artério-sclérose antérieure et accessoirement une endartérite ou une endophlébite septiques ou dyscrasiques, telles qu'on les rencontre dans le diabète, l'albuminurie, la puer-

(1) Græfe, *Arch. f. ophl.*, V. 1, 130.

péralité, l'anémie pernicieuse et jusqu'à la chlorose, sans omettre l'ictère grave, la variole et même la blennorrhagie (1).

Ainsi que Schweigger (2) vient de le rappeler dans un récent article, l'observation de Græfe constituait d'emblée un type clinique des plus nets. Le malade dont la vue avait été abolie brusquement de la façon la plus absolue, huit jours auparavant, offrait à l'ophtalmoscope des milieux absolument transparents, la papille optique décolorée et les vaisseaux centraux, tant artériels que veineux, réduits au minimum comme volume. Au delà du disque optique, les bifurcations rétiniennes de l'artère étaient extrêmement réduites, et cela de plus en plus, jusqu'à devenir filiformes et disparaître vers l'ora serrata. Les ramifications veineuses elles-mêmes étaient réduites mais non sans augmenter de volume en allant vers l'équateur. Aucun trouble nuageux à ce moment du disque optique ni de la rétine. Ce n'est que deux semaines plus tard que la région de la macula devint opalescente, comme infiltrée, jusqu'au côté temporal du disque optique. En même temps apparaissait un point rouge cerise, comme hémorragique, au niveau de la fovea. La dégénérescence atrophique du nerf était alors des plus manifestes. L'examen anatomique de l'œil, fait par Schweigger (3), après la mort du patient, permit de constater, en arrière de la lame criblée, l'artère centrale entièrement obstruée par un caillot arrondi, dont la signification comme embolie a soulevé des doutes auxquels Schweigger (4) a répondu, nous le croyons, victorieusement.

Nous avons été à même d'observer un cas tout à fait identique à celui du grand maître chez un de nos malades âgé de 70 ans qui, prenant un bain à Vichy, où il faisait tous les ans une cure, eut une cécité brusque et totale de son œil droit. Lorsque nous l'avons examiné, trois mois plus tard, le disque optique était entièrement blanc, atrophique, à contours très nets et sans la moindre excavation; nous vîmes des artères filiformes à peine perceptibles et des veines très réduites sauf vers l'extrême périphérie du champ ophtalmoscopique. La cécité a persisté telle

(1) GALEZOWSKI, *Soc. d'opht. de Paris*, 1900.
(2) SCHWEIGGER, *Arch. f. Augenh.*, 1901, XLIII, 3, p. 163.
(3) SCHWEIGGER, *Vorlesungen u. d. Gebrauch des Augenspiegels*, 1864.
(4) SCHWEIGGER, *Arch. f. Augenh.*, XI, p. 446.

quelle jusqu'à la mort du malade, survenue dix ans plus tard sous le coup d'accidents cardiaques avec complication pulmonaire. Cela concorde avec le souffle aortique et l'artério-sclérose généralisée que nous avions constatés chez lui, en même temps que les lésions ophtalmoscopiques de l'œil droit.

En prenant comme type les deux faits cliniques qui précèdent, on peut avancer que de la plupart des observations publiées jusqu'ici sous la dénomination d'embolies uni et bilatérale de l'artère centrale de la rétine, parmi lesquelles on en a décrit de complètes et d'incomplètes, de totales et de partielles, il en reste peu qui offrent les signes fonctionnels et objectifs jugés indispensables par de Græfe comme étant pathognomoniques de l'embolie.

C'est qu'en effet, pour peu qu'il s'agisse d'une cécité survenue brusquement, précédée ou non d'obnubilation prémonitoire, accompagnée ou non d'œdème de la papille et de la rétine, ou d'apoplexie et suivie ou pas d'un rétablissement plus ou moins prononcé de la vision, on opine pour une thrombose de l'artère centrale, pour peu qu'on constate la présence de la tache rouge cerise de la fovea et la décoloration tardive du disque optique. Ce sont là, dirons-nous, des cas d'autant plus frustes que, dans certains d'entre eux, il coexistait des foyers blancs circummaculaires comme dans la rétinite albuminurique, et que les malades, d'ailleurs artério-scléreux ou cardiaques, étaient manifestement brightiques ou pour le moins diabétiques.

Il reste à savoir si les cas jugés typiques ne dérivent pas plutôt de la thrombose et des lésions sclérosiques des artères que d'une embolie véritable.

Des caractères cliniques bien tranchés, tels que : la perte totale instantanée de la vision d'un œil qui, jusque-là et à aucun moment, n'a rien laissé à désirer au point de vue fonctionnel, l'aspect si caractéristique des artères rétiniennes avec réduction des calibres des veines dont le volume diminue dans le sens centripète, et peu après l'apparition d'une tache rouge cerise de la macula sans autres lésions apparentes du fond de l'œil qu'une nébulosité de la région circumfovéale de la rétine sans le moindre signe de stase ni de saillie de la papille, plaident sans doute en faveur de la présence d'un embolus ayant oblitéré complètement la lumière du tronc de l'artère centrale derrière la lame criblée.

Mais il faut reconnaître que, sans l'examen histologique consécutif, le doute se justifie par le fait même que d'autres états morbides tels que l'apoplexie de la gaine vaginale et certaines névrites rétro-bulbaires aiguës, peuvent donner lieu aux mêmes signes fonctionnels et ophtalmoscopiques, au moins au début.

L'examen anatomo-pathologique qui, au premier abord, paraîtrait souverain pour trancher la question n'est pas sans offrir de réelles difficultés qui font que ce qui est embolie pour certains observateurs devient une thrombose pour d'autres. On admet que le véritable embolus réside dans un caillot fibrineux blanc grisâtre et dense constitué par un réseau de fibrine et contenant dans ses mailles de nombreux globules lymphoïdes devenus grenus, et dont quelques-uns ont eu le temps de s'organiser en véritables éléments embryo et fibro-plastiques, alors que le thrombus offre les caractères d'un caillot de sang récemment coagulé dans l'intérieur du vaisseau. Cela est vrai lorsque l'examen microscopique se fait peu de temps après l'arrêt de la circulation, tandis qu'il n'en est pas ainsi alors que deux, trois mois et plus se sont écoulés après l'apparition de la cécité brusque. On dit, en outre, que l'examen histologique des parois vasculaires servirait à trancher le litige dans ce sens que l'artério-sclérose et l'endartérite peuvent manquer dans l'obstruction par embolus, alors que le plus souvent la thrombose est la conséquence de pareilles lésions pariéto-vasculaires en tant qu'endothélium et intime. Mais, si l'on songe que dans les deux ordres de faits la plupart des malades sont des vieillards ou des dyscrasiés, tels que : des syphilitiques, des alcooliques, des albuminuriques, des diabétiques et en tous cas des arthritiques, on ne saurait se fonder sur l'état sain ou malade de la paroi pour pouvoir sûrement se prononcer dans le sens plutôt de l'embolie que de la thrombose.

Là où cette dernière paraît être plutôt en cause, c'est lorsqu'il s'agit du déclin progressif de la vue précédant l'amaurose brusque finale et qui souvent, n'occupe qu'une partie du champ visuel, reste susceptible d'amendement et s'accompagne de signes qui prouvent que l'ischémie n'est pas complète, d'où production de stase dans les veines, accompagnée ou non de l'apparition de nombreuses plaques apoplectiques sur la rétine, principalement au niveau du pôle postérieur de l'œil, du proche voisinage du disque optique et de la papille elle-même.

Parfois, il s'y ajoute un véritable œdème rétino-papillaire avec ou sans foyers blancs comme ceux de la rétinite albuminurique, qui donnent lieu parfois à des décollements partiels de la rétine. Dans ces cas, on trouve presque toujours à l'examen histologique les parois des artères sclérosées, autrement dit athéromateuses, à quoi il peut s'ajouter des productions verruqueuses hyalines (1) disposées en couches concentriques autour des vaisseaux tant de la rétine que de la choroïde, surtout ceux de petit calibre. Plus rarement on a signalé dans le thrombus obturateur des amas calcaires (2) composés de couches homogènes stratifiées et se colorant en rouge brun par l'orcéine et en bleu violet foncé par l'hématoxyline aluné.

De tout cela il résulte, que la plupart des observations relatives à des prétendues embolies de l'artère centrale réputées incomplètes ou partielles, c'est-à-dire n'intéressant que l'une ou l'autre des branches terminales, rentrent dans les thromboses. Aussi la cécité n'arrive que par étapes, et l'amaurose souvent bilatérale s'établit par la suite d'elle-même en partie ou en totalité sans qu'il faille supposer la désagrégation ou le désenclavement d'un embolus hypothétique.

Le fait de la présence de la tache rouge cerise comme hémorragique de la fovea, qui a suffi à beaucoup de cliniciens pour classer les observations de cet ordre dans l'embolie, ne saurait justifier le diagnostic, attendu qu'il s'agit là tout simplement d'un symptôme qu'on retrouve toutes les fois que la région de la macula, par suite d'une maladie ou même d'un simple traumatisme du globe, devient le siège d'un œdème blanc grisâtre laissant percevoir au centre la couleur rougeâtre de la fovea, dont le stroma échappe à l'infiltration œdémateuse. Comme on le voit, il ne s'agit en somme que d'une apparence, par contraste, ainsi que Liebreich l'a établi le premier, et non d'une tache apoplectique. C'est dire que ce signe ne saurait prétendre à passer pour pathognomique en faveur ou contre l'embolie et qu'il serait dès lors téméraire de s'en contenter. Pareille réserve s'impose surtout lorsqu'il s'agit de cécité brusque bilatérale, laquelle le plus souvent succède à des attaques prémonitoires et peut disparaître par la suite en partie ou en totalité.

(1) Hoffmann, *Arch. f. Augenheilk.* 1902, XLIV, p. 339.
(2) Galinowsky, *Arch. f. Augenheilk.* 1901, XLIII, p. 183.

En règle, l'embolie typique comme celle décrite pour la première fois par de Græfe, ne se produit que sur un seul œil, l'autre continuant à rester normal, au moins pour un temps plus ou moins long. Le fait que deux embolies puissent obstruer au même moment, ou à un très court intervalle, les deux artères centrales rétiniennes des deux yeux, serait presque une impossibilité. La seule exception, comme cela a été déjà dit par Leber (1) et Ficher (2), qu'on pourrait invoquer, réside dans l'observation unique dans son genre que vient de publier mon ami le professeur Van Duyse, de Gand (3), et dont voici les points saillants:

Vieillard de 71 ans, artério-scléreux manifeste, ayant une insuffisance mitrale et un rétrécissement de l'orifice aortique, sans manifestation cérébrale d'aucune sorte ni complications pulmonaire et rénale, perd brusquement la vue des deux yeux, du gauche d'abord, du droit ensuite, le tout dans l'espace de trois minutes. L'examen ophthalmoscopique, pratiqué le huitième jour de l'accident, révèle l'effacement des artères rétiniennes devenues filiformes, la distension des veines vers la périphérie, qui allaient en s'amincissant du côté du disque optique, lequel, au bout d'un mois, commençait à s'atrophier. Ajoutons que, lors du premier examen, la région maculaire offrait un léger œdème avec tache rouge cerise au niveau de la fovea. En un mot, on se trouvait ici en présence du type réputé classique d'une embolie double de la rétine ; d'autant plus que la vision ne s'est rétablie à aucun moment de l'observation, contrairement aux cas réputés comme tels publiés par Olaf Page (4), Moos (5), Knapp (6), Loring (7), Nettleship (8), Haase (9), Uhthoff (10), etc., 59 en tout,

(1) Leber, *Græfe et Sæmisch*, 1re édition, t. VI, p. 548.

(2) Fischer, *Ueber die Embolie des Arteriæ centralis retinæ*, Leipzig, 1891.

(3) Van Duyse, *Arch. d'opht.*, 1902, p. 93.

(4) Olaf Page, *Amer. Journ. of med. Sc.*, 1874, t. LXVII, p. 126.

(5) Moos, *Virchow's Arch.*, 1867, t. XLI, p. 58.

(6) Knapp, *Arch. f. Opht.*, 1868, t. XIV, p. 245.

(7) Loring, *Nagel's Jahresb.*, p. 392. — *Amer. J. of med. Sc.*, 1874, t. LXVII, p. 313.

(8) Nettleship, *id.*

(9) Haase, *Arch. f. Augenh.*, 1881, t. X, p. 470.

(10) Uhthoff, *Beiträge z. Pathol. des Sehnerven und der Netzhaut*, 1885, p. 34.

sur 100 où la vision est revenue plus ou moins complètement à l'un des deux yeux au bout d'un temps ayant varié de 1/2 minute à 2 minutes.

Disons toutefois que ce qui manque dans l'observation de Van Duyse, pour être inattaquable, c'est l'examen anatomo-pathologique qui, heureusement pour le malade, fait défaut.

Si l'on envisage la question au point de vue de la pathologie générale, il est certain que l'occlusion des vaisseaux artériels par thrombose est bien plus commune que celle par embolie. Pour cela, il nous suffira de citer pour type la gangrène sénile sèche des membres inférieurs, laquelle, comme on sait, succède tantôt lentement, tantôt brusquement à l'arrêt de la circulation due à un caillot formé sur place dans les canaux vasculaires dont les parois sont devenues athéromateuses principalement à cause de l'âge avancé et accessoirement par suite de dyscrasie.

Toujours est-il que depuis vingt-cinq ans que la cause de la thrombose rétinienne a été plaidée par Michel (1), puis par Mauthner (2), les faits de cet ordre se sont multipliés au détriment du diagnostic d'embolie. A ce propos, nous mentionnerons les publications parues successivement de Loring (3), Priestley Smith (4), Haab (5), Michel (6), Kern (7), Haab (8), Michel (9), Reimar (10), Leonore Velt (11) et Siegrist (12); la publication de ce dernier concerne un caillot thrombosique de l'artère centrale survenu à la suite de la ligature de l'artère carotide primitive et de ses deux branches terminales.

Pour Haab, en particulier, l'arrêt de la circulation de l'artère

(1) Michel, *Arch. f. opht.*, XXIV, 2, p. 27, 1878.

(2) Mauthner, *Id.*

(3) Loring, *Amer. Journ. of med. Sciences*, 1874, LXVIII, p. 313.

(4) Priestley Smith, *Opht. Review*, 1884, vol. III.

(5) Haab, *Festschrift f. Helmholz*, 1891, p. 19, et in Norris Oliver, 1900, Philadelphie, vol. IV.

(6) Michel, *Manuel d'opht.*, 1890, 2e édition.

(7) Kern, Dissert. Zurich, 1892.

(8) Haab, *Bericht u. die 26 Versam. d. opht. Gesellsch. zu Heidelberg*, 1897, p. 160, 1900, p. 209, et *Corresp. f. Schweizer Aerzte*, 1898, n° 11.

(9) Michel, *Congrès de Heidelberg*, 1898, p. 243-331, et *Zeitsch. f. Augenh.*, 1899, 2, p. 1.

(10) Reimar, *Arch. f. Augenheilk.* 1899, p. 231 (donne bibliographie complète).

(11) Leonore Velt, *Arch. f. Augenh.*, 1900, XLI, 4, p. 360.

(12) Siegrist, *Græfe's Arch.*, t. L, p. 511.

centrale de la rétine dépend bien plus souvent de la thrombose, avec lésion ou non des parois, que d'une embolie.

Ajoutons que, dans bien des cas de prétendues embolies partielles, accompagnées ou non d'apoplexies rétiniennes uni ou bilatérales, on a vu éclater plus tard des glaucomes, preuve que les deux affections évoluent sur un terrain pathologique commun, celui de l'artério-sclérose avec ses conséquences.

Non seulement la thrombose s'offre de plus en plus comme cause de l'ischémie brusque des artères rétiniennes, mais aussi des veines correspondantes.

C'est Michel (1) qui y a attiré le premier l'attention avec l'observation d'un leucémique. Depuis parurent d'autres faits du même ordre, au nombre de 23, en y ajoutant ceux de Clermont (2) et de Ischreyt, parmi lesquels nous n'en retiendrons que 15 où l'on a eu la preuve anatomique et qui sont dus à Schnabel (3), Weinbaum (4), Wagenmann (5), Turk (6), Purtscher (7), Alt (8), Gauthier (9), Bankwiz (10), encore Michel (11) et Ischreyt (12). Sur ces 15 cas, 10 fois il survint du glaucome entre cinq semaines et deux mois après l'apparition de la cécité brusque, outre qu'il coexistait des lésions sclérosiques des rétines, ce qui tend à prouver que la thrombose veineuse n'est pas primitive, mais consécutive à la gêne circulatoire dérivant de l'artério-sclérose sénile. C'est là aussi la doctrine professée tout récemment par Haab et par Harries Jones (13) qui vient de relater quatre nouveaux cas de thrombose de la veine centrale suivie de glaucome, et cela au bout de six semaines à neuf mois après l'établissement du processus thrombosique et l'apparition des apoplexies rétiniennes qui l'accompagnent. Il va sans dire que par là nous excluons les thromboses veineuses

(1) MICHEL, *Arch. f. Opht.*, 1878, 24, 2, p. 37.
(2) CLERMONT, Thèse de Paris, 1899.
(3) SCHNABEL, *Arch. f. Augenheilk.* 1892, 24, p. 273.
(4) WEINBAUM, *Arch. f. Opht.*, 1892, 38, 3.
(5) WAGENMANN, *Arch. f. Opht.*, 1892 et 1897.
(6) TURK, *Beitr. z. Augenh.*, 1896, XXIV.
(7) PURTSCHER, *Arch. f. Augenh.*, 1896.
(8) ALT, *Amer. Journ. of Opht.*, 1897, t. XIV, p. 114, et 1898, t. XV, p. 298.
(9) GAUTHIER, *Ann. d'ocul.*, 1898, CXIX, p. 438.
(10) BANKWIZ, *Arch. f. Opht.*, 1898, XLV, 2.
(11) MICHEL, *loc. cit.*
(12) ISCHREYT, *Arch. f. Augenh.*, 1900, XLI, p. 38.
(13) HARRIES JONES, *British med. Journ.*, 1902, p. 138.

dues à des thrombo-phlébites d'ordre dyscrasique ou infectieuses, comme chez les albuminuriques, les femmes en couches, les cancéreux, etc., où la thrombose marastique se produit d'emblée.

C'est ce qui nous a fait dire dans notre *Traité des maladies des yeux*, t. I, p. 631 (1894) : « que la thrombose de la veine centrale en tant qu'entité morbide n'était pas encore définitivement assise ».

Ce qui nous paraît démontré quant à présent par les examens anatomo-pathologiques, c'est que la thrombose veineuse, telle qu'elle apparaît chez les individus âgés en dehors de toute infection, est consécutive à l'artério-sclérose dont ils sont atteints.

A cet égard, l'observation d'Ischreyt (1) peut être envisagée comme typique :

Médecin, sujet artério-scléreux, eut un matin du trouble visuel sur l'œil droit seul avec abolition de l'acuité visuelle. Deux mois plus tard, cet œil offrait tous les signes d'un glaucome hémorragique absolu pour lequel on fit l'énucléation le lendemain. A l'examen histologique, la rétine était farcie de foyers hémorragiques. Les vaisseaux artériels étaient sur un grand nombre de points sclérosés par endartérite oblitérante, avec formation de thrombus aussi bien dans ceux-ci que dans les veines correspondantes. Il y avait, entre autres, au niveau de la papille, un bouchon fibrineux qui oblitérait complètement la branche nasale de la veine, laquelle était transformée plus loin en cordon hyalin.

Cette même coexistence des thromboses artérielles et veineuses se retrouve dans le fait relaté par Leonore Velt (2). Ici, au point de vue clinique, le type ophthalmoscopique était mixte, rappelant à la fois celui de la rétinite albuminurique et celui de l'embolie.

Il s'agissait d'une malade de 34 ans, enceinte, cardiaque et albuminurique, atteinte de néphrite interstitielle et d'ulcère d'estomac en septembre 1898. Le 30 octobre, elle eut une hématémèse abondante, avec perte partielle de connaissance et abaissement de la vision des deux yeux au point de ne plus reconnaître les personnes qui l'entouraient. Admise à l'hôpital le 2 novembre, elle mourut le 19 de complications de péricardite et de pneumonie, après avoir avorté.

---

(1) Ischreyt, *loc. cit.*

(2) Leonore Velt, *loc. cit.*

L'examen histologique des yeux démontra, outre les altérations propres à la rétinite albuminurique, la thrombose des deux artères centrales de la rétine, avec de nombreux extravasa sanguins le long de leurs branches terminales et de plus, une thrombose de la veine centrale de l'œil gauche.

Deux fois on a invoqué la chlorose comme cause de l'embolie veineuse rétinienne; ce sont les observations de Clermont (*loc. cit.*) et de Ballaban (1).

La première est relative à une fille de 20 ans, d'aspect chlorotique et à sommets suspects. Ophtalmoscopiquement, veines rétiniennes très dilatées et tortueuses, avec des extravasa hémorragiques en flamèches le long de leurs parois; papille non saillante, mais avec effusion blanchâtre autour, et qui voile également la macula. Cinq mois plus tard, la papille est restée décolorée, bien que les vaisseaux (artères et veines) aient repris leur aspect normal. V mesurait 1/8.

La seconde, celle de Ballaban, se rapporte à une fille chlorotique de 26 ans, dont la vue de l'œil droit avait commencé à baisser depuis 4 mois, pour disparaître presque 6 semaines avant l'examen ophtalmoscopique qui permit de constater : un trouble poussiéreux du vitré, la papille hyperémiée à bords diffus, les veines rétiniennes trois à quatre fois plus volumineuses et apparaissant comme segmentées, alors qu'une pression exercée sur l'œil ne provoque aucune pulsation. En l'absence de syphilis, de tuberculose, d'affection du cœur et des reins, ainsi que de toute dyscrasie démontrable, l'auteur incrimine la chlorose, en se fondant sur les cas de neuro-rétinite avec ou sans extravasations sanguines rapportés par Knies, et sur ceux de thrombose des sinus de la dure-mère relatés par Kockel et, ajouterons-nous, par Hawthorne (2).

Le diagnostic de la thrombose veineuse comporte l'étude des points suivants :

1° La façon dont se perd la vision ;

2° L'état des vaisseaux, artères et veines, à l'examen ophtalmoscopique;

3° L'aspect de la papille et de la rétine.

En général, il ressort des observations que la vision est fortement compromise d'emblée, mais qu'il en subsiste aussi un certain degré relatif permettant au malade de distinguer les gros objets à une courte distance, soit au début, soit par la suite. Exceptionnellement, il est des cas où la vision est et reste perdue

(1) Ballaban, *Arch. f. Augenheilk.* 1900, XLI, 3, p. 280.
(2) Soc. d'opht. du Roy.-Uni, 30 janvier 1902.

pour toujours et qui, comme tels, peuvent être interprétés comme des embolies dont elles ne se distinguent que par le fait de la plénitude avec ou sans engorgement thrombosique des veines correspondantes.

Les veines rétiniennes sont, non seulement engorgées et noirâtres, mais elles offrent souvent des renflements et des rétrécissements alternes. Quelques-uns de ces derniers sont en partie vides de sang. On ne constate jamais du pouls veineux, alors même qu'on vient à exercer sur le globe une pression digitale, ce qui prouve que la circulation y est abolie. Quant aux artères, on les a signalées comme étant toujours réduites sensiblement de volume, et même, comme dans l'observation de Knapp (1), devenues filiformes au point d'être à peine perceptibles. Cette vacuité relative des artères a été expliquée par la compression du thrombus du tronc veineux situé derrière la lame criblée sur la partie correspondante du tronc de l'artère centrale. Ce n'est toutefois là qu'une hypothèse plausible, vu qu'on pourrait admettre, avec autant de raison, une ischémie artérielle primitive par sclérose des parois devenue cause de la thrombose de la veine. Cela serait surtout vrai pour les vieillards qui, en dehors des lésions du système cardio-vasculaire, n'offrent ni dyscrasie, ni infection d'aucune sorte. Par contre, chez des individus de tout âge, l'albuminurie, le diabète, l'influenza, le typhus, la pneumonie infectieuse, le paludisme, la leucémie, l'anémie profonde dérivant de pertes sanguines profuses, etc., peuvent cadrer avec l'idée d'une thrombo-phlébite primitive donnant lieu, par compression, à un certain degré d'ischémie artérielle perceptible à l'ophthalmoscope.

En dehors des modifications des vaisseaux centraux, on rencontre souvent des apoplexies rétiniennes, tantôt discrètes, mais qui occupent toujours principalement les alentours du disque optique et parfois empiètent sur la papille. Celle-ci, bien que voilée, ainsi que la région maculaire, par une légère suffusion séreuse, n'offre jamais de saillie comme dans la papillite par stase, qui ne saurait exister que lors de complications albuminuriques concomitantes, pas plus que les plaques blanches étoilées périmaculaires. On sait que les sugilations hémorragiques de la

(1) Knapp, *Arch. f. Augenh.*, 1885, t. XIV.

papille ont été envisagées par certains ophtalmologues comme un symptôme caractéristique de l'apoplexie vaginale du nerf optique ; mais il ne s'agit là que d'une vue d'esprit pour expliquer des cas de perte brusque de la vue, alors que toute preuve anatomo-pathologique valable a fait défaut. Le seul examen d'hémorragie vaginale connue est celui de Leber, précisément dans un cas où ophtalmoscopiquement les apoplexies papillo-rétiniennes manquaient et où la papille était devenue purement atrophique par la suite.

Nous ne parlerons que pour mémoire des diagnostics différentiels de la thrombose rétinienne avec la névrite rétro-bulbaire aiguë, où la vue se perd également d'une façon brusque, mais en offrant des symptômes bien différents. C'est ainsi que dans cette dernière affection, le plus souvent unilatérale, on ne retrouve aucun des caractères ophtalmoscopiques de la thrombose et jamais des apoplexies rétiniennes. De plus, si l'on refoule le globe d'avant en arrière par une pression digitale, le malade accuse une douleur profonde dans l'orbite, qui passe pour être pathognomonique.

Le pronostic de la thrombose veineuse est, au point de vue de la vision, moins grave que celui de l'embolie classique, en ce sens qu'un retour partiel, plus rarement total, de la vue est chose possible. Toutes choses égales, des attaques successives d'embolisation aboutissent presque toujours à une perte finale du fonctionnement de l'œil atteint, et c'est alors aussi que l'on a à craindre le plus la mort du malade par des complications du même ordre du côté de l'encéphale, et qui tiennent encore ici à la même cause originelle, la sclérose vasculaire sénile ou dystrophique.

En fait de traitement, on n'a rien de localement utile à proposer. Se rappelant que, dans un certain nombre des cas, le glaucome en est l'aboutissant, on s'abstiendra de tout collyre mydriatique et l'on prescrira, sitôt que le tonus tend à s'élever, les myotiques, de préférence l'ésérine en solution huileuse.

Quant aux moyens généraux, on administrera dès le début l'iodure de potassium à doses faibles (50 centigrammes par jour), mais d'une façon continue pendant de longs mois. S'il coexiste des lésions cardiaques et rénales, on ajoutera les moyens reconnus utiles en pareils cas, en s'aidant au besoin du régime lacté et en proscrivant rigoureusement toute boisson alcoolique.

XIV

AMBLYOPIE ET AMAUROSE PAR DÉCHARGE ÉLECTRIQUE

Nous commencerons cette étude par une observation personnelle.

B..., âgé de 26 ans, wattman au Métropolitain, par suite de la production d'un court-circuit, reçoit, le 15 septembre 1900, à une distance de 50 centimètres environ, la décharge électrique du courant dont la force approximative mesurait 560 volts. Il en résulta des brûlures superficielles de la face et du front, suivies aussitôt d'un éblouissement intense et de photophobie rétinienne, qui l'obligèrent à se cacher les yeux avec les mains.

Pendant les 15 jours qui suivirent, les petites brûlures de la peau se cicatrisèrent, et le malade ressentait des douleurs circumorbitaires sans autres phénomènes; mais, lorsqu'il voulut reprendre ses occupations, il s'aperçut que la vision était défectueuse, ce qui l'engagea à nous consulter à l'Hôtel-Dieu, le 28 septembre 1900.

A ce moment il accuse de l'éblouissement sous l'action de la lumière diffuse et une impossibilité de se conduire lorsque l'éclairage diminue: sorte d'héméralopie relative. L'acuité visuelle est réduite à 1/6 pour OD et 1/4 pour OG, non améliorée par les verres. Le champ visuel périphérique est rétréci principalement en haut, où il mesure 25° au lieu de 50°. A l'ophtalmoscope, hyperémie rétinienne plus prononcée à droite ; au photoptomètre on constate que le minimum lumineux, après adaptation de la rétine à l'obscurité pendant 20 minutes, est notablement supérieur à la normale, avec cette particularité que, pour toute ouverture du diaphragme, le bleu paraît gris blanc, et le rouge, jaune.

On prescrit au malade de la pommade hydrargyrique à la tempe et de la strychnine par la bouche, à la dose de 3 milligrammes par jour. On lui conseille le port de verres noirs avec repos des yeux.

Le malade se représente le 24 octobre. L'acuité visuelle est de 1/3 à droite et de 1/2 à gauche. Le rétrécissement du champ visuel persiste, ainsi que les douleurs circumorbitaires, et on lui prescrit l'antipyrine.

Le 2 novembre, l'acuité visuelle mesure 1/2 à droite et 2/3 à gauche; le rétrécissement du champ visuel est diminué ainsi que l'héméralopie.

Le 12 novembre, la vision mesure 2/3 à droite et 1 à gauche. Presque plus de rétrécissement du champ visuel et pas d'héméralopie, ni douleurs péri-orbitaires. Fond d'œil normal. On peut donc considérer le malade comme définitivement guéri. Aussi pourrait-il reprendre ses occupations si la trépidation du train en mouvement ne lui réveillait encore des douleurs de tête.

Au fait clinique qui précède nous pouvons rapprocher ceux signalés tout récemment par Doubor-Roy (Soc. amér. d'opht., 7 et 8 mai 1900). Trois personnes ont été atteintes de cécité temporaire causée par des éclairs, suite du contact de câbles d'un voltage de 500; les symptômes furent : violentes douleurs de la face et photophobie, légère injection épisclérale, trouble de la cornée et myosis des pupilles. Les trois malades guérirent par le port de verres fumés et les instillations de collyre d'atropine. Incidemment, l'auteur accuse l'éclairage électrique d'être nuisible pour la vue et lui préfère le gazolène. Quant aux lésions maculaires, l'auteur se réserve de porter un jugement après de nouvelles investigations.

A l'intensité près, la foudre provoque du côté des yeux des manifestations du même ordre avec d'autres lésions en plus. Exemple, l'observation de Vossius (*Deutschmann's Beiträge zur Augenheilk.* 4 Hept. S. 1, 1894), que voici : brûlures superficielles de la peau de la paupière inférieure droite, des cils des deux yeux et des cornées ; parésie du muscle droit interne et paralysie de l'accommodation de l'œil droit. Peu après, on voit survenir de l'irido-cyclite, une atrophie partielle de la papille optique droite et une cataracte bilatérale, ayant pour siège principal les couches corticales postérieures, pour de là gagner le reste de la lentille, en même temps que le vitré devint trouble.

Si l'on résume des faits analogues, on constate des troubles variés, qui tous se rattachent moins à l'action directe du courant qu'au choc en retour qui en résulte. En première ligne, on rencontre l'hyperesthésie de la rétine, des amblyopies, les unes passagères, d'autres permanentes, et qui peuvent aboutir à l'atrophie optique, comme dans un cas complexe relaté par Rohmer (1). Toujours le champ visuel se trouve rétréci à sa périphérie, et cela dès le début. Comme complications on doit signaler les hémorragies intra-oculaires profuses et le décollement de la

(1) Rohmer, *Arch. d'opht.*, 1895, p. 217.

rétine. Outre les paralysies des muscles périphériques, comme dans l'observation de Vossius, citée plus haut, et de Buller (1), il peut s'ajouter la paralysie de l'accommodation, la mydriase [cas d'Ivanoff (2)] et même le ptosis (Power).

Au sujet des cataractes, il y a lieu d'envisager tout d'abord celles survenues tardivement, dans le cours des manifestations phlegmasiques de la rétine et du tractus uvéal, et qui, comme telles, doivent être réputées symptomatiques. Quant à celles généralement partielles, évoluant vite et occupant de préférence l'un ou l'autre des pôles du cristallin, il est difficile de ne pas les rattacher à une action catalytique directe du fluide électrique. Leber, qui s'est occupé tout spécialement de cette question, pense, contrairement à Yvert, qu'il faut exclure comme cause de la cataracte la rupture de la cristalloïde antérieure. De même, il se refuse d'admettre la coagulation de la globuline cristallinienne par la chaleur, en faisant valoir que le globe, protégé qu'il est par les paupières, échappe le plus souvent à toute brûlure directe. En serait-il autrement, dit-il, qu'il ne faudrait pas moins de 80° centigrades pour produire pareil effet, ce qui ne saurait se réaliser à cause du contenu liquide de l'œil.

Parmi les autres mécanismes invoqués, nous devons mentionner celui admis par Hess, d'après des expériences sur des lapins, chez lesquels il provoquait des cataractes par des décharges successives de bouteilles de Leyde. Pour lui, il s'agirait de la destruction de l'épithélium endocapsulaire, d'où résulterait le gonflement des fibres cristalliniennes par osmose. Peters (Soc., opht., Heidelberg, 1900), à la suite d'expériences du même ordre, admet un tout autre mécanisme, la concentration des sels de l'humeur aqueuse dont l'action rendue toxique sur l'épithélium sécréteur de la rétine ciliaire entraînerait la dystrophie du cristallin.

Pour nous, une pathogénie définitive ne saurait être acceptée comme bien assise que le jour où le mode de nutrition du cristallin serait définitivement établi. A en juger par ce qui a lieu dans la cataracte naphtalinique expérimentale dont nous nous sommes beaucoup occupé, la nutrition du cristallin serait régie

(1) Büller, *Arch. f. Augenheilk*, XXI, p. 1.
(2) Ivanoff, *Soc. franç. d'opht.*, séance du 4 mai 1893.

non par l'humeur aqueuse, pauvre en éléments albuminoïdes, comme tout liquide excrémentitiel, mais par un courant nutritif dérivé de la chorio-rétine et qui, à travers le vitré, aborde la cristalloïde postérieure, dépourvue, comme on sait, d'épithélium. La clinique, d'accord avec l'expérimentation, prouve, du reste, que les cataractes dites symptomatiques succèdent à des lésions ayant pour siège la chorio-rétine ; exemple fréquent, la rétinite pigmentaire congénitale, où, chose à noter, l'opacification du cristallin débute invariablement par les couches corticales postérieures.

Dans l'étude des troubles fonctionnels qui dérivent de toute décharge électrique forte, on n'a pas manqué de faire intervenir l'action d'une lumière intense sur les éléments rétiniens. Cassien, dans sa thèse de doctorat de Bordeaux (1894), émet l'avis que les appareils électriques usités dans les bâtiments de guerre peuvent provoquer, outre un érythème de la face et des conjonctivites légères, des troubles visuels sérieux dus, d'après lui, à l'action des rayons violets prédominants.

Beauvais, à son tour (*Ann. d'Hygiène et de Pathologie*, 1896, p. 434), relate le fait d'un prisonnier qui prétendait être devenu aveugle pour avoir fixé les éclairs pendant un orage. En l'absence de toute lésion rétinienne apparente à l'ophtalmoscope, il pense avoir eu affaire à un pur simulateur ; déduction insuffisamment justifiée, attendu que parfois il s'agit là de névropathes qui, à la suite de l'ébranlement du système nerveux, offrent une véritable amblyopie hystérique.

C'est ce qui nous conduit à rapprocher de ces cas celui du jeune malade venu à la consultation de l'Hôtel-Dieu, pour une double amaurose survenue dans les circonstances suivantes :

Se trouvant dans une cave, en train de tisonner un grand fourneau, tout à coup la flamme de celui-ci s'est projetée au dehors et le fit reculer sans provoquer de brûlures. Au même moment, il dit avoir perdu la vue au point de ne pouvoir remonter qu'en tâtonnant. Une fois au dehors, il s'aperçut d'une réduction considérable du champ visuel ne lui permettant de voir que le troisième étage de la maison d'en face. Le lendemain, toute perception lumineuse binoculaire était abolie, et, lorsque nous le vîmes pour la première fois, quinze jours plus tard, l'œil droit seul avait récupéré la sensation d'une faible clarté au centre.

L'examen direct a permis de constater l'absence de mydriase, la conservation intégrale des mouvements reflexes des pupilles sous l'influence de la lumière et de la convergence, l'intégrité absolue du fond des yeux, l'absence des réflexes palpébraux alors même qu'on approchait vivement la flamme d'une bougie, la perte presque complète des réflexes patellaires, l'existence de nombreuses plaques anesthésiques à la face et aux membres, principalement du côté gauche. En nous fondant sur tous ces signes réunis, et principalement sur le rétrécissement concentrique des champs visuels sitôt après l'accident, l'absence de toute lésion ophtalmoscopique et la conservation intégrale des réflexes pupillaires, nous avons conclu que, chez ce malade, il s'agissait d'hystéro-traumatisme provoqué par la frayeur et bien moins de l'action directe du brasier sur les éléments rétiniens.

L'action du fluide électrique, de la foudre en particulier, provoque du côté des yeux des accidents variés, les uns légers, transitoires, les autres graves, pouvant aboutir à une cécité complète et définitive. Il est à noter qu'à la première période les signes d'excitabilité dominent : la rougeur de la face et des paupières avec gonflement, l'hyperémie de la conjonctive, plus rarement des infiltrations de la cornée [Vossius (1), Knies (2), Denig (3)], le rétrécissement de la pupille, l'hyperémie de la rétine, la photophobie, la photopsie, les douleurs oculaires et péri-orbitaires plus ou moins vives, à quoi il faut ajouter le rétrécissement régulièrement ou irréglièrement concentrique du champ visuel, qui est assez constant.

Plus tard, la vision se rétablit progressivement du centre à la périphérie, ou au contraire, l'amblyopie va en progressant jusqu'à une amaurose définitive, avec décoloration de la papille optique.

Cette variabilité des troubles survenus tient au degré d'intensité de la décharge électrique et à la plus ou moins grande impressionnabilité du sujet pour le choc en retour qui est le principal agent des lésions optico-rétiniennes. C'est ce qui explique

(1) Vossius, *loc cit.*
(2) Knies, *Græfe's Arch.*, XXII, p. 236.
(3) Denig, *Münch. med. Woch.*, 1895, n° 35.

pourquoi les accidents sont toujours plus communs chez les nerveux, particulièrement chez les prédisposés à l'hystérie, où la simple frayeur suffit pour provoquer des troubles oculaires en apparence graves, mais dont la signification est tout autre et comporte un traitement spécial.

Lorsqu'on est appelé au début, et tant que durent les signes d'excitation de la rétine, il faut condamner les yeux au repos, par le séjour du malade dans une pièce obscure et ensuite par le port de verres fumés. Plus tard, si l'anesthésie persiste ou s'accentue, on prescrira des injections, faites à la tempe, de strychnine à dose faible (1 ou 2 milligrammes) sauf à les porter jusqu'à 4 ou 5 milligrammes au maximum. S'il s'agit de troubles visuels hystériques, on aura recours à l'hydrothérapie mitigée, aux préparations bromurées et surtout à la suggestion, qui compte de réels succès. Quand il s'y ajoute des complications phlegmasiques, primaires ou tardives, du côté des annexes et du tractus uvéal, ou une cataracte, on s'adressera au traitement usité en pareils cas.

XV

PTOSIS DIT CONGÉNITAL

A différentes reprises, j'ai exposé dans mes écrits ce qui a trait au ptosis en général et à celui dit congénital en particulier, principalement au point de vue des moyens chirurgicaux dont nous disposons et qui en constituent le traitement réellement curatif.

Partant de l'idée qu'il fallait substituer à l'action défaillante du releveur celle d'un muscle du voisinage, on s'est adressé à l'anastomose du voile palpébral tombant au muscle frontal qui sert instinctivement à corriger la chute de la paupière supérieure, mais sans y parvenir dans la majorité des cas. Le procédé auquel j'ai recours a été décrit tout au long, avec des faits cliniques à l'appui, dans les *Archives d'ophtalmologie*, 1886, p. 1, puis dans mon *Traité des maladies des yeux*, t. II, p. 141. Comme ce procédé a fait ses preuves, tant en France qu'à l'étranger, je n'y reviendrai plus, sauf sur certains détails. Pour obtenir une bonne anastomose de la paupière, j'avais donné au lambeau palpébral suspenseur la forme d'une raquette, en pratiquant, en haut et de chaque côté, trois incisions rectilignes réunies, une supérieure horizontale, deux latérales verticales, rappelant dans leur ensemble la lettre majuscule grecque Π. Sur le bord supérieur du tarse, les deux branches verticales de Π s'inclinent obliquement vers la commissure palpébrale correspondante où on les termine. Cette forme du lambeau s'imposait par le fait que le manche de la raquette doit glisser sous le pont sourcilier lorsqu'on l'attire en haut pour l'anastomoser à la lèvre supérieure d'une boutonnière horizontale pratiquée immédiatement au-dessus du sourcil et qui comprend la peau et le muscle frontal jusqu'au périoste exclusivement. Il va de soi que deux incisions latérales obliques et rectilignes, allant de la base au sommet du lambeau palpébral, comme cela a été proposé plus tard par mon ancien élève de Lapersonne, ne saurait convenir au passage du sommet du lambeau dans le tunnel sourcilier qui est la partie étroite de la voie à franchir. C'est pour cela que nous avons conservé la forme en raquette du lambeau musculo-cutané. La seule chose qui nous a paru, depuis, demander une modification en vue du résultat purement cosmétique, c'est l'excision des deux petits capuchons de peau latéraux exubérants qui proviennent de la suture du sommet du lambeau au front. Pour cela, une fois les sutures placées de ce côté, nous retranchons les deux capuchons en question dans l'étendue voulue et l'on réunit les lèvres par un seul point de suture de chaque côté. Cela constitue un complément heureux de la méthode qui a été déjà indiquée dans mes *Leçons cliniques* parues en 1899, p. 19. Tout dernièrement, un confrère anglais qui a procédé de la sorte, d'après les indications que je lui ai fournies, m'a remercié m'annonçant que le résultat ainsi obtenu ne laissait absolument rien à désirer.

Le lambeau cutané suspenseur de la paupière supérieure ainsi tracé comprend la peau, le fascia conjonctif sous-cutané et la partie correspondante du muscle orbiculaire dont les fibres en arc, d'horizontales qu'elles étaient, deviennent plus ou moins verticales, s'allongent et agissent, grâce à leur point fixe au front, dans le sens du releveur absent, venant ainsi compléter l'action élévatrice indirecte du muscle frontal. Grâce à la dissection du lambeau palpébral musculo-cutané, prolongée en bas jusqu'à la moitié de la face antérieure du tarse, il résulte par la suite une large nappe cicatricielle conjonctive dont l'action rétractile concourt à parfaire le résultat voulu. C'est, sans doute, par la réunion de toutes ces conditions que la paupière supérieure, entièrement tombante, parvient par un mouvement en charnière à se porter en haut et en arrière, ce qui constitue le véritable mode physiologique de l'élévation.

Au Congrès de la Société française d'ophtalmologie de 1897, M. Motais (d'Angers) a proposé une nouvelle manière d'opérer le ptosis, qui consiste à suppléer au releveur par une languette médiane empruntée au tendon du muscle droit supérieur.

Après dissection de la conjonctive et d'une partie de la face antérieure du tarse, on y fixe la languette en question au moyen de deux points de suture latéraux, qu'on noue et qu'on coupe du côté de la face conjonctivale du tarse préalablement éversé.

Cette méthode parfaitement rationnelle, tant au point de vue anatomique que physiologique, méritait d'être prise en réelle considération; d'autant plus que notre confrère avait présenté des malades où le résultat s'était montré satisfaisant. Pour toutes ces raisons, à la première occasion qui s'est offerte à nous, il y a quatre ans, nous n'avons pas manqué de l'appliquer, à la clinique de l'Hôtel-Dieu, sur une jeune fille de province atteinte de ptosis congénital de l'œil droit. Non seulement nous nous sommes strictement conformé à toutes les données opératoires minutieusement décrites par l'auteur, mais pour plus de précaution nous avons tenu à pratiquer au préalable l'opération sur le cadavre. Chez notre petite malade, le résultat fut, par la suite, des plus incomplets, outre qu'il s'en est suivi une insuffisance marquée du droit supérieur, d'où strabisme inférieur avec diplopie verticale en haut. Cet état ayant persisté sans changement pendant six mois consécutifs, nous avons dû intervenir à nouveau, en vue de libérer l'adhérence du tendon du droit supérieur au tarse et de parer au ptosis par notre méthode fronto-palpébrale.

Nous n'ignorons pas que M. Motais et quelques-uns de ses imitateurs, entre autres le professeur de Vicentiis (1) et Delbès (de Périgueux) (2), le dernier avec deux cas de ptosis congénital, ont obtenu des résultats favorables, quoique, chez l'un des malades de Delbès, il survint, par suite de l'inocclusion des paupières sous le pansement, un ulcère cornéen avec staphylome, qu'il dut exciser.

Ajoutons que l'opération avait été des plus conformes aux préceptes : mise à nu du tendon du droit supérieur, taille d'un lambeau médian de 3 millimètres de largeur et de 7 à 8 millimètres de haut, greffe de ce lambeau dans une boutonnière faite au tarse. Pour éviter pareille lésion de la cornée, Delbès serait d'avis, lors d'inocclusion, d'ajouter la blépharorraphie. Dans tous les cas, il conseille la chloroformisation de préférence à la cocaïnisation, qui produit un œdème de la conjonctive des plus gênants.

Chez la malade présentée par M. Motais à l'Académie de

(1) De Vicentiis in Vollaro, *Lavori della clinica oculistica di Napoli*, 1898, t. V.

(2) Delbès, *Clinique ophtalmologique*, 1901, p. 259.

médecine et dans la première observation de de Vicentiis-Vollaro, il subsistait un dénivellement de la cornée qui, dans le regard en haut, restait 1 millimètre en arrière sur celle du côté sain.

L'Académie m'ayant fait l'honneur de me nommer rapporteur du travail de M. Motais, j'ai proposé à mon confrère de vouloir bien pratiquer lui-même son opération à l'Hôtel-Dieu, ce qu'il a accepté pour la première occasion qui nous serait offerte, mais sans que cela ait pu se réaliser, faute de sujet.

En supposant que l'impotence post-opératoire du muscle droit supérieur soit réellement à craindre, il y aurait lieu de se demander quelle peut bien en être la cause. A priori, nous pensons que cela résulte de ce que le tendon du muscle droit supérieur rendu trifide, son chef moyen anastomosé à la paupière, constitue une sorte de languette d'arrêt pour le libre fonctionnement des deux latérales s'insérant sur le globe. Résultat qui serait d'autant plus à craindre que la paupière parétique est épaisse et lourde. Ce qui rend pareille explication probante, c'est le fait bien connu que la strabotomie, tant partielle que totale, n'entrave ni primitivement ni consécutivement l'action physiologique du muscle, laquelle continue à s'exercer grâce aux ailerons aponévrotiques demeurés intacts. M. Motais ne nie pas d'ailleurs un certain degré d'insuffisance du muscle qui a servi d'emprunt, mais il affirme que celle-ci est temporaire et qu'elle disparaît au bout de deux mois au plus.

Chez notre malade, au contraire, elle a subsisté au même point six mois après l'opération. En attendant que le procédé ait reçu une sanction définitive, j'avais pensé à certaines modifications du procédé que voici :

Une fois l'emprunt fait au muscle, comme le conseille Motais, ne pas creuser une pochette entre la face antérieure du tarse et les parties molles de la paupière préalablement renversée, mais pratiquer sur cette dernière, à ciel ouvert, au niveau du bord supérieur du tarse, une simple boutonnière permettant d'attirer la languette musculo-tendineuse anastomotique et l'y fixer directement à la partie attenante du ligament suspenseur en haut et du tarse en bas, en y comprenant la conjonctive, le muscle orbiculaire et la peau. Pourvu qu'on ait soin d'user de fil de soie très fin, aseptique, qu'on enlève quatre à cinq jours après, on n'aura à craindre aucune cicatrice apparente.

Dans le cas de ptosis acquis ou congénital prononcé, et alors surtout qu'il existe un état hypertrophique de la paupière tombante, ne pas se contenter de la simple anastomose musculo-tendineuse, mais y ajouter l'excision de la partie attenante du tarse, comme dans le procédé de Gillet de Grandmont.

Cette façon d'agir, à la fois plus simple et directe, me paraît d'autant plus indiquée que, d'après les expériences de Vollaro (1) sur les chiens, le précepte donné par Motais d'avancer et de fixer le tendon d'autant plus bas sur le tarse que le ptosis est plus prononcé, ne répond pas au but visé. En effet, notre distingué confrère italien a pu s'assurer que le tendon ainsi transplanté remonte par la suite et qu'il se fixe invariablement aux lèvres de la lumière tarso-ligamenteuse et jamais plus bas. Cette même considération s'applique à la modification de de Vicentiis qui noue les fils, non du côté de la conjonctive, mais vers la peau au proche voisinage du bord ciliaire.

Il est bon de distinguer le ptosis congénital vrai de certains ptosis acquis qui peuvent le simuler. Dans le premier, le fonctionnement du releveur est définitivement perdu, alors que chez les autres il n'est qu'enrayé.

Cela est surtout vrai pour le ptosis traumatique où l'expansion tendineuse du muscle a été seule intéressée et pour le ptosis par atrophie réflexe, consécutive à un spasme prolongé de l'orbiculaire d'origine inflammatoire. Exemple, ce qui se passe dans certaines affections photophobiques de l'œil (kératites phlycténulaires, granulations, pannus) durant des mois et des années et dont le début remonte à l'enfance.

Il est certain qu'au point de vue opératoire il existe une différence suivant qu'il s'agira de l'une ou de l'autre variété de ptosis. Les observations des deux malades de la clinique de l'Hôtel-Dieu peuvent être citées comme type de ptosis acquis.

Une fille de 14 ans eut à l'âge de 5 ans une kératite strumo-phlycténulaire de l'œil droit, dont elle a gardé les traces indélébiles au centre de la cornée. Il existe en même temps une blépharite glandulo-ciliaire chronique aux deux yeux avec larmoiement, ce qui constitue autant de foyers d'infections répétées pour la conjonctive et la cornée. De plus, la participation du rhino-pharynx, des amygdales et de la

(1) Vollaro, *Lavori della clinica oculistica di Napoli*, 1898, t. V.

chaîne ganglionnaire sous-mastoïdienne droite témoigne qu'il s'agit ici d'un sujet scrofuleux. Par suite du blépharospasme prolongé remontant à l'âge de 5 ans, nous nous sommes trouvé en présence d'un ptosis de l'œil correspondant, qu'aucun effort du muscle frontal ne parvient à corriger, malgré que depuis longtemps l'œil n'est plus enflammé et que le spasme de l'orbiculaire a complètement cessé.

La seconde observation est relative à un sujet de 25 ans, pensionnaire de Bicêtre, qui reçut, il y a quatre ans, un coup de pierre au niveau de la commissure interne et du globe du côté gauche. Actuellement, on constate une bride cicatricielle du bord palpébral au niveau du canalicule inférieur, d'où épiphora. Le globe correspondant offre des synéchies totales anciennes et une cataracte pathologique. V = 0. Ici encore, on se trouve en présence d'un ptosis qui a succédé à une photophobie prolongée aujourd'hui disparue.

A l'appui de ces deux faits nous mentionnerons une observation contenue dans le travail de Vollaro (1).

Il s'agissait d'une fille de 19 ans qui, au dire de sa mère, aurait eu dans les premiers jours après la naissance un gonflement de la paupière supérieure de l'œil droit, disparu en peu de temps, mais qui a laissé subsister depuis une chute à peu près complète de la paupière supérieure, ne lui permettant de fixer avec cet œil qu'en la soulevant avec le doigt. Les choses sont restées en l'état jusqu'à l'âge de 17 ans et demi, époque à laquelle survint du gonflement de la paupière avec photophobie et blépharospasme, d'où exagération du ptosis. Dans les excursions du globe en haut et en bas, la paupière restait à peu près inerte. Conjonctive tarsale supérieure siège d'un léger trachome; léger leucome superficiel à la partie interne de la cornée, sans trace d'iritis; cristallin et vitré transparents; T = *n* et V = 1/6 ne s'améliorant pas par les verres ni par le trou sténopéique; champ visuel normal pour le blanc et les couleurs. L'opération du ptosis fut faite par le procédé de Motais à cette différence près que les fils de suture furent sortis et noués au niveau du bord libre des paupières. Cette intervention n'ayant pas donné le résultat attendu, de Vicentiis en fit une seconde complémentaire, quarante jours plus tard, en procédant ainsi : incision de la peau palpébrale au niveau du bord convexe du tarse dans toute son étendue, de façon à mettre à nu le fascia tarso-orbitaire; dissection de la lèvre supérieure de l'incision permettant de faire une plicature du fascia et une suture par trois points séparés de manière à raccourcir le ligament suspenseur. Excision de la portion tarsienne du muscle orbiculaire et, après dissection, suture des lèvres de la perte de substance musculaire. Comme complément, il retrancha encore une languette de peau transversale et fit une dernière suture. Le résultat fut satisfaisant, avec restitution des mouvements physiologiques de la paupière et du globe.

(1) Vollaro, *loc. cit.*

Les caractères du ptosis pseudo-congénital dont nous venons d'esquisser les principaux traits, se résument comme il suit : siège habituellement unilatéral, chute relative de la paupière en même temps qu'élévation du sourcil, des rides indélébiles au front dues à l'atrophie réflexe des fibres musculaires et peut-être élastiques de la peau. Toujours est-il qu'ici la contracture du muscle orbiculaire intervient autant que l'impotence reflexe de l'orbiculaire, et d'après cela l'excision de l'orbiculaire et le raccourcissement par plissure, ou excision du fascia tarso-orbitaire, constituent deux facteurs importants.

Toutes ces conditions se trouvent réalisées plus simplement par notre procédé d'anastomose du muscle orbiculaire avec le frontal, qui nous paraît constituer l'opération de choix lors de ptosis réflexe acquis.

La nécessité de ne pas s'en tenir purement et simplement à l'opération de Motais en pareil cas ressort très nettement de l'observation suivante de Morax (1):

Malade de 26 ans qui eut, en 1900, un chancre de la conjonctive tarsienne supérieure du côté gauche observé et diagnostiqué par M. Morax qui prescrivit le traitement antisyphilitique. Un autre confrère, consulté à son tour, croyant sans doute qu'il s'agissait d'un abcès, fit une incision horizontale de la paupière supérieure. Il en est résulté un ptosis complet demeuré tel jusqu'au mois de juillet 1901, époque à laquelle Morax a procédé dans l'anesthésie chloroformique à l'opération de Motais à deux modifications près, l'une consistant à passer tout d'abord le fil dans la partie médiane du tendon du droit supérieur qu'il détache avec de fins ciseaux ; l'autre ayant pour but de nouer, non sur la conjonctive, mais à faire sortir les fils sur la face cutanée des paupières, au voisinage du bord ciliaire à l'exemple de de Vicentiis. En nouant sur une boulette de coton, il n'en est résulté aucune cicatrice apparente. Deux mois après l'opération, le résultat est déclaré comme étant des plus satisfaisants. L'élévation de la paupière mesurait au périmètre 55° au lieu de 10° à 15° qu'elle était auparavant. Une particularité sur laquelle insiste l'auteur réside dans un certain degré d'inocclusion de la fente palpébrale de 1 à 2 millimètres chaque fois qu'on invitait la malade à fermer l'œil d'une façon énergique. Il l'explique par la douleur de la paupière supérieure longtemps enflammée par le chancre et il donne pour preuve l'absence du phénomène dans un premier cas opéré par lui par le procédé de Motais et où il s'agissait d'un ptosis congénital. Dans le cas actuel,

(1) *Soc. d'ophl. de Paris*, 8 octobre 1901.

dit Morax, si l'on voulait équilibrer exactement les deux paupières, il aurait fallu faire une résection complémentaire du tarse, et il ajoute que, s'il ne l'a pas faite, c'est qu'il craignait que l'ouverture de la paupière dans l'occlusion se fût exagérée.

Ajoutons, à ce propos, que M. Motais, présent à la discussion, se déclare partisan de la résection secondaire du cartilage tarse toutes les fois que la paupière ptosique est épaisse et lourde, d'autant plus qu'il n'éprouve aucune crainte de détacher ainsi le lambeau musculaire transplanté, car il a contracté, dit-il, des adhérences sur tout son parcours avec tous les tissus environnants.

En supposant que, dans l'observation décrite par Morax, il s'agissait en réalité de l'impotence fonctionnelle du releveur par section chirurgicale de son tendon, nous nous demandons si l'avancement de celui-ci avec excision du tarse, n'aurait pas été une opération plus simple et plus indiquée que l'emprunt fait au muscle droit supérieur. Quant à l'excision du tarse, qu'il propose après coup, autrement dit comme complément d'une première opération reconnue insuffisante, pratique à laquelle se rattache également Motais, nous n'oserions pas affirmer que cela puisse se faire sans aucune crainte depuis qu'il a été établi par les expériences de Vollaro que l'adhérence de la languette musculo-tendineuse empruntée au droit supérieur ne se fait pas aussi largement que le suppose Motais avec tous les tissus environnants du squelette palpébral, mais qu'elle se réduit uniquement à une simple coalescence du tendon avec le bord supérieur du tarse, quel que soit le degré de la prorraphie.

Disons en terminant que dans le ptosis spastique, avant de recourir à toute intervention sanglante, il est permis d'essayer l'effet du massage et de l'électrisation de la paupière tombante en même temps que l'écartement mécanique répété des lèvres de la fente palpébrale.

XVI

DE CERTAINES NÉOPLASIES BÉNIGNES AYANT POUR SIÈGE LE BORD LIBRE DES PAUPIÈRES

Observation. — Une femme de 28 ans se présente à l'Hôtel-Dieu, avec une tumeur rougeâtre du volume d'un gros pois, lisse, molle, quelque peu translucide à son sommet surmonté d'une croûte jaunâtre rappelant du mucus desséché. La masse néoplasique est pourvue d'un pédicule qui, à l'instar d'une queue de cerise, s'implante à la lèvre interne du bord libre correspondant aux orifices des glandes de Meibomius. Il en résulte que, lorsque la malade ferme les paupières, la petite tumeur se trouve exposée en avant et exposée à l'air, d'où il s'ensuit parfois des saignements, peu importants d'ailleurs. Point de conjonctivite et de larmoiement, l'implantation se faisant au milieu du bord libre, où l'on aperçoit une sorte d'égratignure cicatricielle, bien que la malade nie qu'elle ait jamais reçu de contusion, de piqûre ou de coupure à ce niveau ; renseignement qu'on pourrait mettre en doute, étant donné que chez cette malade, probablement hystérique, les deux conjonctives sont privées de sensibilité tactile et qu'un coup d'ongle en ce point a pu passer inaperçu.

La tumeur fut excisée à l'aide d'un coup de ciseaux à son point d'implantation, ce qui nous a permis de faire, après durcissement, des coupes histologiques qui démontrent que la tumeur était partout recouverte d'un épithélium normal, à trois couches superposées avec cellules en palissade au fond, cubiques au milieu et cornées aplaties à la surface. Le stroma était formé de rares cloisons conjonctives adultes, renfermant un grand nombre de cellules embryoplastiques rondes à noyau unique, ou en voie de division. Ce n'est que tout à fait vers le sommet de cette production que quelques-unes de ces cellules avaient subi une fonte colloïdale, d'où la semi-transparence signalée plus haut.

Nulle part, il n'existait des vacuoles vides en partie ou en totalité, et recouvertes d'endothélium.

Ce qui mérite une mention toute spéciale c'est la présence, dans la masse de nombreux foyers disséminés d'extravasats sanguins noirs en voie de transformation pigmentaire. Autour des capillaires néoformés, on constatait également des hématies en train de se transformer en grains pigmentaires libres ou englobés dans le stroma des cellules embryoplastiques constitutives du néoplasme. On peut dire qu'on saisissait là sur le fait la façon dont certaines tumeurs épibulbaires primitivement incolores finissent, par la suite, à devenir en partie ou en totalité noires et comme truffées, ce qui tranche la question tant controversée de l'origine du pigment pour des tumeurs nées dans des tissus où il n'en existe pas normalement, alors que, par contre, on rencontre des leuco-sarcomes dans des tissus qui en sont largement pourvus, tels que la choroïde et le tractus uvéal.

Nous fondant sur tous ces caractères histologiques, sur la marche lentement progressive de la production que la malade fait remonter à trois ou quatre mois, sur l'absence de toute pénétration de boyaux épithéliaux dans la masse, alors qu'elle était pourvue richement en vaisseaux capillaires néoformés, nous avons jugé qu'il s'agissait ici d'un simple granulome ayant eu pour point de départ une éraflure de la lèvre interne ou meibomienne du bord libre.

Ce fait nous a remis en mémoire un cas observé dans notre ancien service chirurgical de l'hôpital Lariboisière, où, chez une femme, il s'était développé, à la place d'un cautère entretenu depuis des années au bras gauche, une tumeur analogue, du volume d'un petit œuf de poule, pendante et libre, par le fait qu'elle adhérait à l'orifice canaliculaire du cautère au moyen d'un cordon qui ne dépassait pas comme diamètre celui d'une sonde cannelée de trousse. L'extirpation en fut des plus faciles, et la structure, identique à celle qui précède. Des cas de cet ordre sont certainement fort rares, mais enfin, les deux observations semblent se compléter de point en point, et c'est pourquoi nous avons attaché une importance à la petite blessure de la paupière signalée plus haut.

Steindorff (1) a communiqué l'examen histologique d'une tumeur d'aspect framboisé située à cheval sur la partie interne du bord libre de la paupière inférieure, au voisinage du canalicule lacrymal correspondant. Elle adhérait solidement sur la conjonctive tarsienne et débordait en partie le bord libre, tandis que la majeure partie se prolongeait vers le cul-de-sac, ainsi qu'on pouvait s'en assurer en éversant la paupière inférieure. Histologiquement, elle était constituée par une petite quantité de tissu conjonctif et surtout par des cellules épithéliales, les unes cubiques, les autres plates disposées en de nombreuses

(1) Steindorff, *Soc. ophl. de Berlin*, séance du 28 fév. 1901.

couches superposées. D'après cela, la tumeur a été envisagée comme un fibro-papillome. Le malade était âgé de 47 ans.

Michel (1) décrit une forme de lymphangiome circonscrit ayant pour siège la crête du bord libre. La marche en a été très lente, le volume ne dépassait pas celui d'un pois; la surface en était lisse et offrait une couleur rougeâtre, avec des points quelque peu translucides vers le sommet. Lorsqu'on a enlevé la petite tumeur, il s'en est écoulé un liquide clair. Sous le microscope, on n'y a découvert que du tissu cellulaire fibrillaire contenant des espaces libres plus ou moins grands, et qui possédaient sur certains points un développement considérable. Dans ces espaces se trouvait une masse finement granulée contenant des corpuscules lymphoïdes ; tandis que les parois étaient garnies de plaques endothéliales. Michel en a conclu qu'il fallait classer la tumeur dans les lymphangiomes caverneux. Il n'y a pas eu de récidive.

Moauro (2), sous le nom de granulome, décrit une tumeur du volume d'un pois, ayant pour siège le bord libre de la paupière supérieure et qui fut extirpée par de Vicentiis. A l'examen histologique, celle-ci était constituée de nodules ayant des rapports intimes avec les glandes sudoripares de Moll, dont les canaux semblaient rétrécis par pression et inflammatoirement infiltrés, alors que les culs-de-sac glandulaires s'étaient transformés en cellules homogènes polynucléées, rappelant celles dites géantes. Quant aux éléments des nodules néoplasiques, ils consistaient en cellules épithélioïdes, dont les unes, riches en protoplasma, possédaient de un à trois noyaux de forme ovale; les autres, pauvres en protoplasma, n'offraient qu'un seul noyau rond.

En somme, il y avait polymorphie qui oscillait entre les vraies cellules géantes et les cellules franchement épithélioïdes avec toutes les formes de transition des unes aux autres. On pourrait dès lors, d'après l'auteur, envisager la tumeur comme un granulome à cellules géantes.

Rumschewitsch (3), sans préciser le diagnostic, donne l'observation d'un homme de 52 ans qui portait sur la lèvre antérieure du bord libre de la paupière inférieure droite une tumeur gris

(1) Michel, *Græfe Sæmisch.*, t. IV, p. 422.
(2) Moauro, *Annal. di Ottalm.*, XX, p. 324.
(3) Rumschewitsch, *Klin. Monatsbl. f. Augenheilk*, 1890, p. 390.

rougeâtre du volume d'un pois et semi-transparente à son sommet. Une autre pareille, vers le milieu de la paupière et à la commissure externe de l'œil opposé ; deux autres analogues mais plus petites ne dépassant pas le volume d'un grain de chènevis ; ajoutons une troisième au point lacrymal inférieur. Le début de ces productions remontaient à trois ans.

L'extirpation de la tumeur principale a permis de constater histologiquement qu'elle était composée du derme et d'un réseau conjonctif fibrillaire tapissé d'endothélium et contenant une masse finement granuleuse, avec des groupes de corpuscules lymphoïdes par places. Vu la simplicité de la composition de la tumeur, toutes les autres furent simplement grattées et évidées. La guérison en fut rapide, et se maintenait complète à l'examen du malade fait quelques mois plus tard.

Sous le nom de granulome des paupières, le même auteur (p. 396) relate le cas d'un jeune homme de 18 ans qui, trois ans auparavant, avait reçu un coup d'éclat de bois à la paupière inférieure gauche. Au voisinage de la commissure externe existait une tumeur de 1 centimètre de long sur 7 millimètres de hauteur et une petite cicatrice superficielle de la peau correspondante, ainsi qu'une rougeur localisée de la conjonctive tarsienne voisine. Il en fit l'extirpation par la peau, sans intéresser la conjonctive, et l'examen histologique a démontré qu'il s'agissait d'un granulome inflammatoire renfermant dans son centre une petite esquille de bois.

Une autre observation de l'auteur est décrite sous le nom d'adénome des glandes pilo-sébacées. Il s'agissait d'un jeune homme de 20 ans, porteur sur le bord libre, en dehors du point lacrymal de la paupière inférieure gauche, d'une tumeur arrondie du volume d'un petit pois dont le début remonterait à quatre ans. Elle paraissait identifiée au tarse et à la partie correspondante du derme; elle était assez dure et de couleur jaunâtre. Examinée histologiquement après extirpation, elle fut trouvée composée des éléments du derme et d'un réseau conjonctif dont les mailles étaient remplies de cellules épithéliales plus ou moins arrondies au centre et aplaties à la périphérie, pressées les unes contre les autres, comme cela existe dans les glandes sébacées.

Une troisième observation de Rumschewitsch est décrite par lui sous le nom d'adénome des glandes sudoripares modifiées ou de Moll, et concerne un malade de 25 ans. Le début remontait à un an. Sur le bord libre de la paupière supérieure droite, juste au milieu de ce bord, il existait une saillie mollasse de couleur rouge pâle offrant 2 millimètres et demi de long, 1 millimètre de large et 1 millimètre et demi de saillie. A l'examen histologique, la petite masse était composée du derme avec papilles et recouvrement épithélial proliféré. Les glandes pilo-sébacées n'y prenaient aucune part et étaient même atrophiées, tandis que vers le centre on rencontrait sur les coupes un tissu glandulaire que l'auteur envisage comme appartenant aux glandes sudoripares acino-tubuleuses de la région.

Enfin, dans une dernière observation du même, il est question d'adénome des glandes de Meibomius chez un individu de 24 ans, dont le bord libre de la paupière supérieure droite en était le siège.

La tumeur avait le volume d'un pois, était molle et adhérait au tarse mais non à la peau. A l'examen histologique, outre les éléments normaux du tarse, on rencontrait des mailles contenant des amas épithéliaux et de nombreuses cellules remplies de graisse, rappelant des glandes sébacées embryonnaires ou encore des glandes de Meibomius enflammées.

Colucci (1) relate le seul cas connu, d'après lui, d'hypertrophie papillomateuse sous forme de crête saillante, de 1 à 2 millimètres de hauteur, de la lèvre postérieure du bord libre des quatre paupières, qui a été observée par lui chez une femme de 75 ans, offrant en même temps des crasses épidermiques dans différentes parties du corps. L'examen histologique de la bandelette réséquée lui prouva qu'il s'agissait d'une hypertrophie des papilles du chorion et d'un revêtement épithélial à trois couches qui n'envoyait aucun prolongement vers la profondeur. Seules, les cellules de la couche moyenne avaient subi, en partie, la dégénérescence myxomateuse, surtout prononcée au niveau des espaces interpapillaires. Quant aux papilles, elles étaient infiltrées principalement à leur sommet de cellules embryoplastiques rondes.

J'ai été à même d'observer à mon tour la même altération de dermite marginale hypertrophiante chez des individus atteints d'acné meibomienne, et parmi ceux-là, un confrère qui vint me

(1) Colucci, *Ann. di Oftalm.*, 1899, t. XXVIII, p. 166.

consulter tout effrayé d'avoir un cancroïde débutant de la paupière. Inutile de dire qu'il m'a été facile de le rassurer, et j'ai pu le guérir à l'aide d'un simple coup de ciseaux. Ci-joint la coupe de cette sorte d'hypertrophie dermique (fig. p. 690).

Les papillomes ou verrues, très communes à la peau des paupières, se rencontrent, quoique plus rarement, sur le bord libre. Leur forme frangée et leur aspect desséché et épidermoïdal y sont les mêmes ainsi que leur structure dermo-papillaire, avec

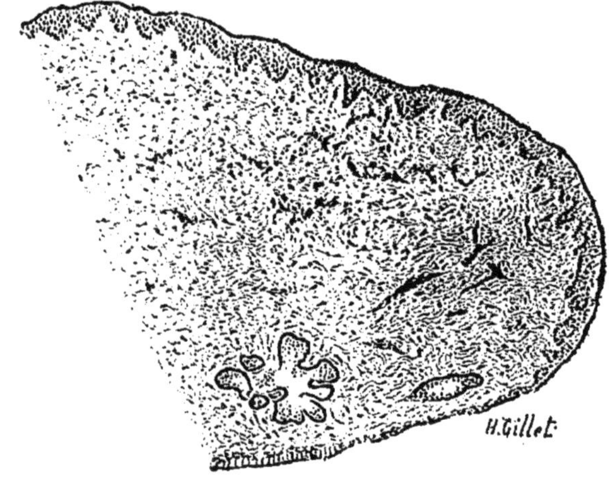

recouvrement de cellules épithéliales kératinisées. Le meilleur traitement consiste à exciser le derme adhérent au tarse dans sa totalité, voire une partie des canaux excréteurs des glandes de Meibomius, mais en ayant soin de ménager autant que possible la lèvre antérieure du bord libre et les cils, afin d'éviter une réelle difformité apparente.

Il nous reste à parler, en terminant, des kystes séreux, dits encore transparents, du bord libre des paupières. Ils nous intéressent moins par leur volume, en général petit, que par leur pathogénie différemment interprétée.

Généralement petits, ces kystes ont un volume qui varie d'une tête d'épingle à celui d'un petit pois, rarement plus. Ils siègent au niveau de la lèvre antérieure du bord libre, qu'ils débordent en avant quand ils sont gros.

Leur transparence est parfaite et ils possèdent une surface lisse. Chez certains individus, on en rencontre deux et même trois placés à une certaine distance les uns des autres, le long de la lèvre cutanée du tarse, sans déterminer la moindre gêne ; aussi, les malades ne se décident à s'en débarrasser que par un sentiment de coquetterie ou sollicités qu'ils sont par l'opérateur.

Nous avons eu l'occasion d'examiner histologiquement un de ces kystes qui, sur la coupe, offrait trois poches distinctes (Voyez notre *Traité*, 1894, t. II, p. 112). Les parois du kyste étaient constituées très nettement (fig. 198) d'une membrane basale limitante tapissée du côté cavitaire de deux couches cellulaires superposées, l'une interne épithélialé à cellules cubiques légèrement granuleuses avec noyau ovoïde, l'autre externe formée de fibres cellules ectodermiques en bâtonnets, identiques à celles décrites par Ranvier dans les glandes sudoripares de la peau. Cette dernière particularité nous a conduit à admettre que les kystes séreux des paupières ont pour origine les glandes sudoripares modifiées de Moll et doivent être classés comme tels dans les hydroadénomes. Cette opinion compte déjà plusieurs partisans, et l'avis d'Yvert qu'il s'agit là de kystes sébacés au début, ayant subi par la suite la métamorphose séreuse, ne paraît pas, d'après cela, justifié. Ajoutons que les kystes en question, alors même qu'ils sont très petits, c'est-à-dire dans les premiers stades de leur évolution, n'en contiennent pas moins exclusivement du liquide transparent incolore. Il faut se rappeler d'ailleurs que les glandes sudoripares modifiées du bord libre débouchent dans le follicule pileux lui-même, d'où la possibilité de la présence dans le kyste de quelques grumeaux sébacés purement surajoutés. Pour les kystes séreux qui évoluent sur le derme de la face antérieure des paupières, leur contenu demeure purement acqueux, témoin le kyste, du volume d'une fève, observé par Wecker au-dessus du ligament palpébral interne. Cela tient à ce qu'ici le conduit excréteur sudoripare s'ouvre directement à la surface de la peau.

Le traitement en est des plus simples et il suffit de faire l'ablation du kyste aux ciseaux, après l'avoir saisi avec un fin crochet, pour obtenir la guérison rapide et définitive sans trace de cicatrice apparente.

Tels sont les divers types de tumeurs bénignes des bords palpébraux connus jusqu'ici. On pourrait penser d'après le peu d'observations publiées que le nombre en est restreint. Mais il se pourrait que, vu leur bénignité et leur curabilité par une simple ablation, on néglige de les faire connaître.

Une autre question serait celle du diagnostic différentiel entre les tumeurs marginales bénignes et celles de nature maligne, telles que : cancer, sarcomes ou tubercules. Ces dernières, outre qu'elles débutent rarement par le bord libre, ont une marche progressivement envahissante et revêtent la forme, non d'un bouton, mais de plaquage plus ou moins exulcéré. Nous ne connaissons que l'observation de Crull (1) qui fasse exception. Il s'agissait d'un granulome fongoïde malin de la paupière inférieure gauche, formé par deux nodosités du volume d'un noyau de cerise chacune, exulcérées à leur sommet.

Signalons, à ce propos, les chalazions dits malins, et décrits sous la rubrique d'adénomes, de sarcomes, d'épithéliomes simples ou calcifiés, de gommes ou de tubercules. Toutes ces productions ont pour origine les glandes de Meibomius et le tarse, pour de là envahir le bord libre des paupières et de préférence la conjonctive tarsienne. Presque tous ces cas ont été pris au début pour de simples chalazions, et ce n'est qu'à l'examen microscopique fait après ablation qu'on a reconnu l'erreur. Encore est-il que cela ne suffit pas, si l'on en juge d'après les 16 cas recueillis par Fage (2) dans divers périodiques. Aussi, le mieux sera, pour assurer le diagnostic de tumeur maligne, de tenir compte de l'évolution rapide de la tumeur et de l'engorgement des ganglions voisins et, s'il y a doute, de recourir à des inoculations expérimentales sur les animaux, cobaye ou lapin, surtout lorsqu'on soupçonne la tuberculose.

(1) Crull, *Münch. med. Woch.*, 1897, p. 627.
(2) Fage, *Arch. d'opht.*, 1898, p. 298.

XVII

KYSTES HUILEUX DU POURTOUR DE L'ORBITE

Le temps n'est pas encore éloigné où les kystes, qui prennent naissance au pourtour ou dans l'intérieur de l'orbite, étaient confondus avec des productions analogues développées sur d'autres parties des téguments, du cuir chevelu en particulier, et désignées sous le nom générique d'athéromes.

Cette confusion résultait de l'analogie du contenu de la poche, formé d'une sorte de purée rappelant plus ou moins le mastic des vitriers, à quoi s'ajoutent d'autres produits variables, tels que poils, écailles épidermiques, parfois des cristaux de cholestérine et plus rarement du calcaire ou des noyaux osseux.

Lebert (1), en étudiant microscopiquement la paroi des kystes congénitaux de l'orbite, a établi qu'elles possédaient tous les attributs du derme véritable, en ce sens qu'en dehors des éléments conjonctifs adultes, on y trouve des fibres élastiques, parfois des fibres musculaires lisses et, à côté des follicules pileux, des glandes sébacées, voire même sudoripares. Aussi leur a-t-il donné le nom de kystes dermoïdes, réservant désormais les termes d'athéromes et de loupe à ceux dont les parois sont constituées exclusivement de tissu conjonctif condensé tapissé à l'extérieur d'épithélium. Ici les éléments glandulaires aussi bien que les fibres musculaires et élastiques font défaut, le kyste athéromateux adhère toujours à son sommet avec la face profonde du derme à l'endroit où débouche le follicule d'où il a pris naissance; ce qui n'est jamais le cas des dermoïdes, toujours sans connexions avec la peau qui les recouvre. Un caractère distinctif

---

(1) Lebert, *Mém. de la Soc. de biologie*, 1852, t. IV.

non moins important réside dans l'apparition des athéromes à une période avancée de la vie, alors que les dermoïdes évoluent dès la première enfance, quitte à s'accroître rapidement aux approches de la puberté.

Le lieu de prédilection des dermoïdes correspond à l'emplacement des fentes branchiales. C'est là la raison pour laquelle ceux-ci se montrent au pourtour de l'orbite où aboutissent les deux fentes branchiales de la face, la verticale interne et l'oblique externe. Rarement, on en observe de directement situés en bas ou en haut, et moins encore au-dessus de la racine du nez, dont il n'existe que cinq à six exemples au plus.

Le contenu des dermoïdes est constitué, en dehors des poils, dont le nombre varie et qui peuvent même y faire défaut, par des cellules épithéliales exfoliées et par de la graisse en proportion variable, suivant que les glandes sébacées y existent en grand nombre.

Un liquide séreux abondant ne se rencontre que dans les cas exceptionnels où les glandes sudoripares prédominent.

Sous le nom de *kystes huileux* dont nous nous occupons ici, il faut entendre une variété où la poche, nettement fluctuante, lisse, tendue et souvent demi-transparente, contient à peu près exclusivement du liquide oléagineux, tantôt jaunâtre, tantôt incolore. Dans le premier cas, le contenu est formé d'oléates, de margarates et de stéarates, principes insolubles dans l'eau ; dans le second, de glycéro-stéarates et palmidates qui y sont plus ou moins solubles. Ces deux variétés du contenu se figent à la température ordinaire, rappelant du beurre de cacao préalablement chauffé.

Il n'est pas rare d'y rencontrer des petits grumeaux d'apparence caséeuse, lesquels sont constitués par des amas de cellules épithéliales exfoliées, entremêlées, surtout lorsque le kyste a pris du volume, de cellules embryoplastiques rondes et d'autres dites géantes, dont nous rechercherons plus tard l'origine.

Lorsqu'on étudie attentivement au microscope la paroi des kystes dermoïdes en général, et de ceux huileux en particulier, on est conduit à établir une distinction bien nette entre le pôle postérieur ou profond de la tumeur et celui antérieur, placé au-dessous des téguments. Peu apparente au début, cette différenciation s'accentue à mesure que le kyste grossit. Macroscopiquement, la première, souvent adhérente au plan ostéo-périostique sous-jacent, demeure de beaucoup la plus épaisse, continuant à offrir tous les attributs du derme véritable, en tant que chorion, couche épidermique stratifiée, follicules pileux et annexes glandulaires. La seconde se laisse au contraire distendre, s'amincit de plus en plus, revêt l'apparence d'une séreuse lisse, est pauvre en glandes sébacées et en follicules pileux, en même temps qu'elle se dépouille, en totalité ou par places, de son épithélium de revêtement. En y regardant de plus près, on s'aperçoit que le chorion mis à nu se trouve recouvert d'un stratum granulomateux, formé en ce point de cellules rondes embryoplastiques, telles qu'elles dérivent d'un processus phlegmasique ulcératif et d'un grand nombre de cellules multinucléées polymorphes, sorte de cellules géantes dont le nombre, d'après Mitwalsky, équivaut et même dépasse celui contenu dans les follicules tuberculeux (1). Ce ne sont là, du reste, que des éléments cellulaires transitoires qui aboutissent à la formation d'un tissu cicatriciel pariétal dépourvu d'épithélium.

Sur des pièces de notre laboratoire préparées par Vassaux et Broca (2), nous avons constaté les altérations des parois indiquées plus haut. Seulement, tandis que Mitwalsky y voit un travail ulcératif pariétal du derme préexistant, Vassaux émet l'hypothèse que l'inclusion dermoïdale pourrait résulter de l'emprisonnement non d'un sac, mais d'un simple fragment épiblastique dont le sécrétum, constitué par une matière sébacée, des poils et de l'épithélium exfolié, s'encapsulerait dans le tissu conjonctif sous-cutané. De là, la différenciation histologique des deux parties, profonde et superficielle du kyste, nettement dermoïdale pour la première, conjonctive et dépourvue d'épithélium pour la seconde. Une autre supposition serait, d'après Vassaux, la rupture par distension qui laisserait passer le contenu de la poche dans le tissu conjonctif sous-cutané, d'où encore enkystement surajouté, comme cela arrive pour le sang extravasé dans la formation des anévrismes faux, dits consécutifs. Mitwalsky répond, à son tour, que la rupture spontanée des dermoïdes, mentionnée pour la première fois par Spencer Watson, n'a pas été

(1) Mitwalsky, *Arch. f. Aug.*, t. XXIII, 1894, p. 109.
(2) Panas, *Traité des maladies des yeux*, 1894, t. II, p. 180.

démontrée et, pour lui, il s'agit d'un processus ulcératif spécial de la paroi kystique, dû à la distension brusque de la poche au moment de l'accroissement rapide du kyste vers l'âge de la puberté; toujours est-il qu'il faut tenir compte ici de la présence des cellules géantes en grand nombre.

Au niveau de la partie modifiée du kyste, les appareils sécréteurs s'atrophient, diminuent de nombre et peuvent disparaître tout à fait, sous l'effet de la distension de plus en plus prononcée des parois. Il est à noter que les glandes sébacées contenues dans l'épaisseur même du derme s'altèrent les premières, tandis que celles sudoripares, qui sont sous-dermiques, résistent plus longtemps, tout en se modifiant dans leur forme de tubes enroulés, pour revêtir celle d'utricules. Dans les kystes dits huileux, les glandes sébacées sont en grand nombre, alors que les bulbes pileux et les poils restent rudimentaires et que le revêtement épithélial s'amincit et manque même sur plusieurs places; de là, l'abondance du contenu, constitué par de l'huile pure ou un liquide incolore composé de glycérine, unie à des acides gras, oléiques et palmidiques.

Tous les kystes huileux connus jusqu'ici ont pour siège invariable le pourtour de l'orbite, plus particulièrement le côté interne, puis la queue du sourcil. Rarement, on en a noté en bas et en dehors, et une seule fois à la tempe, le cas de Fieuzal (1).

La prédilection réelle de ces kystes pour le grand angle, où ils siègent sous la peau, en empiétant plus ou moins sur la région du sac lacrymal, conduisit Verneuil à en faire une classe à part, sous le nom de kystes prélacrymaux, ignorant que déjà Cruveilhier (2) avait fait mention d'un kyste huileux situé au niveau de la queue du sourcil, et que Paget (3) en avait parlé et fait même ressortir la rareté des kystes huileux pré-orbitaires.

Depuis lors, les observations se sont multipliées, et nous pouvons citer celles de Rava, Burow, Demons, de Bordeaux, P. Berger, Fieuzal, Albert, de Vienne, Mitwalsky et Chavasse (4).

Mitwalsky, particulièrement favorisé, compte sur 14 dermoïdes

(1) Fieuzal, *Bull. de la Clinique opht. des Quinze-Vingts*, 1887, p. 196.

(2) Cruveilhier, *Essai sur l'Anat. pathol. générale*, Paris, 1816, t. I, p. 303.

(3) Paget, *Lectures on tumeurs*, 1853, p. 51.

(4) Chavasse, *Académie de Médecine*, 4 juin 1901.

orbitaires 3 huileux, et Hirschberg non moins de 3 sur 9, proportion encore plus forte. Pour mon compte, je n'ai eu à traiter qu'un petit nombre, parmi lesquels celui, relativement exceptionnel, de la queue du sourcil décrit dans mon *Traité des maladies des yeux*, t. II, p. 189.

La dégénérescence maligne des dermoïdes circum-orbitaires, en général, est chose fort rare et n'a été signalée, que je sache, qu'une seule fois par Wolff (1). Il s'agissait d'un homme de 21 ans, entré dans le service chirurgical de Bergmann pour une petite tumeur située au rebord orbitaire supérieur, remontant à la naissance et qui n'offrait aucune réaction. L'extirpation démontra qu'il s'agissait d'un kyste dont le contenu ne différait pas de celui des dermoïdes, mais dont les parois offraient une dégénérescence cancéreuse indiscutable survenue dans les deux dernières années, pendant lesquelles la tumeur avait augmenté notablement de volume.

Observation I. — Un cas récent de kyste huileux que j'ai observé concerne une jeune fille de 18 ans, de petite taille, bien constituée, sans antécédents personnels ni héréditaires méritant d'être notés. Seules, ses dents molaires sont cariées et s'effritent, en même temps que les incisives sont rugueuses, jaunâtres et grillagées par des crêtes transversales, comme cela s'observe chez les rachitiques et les dyscrasiés. D'ailleurs, aucune trace de rachitisme au tibia ni sur les autres parties du squelette. A l'âge de 1 an, on avait observé du côté gauche, vers la queue du sourcil, une petite tumeur sous-cutanée du volume d'un petit pois, attribuée par la mère à un choc reçu en ce point quelque temps auparavant.

Les choses restèrent en l'état jusqu'à l'âge de 10 ans, époque à laquelle il y eut une augmentation progressive jusqu'au volume actuel, qui est celui d'un œuf de pigeon dont la base occupe la tête du sourcil et la pointe avoisine le ligament palpébral interne.

La peau correspondante a son aspect absolument normal, n'offre aucune trace de cicatrice et n'affecte pas d'adhérences avec la tumeur. La consistance en est partout uniforme et la fluctuation des plus nettes. Il existe aussi une demi-transparence lorsqu'on l'éclaire obliquement. Point de douleurs ni de signes réactionnels à aucune époque.

Grâce à ces signes réunis et à la congénitalité, on peut dire certaine de la tumeur, nous n'avons pas hésité un seul instant à porter le diagnostic de kyste dermoïde huileux pré-lacrymal.

L'extirpation, pratiquée trois jours plus tard, a confirmé en tout

(1) Wolff, *Deutsche Zeitsch. f. Chir.*, 1901, LVIII, 1-2.

point le diagnostic. Inutile d'ajouter que la plaie opératoire était cicatrisée complètement et linéairement par première intention, dès le 5e jour, où furent enlevés les points de suture. Ayant revu la malade 15 jours plus tard, celle-ci se plaignait de quelques élancements douloureux du côté de la racine du nez, résultant de la blessure opératoire des filets terminaux du nerf nasal externe. Nous en avons eu la preuve par l'existence d'une plaque cutanée anesthésique, s'étendant en haut jusqu'à la glabelle. Il va sans dire que les élancements et l'anesthésie locale disparaîtront par la suite, même assez rapidement, grâce à la régénération des filets nerveux intéressés.

L'examen histologique de la poche nous a fourni les particularités suivantes :

Comme toujours, lorsque le kyste est en pleine voie d'évolution, la constitution des parois diffère pour les deux moitiés superficielle et profonde de la poche. La première était formée, à la place du derme, d'un stroma conjonctif dense sans chorion et non recouverte d'épithélium cavitaire ; la seconde, adhérente au périoste était, au contraire, complètement dermique et pourvue d'épithélium stratifié normal. Ici, les follicules pileux avec des poils rudimentaires étaient en nombre et pourvus à leur base de volumineuses glandes sébacées qui, par leur abondance, formaient un stratum continu d'où, sans doute, l'état fluide huileux du contenu rappelant par sa transparence et par son aspect incolore la glycérine, mais s'en différenciant par le fait qu'elle se figeait spontanément à la température ambiante. On n'a point, sur les coupes, rencontré de glandes sudoripares, ce qui témoigne au moins de leur rareté sur cette pièce.

Il est intéressant de rapprocher ce résultat histologique de celui des trois cas de kyste huileux examinés anatomiquement par Mitwalsky (*loc. cit.*), inscrits dans son travail sous les nos 9, 12 et 13 :

Le premier, chez un homme de 24 ans, était un kyste du volume d'un œuf de pigeon, situé à la commissure externe de l'œil droit, adhérent au frontal et contenant un liquide incolore, composé de glycéro-oléate et de glycéro-palmidate. Les parois du kyste, nettement dermiques en arrière, où elles adhéraient au périoste du frontal, étaient au contraire minces et exulcérées et sans revêtement épithélial en avant. De même, le kyste, très riche en glandes acineuses et en follicules pileux, dont quelques-uns inhabités, dans sa partie postérieure, n'en contenait que très peu et encore altérés pour la plupart.

Le second, chez une femme de 30 ans, consistait en un dermoïde du volume d'une noisette situé encore au niveau de l'angle externe de l'œil gauche. Il était très transparent, ce qui tenait à la minceur de sa paroi superficielle, ne mesurant pas plus de 2 millimètres d'épaisseur et lisse comme une séreuse, alors que la paroi profonde, nettement dermique, mesurait 2 millimètres d'épaisseur sur 1 centimètre d'étendue. A peine y avait-il de fins poils blanchâtres et des glandes sébacées en avant, alors qu'en arrière il existait quelques poils durs comme des cils et des glandes sébacées nombreuses et fortes, mais sans glandes sudoripares. Ajoutons que la partie d'apparence séreuse du kyste était complètement dépourvue d'épithélium de revêtement.

Le troisième appartenait à une femme de 37 ans, du volume d'un œuf de pigeon, situé à la partie supéro-interne du bord orbitaire gauche et faisant saillie, d'une part, vers la paupière supérieure et, d'autre part, vers l'orbite. Vu son siège profond, on ne percevait pas de transparence, et il fut extrait en deux temps successifs. Le contenu huileux incolore, avec de rares grumeaux blanchâtres, était composé de glycéro-oléates et de palmidates. La structure des parois était analogue à celle des deux cas précédents. Au fond, il existait un vrai îlot de peau de 1 centimètre de diamètre. Dans tout le reste, les parois épaisses entre 2 et 4 millimètres, étaient formées de tissu conjonctif fibrillaire avec mince couche granuloïde à la surface cavitaire dépourvue presque complètement d'épiderme. Follicules pileux atrophiés, la plupart stériles, mais, par contre, entourés, surtout au niveau de l'îlot tégumentaire, de trois grosses glandes sébacées. Çà et là, on rencontrait des fibres musculaires lisses et de rares filets nerveux dépourvus de myéline.

Une observation qui se rapproche beaucoup de celle-ci, et qui comme telle mérite d'être mentionnée, est celle de Steindorff (1), recueillie dans la clinique de Hirschberg.

Il s'agissait encore d'une jeune fille de 18 ans qui, à l'âge de 4 ans, se heurta contre une pierre pointue. Ses parents s'aperçurent de l'existence d'une petite saillie qui a évolué à partir de ce moment; et, à l'âge de 5 ans, elle fut examinée par un médecin. Celui-ci se mit en devoir de l'enlever, mais après avoir incisé les téguments, croyant probablement qu'on avait affaire à une méningocèle, se contenta de suturer. Il en est résulté une ligne cicatricielle qui a persisté depuis lors, et c'est le seul point où les téguments adhèrent aux parois du kyste.

Au moment de l'examen, on constate vers l'angle supéro-interne de l'orbite gauche une tumeur du volume d'un œuf de pigeon, à axe

(1) Steindorff, *Centralbl. f. Prakt. Augenheilk*, 1900, p. 140.

vertical et dont l'extrémité inférieure empiète quelque peu sur le ligament palpébral interne. Elle se laisse déplacer, sauf en haut, où elle semble adhérer à l'os. Elle n'est point réductible, mais elle est nettement fluctuante et de couleur quelque peu bleuâtre. Une ponction exploratrice permit de constater que le contenu était purement huileux.

Elle fut extirpée au bistouri et aux ciseaux assez aisément, dans sa majeure partie, sauf sur le point où elle adhérait au périoste, où l'on a dû faire agir après coup la curette tranchante. Quatre points de suture suffirent pour affronter les lèvres de la plaie, en y ajoutant le drainage au moyen d'une tente de gaz iodoformée. Les suites ont été des plus simples. Il n'est point fait mention de l'étude histologique de la tumeur.

Notons que Hirschberg, sur 11 cas de kystes dermoïdes péribulbaires, en aurait rencontré 3 à contenu huileux, proportion : 27,3 p. 100, se rapprochant de celle donnée par Mitwalsky. Mais nous ferons observer que le chiffre des cas, 11 et 14 = 25, n'est pas assez élevé pour considérer cette proportion comme définitive. D'accord en cela avec Paget, la proportion nous paraît avoir été quelque peu élevée.

Le diagnostic des kystes huileux ne saurait offrir de difficultés pour quiconque possède l'expérience clinique voulue. Leur fluctuation parfaite et leur siège souvent pré-lacrymal mettent sur la voie, outre qu'on tiendra compte de leur évolution congénitale et en tout cas de leur apparition en bas âge. Ce n'est que pour ceux situés plus ou moins vers la glabelle qu'on pourrait songer à une encéphalocèle. Mais le fait qu'ils ne se réduisent pas sous la pression du doigt et qu'on ne sent pas au niveau de leur implantation au périoste ou à l'os un rebord osseux suffit pour en établir la différence. En cas de doute, on ne manquera pas de recourir à une ponction exploratrice, alors surtout que les efforts et les cris de l'enfant ont pour effet de tendre la poche comme dans les encéphalocèles véritables ou qu'il s'agit de différencier les kystes huileux de ceux, beaucoup plus rares, à contenu séreux. Je ne parle que pour mémoire des très rares lipomes pseudo-fluctuants qui s'en différencient par leur lobulisation, lorsqu'on a soin de les saisir et de les presser entre le pouce et l'index.

Le pronostic est, bien entendu, des plus favorables, et, si l'on est appelé à intervenir, c'est surtout au point de vue de la dysmorphie qui en résulte, ou pour calmer les appréhensions du malade et de ses proches, effrayés qu'ils sont parfois de voir l'augmentation progressive du volume de la tumeur au moment de la puberté. Nous ne connaissons pas d'exemple de pénétration du kyste dans la cavité du sac lacrymal, et il faut songer de suite à une faute opératoire toutes les fois qu'on se trouve en présence d'une perforation du sac. Ce à quoi on peut s'attendre en opérant ces kystes dermoïdes, comme tous les autres d'ailleurs, c'est la difficulté de disséquer leur base d'implantation au périoste, où elle adhère plus ou moins fortement. Cela explique pourquoi il arrive si souvent d'ouvrir la poche vers la fin de l'acte opératoire et d'en laisser couler le contenu huileux. Cet accident n'a d'ailleurs aucune importance, et en pareil cas, après avoir réséqué la majeure partie de la poche, on enlève le reste en grattant le périoste avec la cuiller tranchante. Cela vaut beaucoup mieux que de l'y laisser, et de se contenter d'une cicatrisation lente par exfoliation spontanée. Cette dernière façon d'agir comporte l'emploi du drain ou de mèches antiseptiques, au détriment de la réunion immédiate rapide, et au risque parfois de laisser subsister longtemps un trajet fistuleux, qui n'est pas sans inconvénients ni même sans dangers. Ici comme ailleurs, il peut se faire plus tard une infection microbienne et surtout streptococcique secondaire capable de donner lieu à l'apparition de poussées érysipélateuses, comme on en connaît des exemples dans les sinusites frontales et maxillaires, traitées par des méthodes opératoires dites discrètes.

XVIII

SYPHILIS DES VOIES LACRYMALES

Observation. — A la consultation de l'Hôtel-Dieu se présente un homme de 45 ans, en apparence bien portant et replet qui offre, au niveau du sac lacrymal gauche, une vaste ulcération bourgeonnante et fongueuse, occupant presque toute la hauteur du grand angle de l'œil. Au premier abord, elle a l'aspect bourgeonnant d'un cancroïde ; mais, en examinant de plus près, on voit que la base n'est nullement indurée et qu'il n'existe aucune tuméfaction ganglionnaire préauriculaire et sous-maxillaire de ce côté, pas plus que de l'autre. De même, rien ne saurait faire croire à la tuberculose, tant au point de vue local que général. Par contre, nous apprenons que, 25 ans auparavant, le sujet avait eu un chancre au gland, sans adénopathie inguinale et, en somme, vite guéri, mais non moins suivi d'une poussée légère de roséole et de quelques plaques muqueuses à la bouche. Dix ans après, il eut de l'ecthyma aux jambes et au poignet droit, dont il reste des traces sous la forme de cicatrices ardoisées indélébiles. Ajoutons que la paume des deux mains offre une sécheresse psoriasique. Pas d'induration ni aux testicules, ni aux épididymes. Par contre, les deux amygdales sont hypertrophiées et le siège d'une ulcération profonde cupuliforme. En tout temps, il a beaucoup mouché, mais c'est surtout depuis trois ans, qu'il existe un véritable jetage, avec des croûtes plus ou moins sanguinolentes et une odeur ozéneuse caractéristique, sans expulsion toutefois de séquestres osseux. Comme l'odorat est conservé, il y a lieu de conclure que les lésions se bornent à la partie inférieure non olfactive des fosses nasales. Le docteur Castex, qui a bien voulu faire l'examen du rhino-pharynx, a constaté que les cornets inférieurs avaient presque complètement disparu des deux côtés, et que l'ensemble de la muqueuse pituitaire était atrophié et recouvert de croûtes minces, sans perforation de la cloison, état qu'il rattache à une syphilis nasale terminée par ozène.

Il est à noter qu'à aucun moment, le malade ne s'est soumis à un traitement spécifique. Il s'est marié il y a 20 ans et il a six beaux enfants sans la moindre tare; sa femme est bien portante et n'a jamais eu de fausses couches. Sans faire des excès, le malade boit un litre de vin par jour, un ou deux petits verres et un verre de bière.

L'inflammation et la tuméfaction du sac lacrymal ne remontent qu'à 3 mois ; mais déjà, un an auparavant, le sujet avait eu à l'œil gauche du larmoiement abondant et un mal de gorge; le tout disparut spontanément, après 3 semaines de durée. Quant à l'ulcération fongueuse actuelle du sac, elle ne remonte qu'à six semaines.

En nous fondant sur tous les signes réunis que nous venons d'exposer, nous n'avons pas hésité à diagnostiquer un syphilome tertiaire avec des lésions du canal nasal et du sac lacrymal gauche, manifestations analogues du naso-pharynx. Ces dernières intéressent non seulement la muqueuse de revêtement, mais aussi le périoste et les os sous-jacents, comme cela est le propre de toute ostéo-périostite gommeuse. Dès lors, nous avons prescrit au malade le traitement mercurique intensif, en lui faisant faire deux injections intra-musculaires, de 1 centimètre cube chacune d'huile biiodurée à 4 p. 1,000, tous les deux jours, plus une friction aux bras, tous les soirs, avec gros comme une noisette d'onguent napolitain.

Au bout de huit jours, les amygdales profondément ulcérées et le fongus du sac lacrymal se sont cicatrisés complètement, ce qui prouve la grande efficacité du traitement ainsi formulé et qui, en étant continué un mois encore, mettra le malade à l'abri de nouveaux accidents tertiaires, surtout si l'on y joint, par la suite, de l'iodure de potassium à la dose de 4 grammes par jour, pendant un temps plus ou moins long. Après un repos de quelques mois, on reviendra au mercure d'abord, à l'iodure de potassium ensuite, pour assurer définitivement la guérison du malade.

Ici comme partout, je suis partisan déclaré du traitement successif de la syphilis par les deux agents principaux : le mercure et l'iodure de potassium, et bien moins du traitement mixte. Celui-ci a l'inconvénient de fatiguer le malade, de nous laisser ignorer lequel des deux agents est, en réalité, le plus actif pour un cas donné, et de se prêter à l'objection émise par ceux qui pensent que l'iodure de potassium s'éliminant vite de l'organisme, peut entraîner avec lui le mercure, au détriment du but thérapeutique visé.

A ces reproches, on pourrait en ajouter un autre, celui de la toxicité qui résulte de la réaction chimique, dans le sang, de l'iodure alcalin sur le composé mercurique. On n'ignore pas, en effet, qu'en ophtalmologie, on a conseillé, avec raison, de ne pas administrer l'iodure de potassium à des malades dont on traite l'œil et les paupières par des applications locales de poudre ou de pommade au calomel, l'expérience ayant démontré qu'il se développe une vive inflammation, par suite de la transformation du protochlorure mercurique en iodure de mercure caustique.

Les affections syphilitiques tertiaires des voies d'excrétion des larmes sont connues et admises depuis longtemps. Mais on s'est contenté souvent de les mentionner, comme une variété, à côté des dacryocystites fistuleuses simples et tuberculeuses, ou d'en parler à propos des exostoses de l'apophyse montante de l'os maxillaire supérieur, de l'unguis, plus rarement de l'apophyse orbitaire interne du frontal. A ces exostoses et périostoses, dites *prélacrymales*, se trouvent rattachés, depuis Boerhave (*Leçons sur les maladies des yeux*, 1749), les noms de Saint-Yves (1), Gardane (2), Janin (3), Fabre (1773), Hunter (4), Benjamin Bell, Swedior, Chélius, Demours, Velpeau, Ricord, Martin et, avant tout, Tavignot (5), Lagneau fils (6) et Sichel fils (7), qui, non contents de signaler les exostoses syphilitiques, s'attachèrent à en préciser le diagnostic et à démontrer que seul le traitement antisyphilitique est efficace, à l'exclusion de toute intervention opératoire.

Depuis lors, on rencontre de nombreuses observations éparses sous les titres d'ostéites, de nécroses, de dacryocystites fistuleuses et plus rarement d'exostoses syphilitiques. Nous nous contenterons de citer celles de Bourgeois (8), Richet (9), Gosselin (10), Galezowski (11), et Alexander (12).

Une véritable tumeur gommeuse du sac, rappelant la nôtre, constitue une rareté, et l'on ne saurait citer que trois cas : un d'Alexander, relatif à un habitant de Manille atteint d'ostéo-périostite nécrosante du maxillaire et d'une altération fongueuse du sac ; un autre de Thiry (13), périostite de l'apophyse mon-

(1) SAINT-YVES, *Nouveau Traité des maladies des yeux*, p. 63.

(2) GARDANE, *Recherches pratiques sur les maladies vénériennes*, 1770, p. 8.

(3) JANIN, *Mém. et Obs. anat. phys. physiques sur l'œil*, 1771.

(4) HUNTER, *Traité des maladies vénériennes*, 1787, p. 29.

(5) TAVIGNOT, *Journ. des Gouv. Méd. chirurg.*, 1848, et *Ann. d'ocul.*, t. XX, p. 243.

(6) LAGNEAU fils, *Arch. gén. de méd.*, 1857, t. IX.

(7) SICHEL fils, *Ann. d'ocul.*, 1868.

(8) BOURGEOIS, *Presse méd. belge*, 1863.

(9) RICHET, *Gaz. des Hôpitaux*, 1872, et Thèse de COQUERET, Paris, 1870.

(10) GOSSELIN, *Cliniques chirurgicales de la Charité*, 1879.

(11) GALEZOWSKI, *Thèse de* LAREDIÈRE, Paris, 1880.

(12) ALEXANDER, *Syphilis und Auge*, Wiesbaden, 1888, p. 34.

(13) THIRY, In *Lang's Vorles u. Syphilis*.

tante du maxillaire supérieur gauche, avec syphilome dans la région du sac, le tout survenu huit mois après l'infection ; et un dernier de Galezowski (1), ayant évolué dans la période des accidents secondaires et abouti à une hyperplasie gommeuse de la paroi antérieure du sac, lequel fut extirpé. Notre observation est donc la quatrième, ce qui est peu, par rapport aux syphilomes du rebord orbitaire osseux, bien plus communs.

Lagneau (2), ayant recueilli 10 observations, arrive à conclure que la plupart des exostoses prélacrymales spécifiques dérivent de la syphilis tardive. Cela, d'autant plus que 7 fois, à côté des exostoses et des nécroses de l'apophyse montante, il y avait perforation du palais ou de la cloison nasale. Bourgeois (*loc. cit.*), Zeisl (3) et Alexander (*loc. cit.*) s'expriment dans ce sens, et nous sommes du même avis.

Chez notre malade, les altérations profondes de la muqueuse pituitaire, parcheminées et atrophiées, l'ozène consécutif, les ulcérations gommeuses profondes des amygdales et la nécrose des deux cornets inférieurs avaient précédé et accompagné la production de la tumeur gommeuse exulcérée du sac. Toutes les dents incisives supérieures, cariées, étaient tombées depuis longtemps, ce que Ricord (4) envisageait comme un signe certain de syphilis, lorsque surtout il coexiste une lésion suppurative nécrosique ou fongueuse de la branche montante de l'os maxillaire supérieur. Cette opinion est en quelque sorte la contre-partie de celle émise par Cusco et Abadie (5), d'après laquelle la périostite par carie dentaire, se propageant dans le canal nasal, deviendrait une cause fréquente des blennorrhées du sac.

La question reste ouverte si, en réalité, une altération gommeuse du canal nasal et du sac peut évoluer à la période initiale de la syphilis, en même temps que l'induration chancreuse, la roséole et les plaques muqueuses. Nous pensons que la chose est possible, mais en tout cas rare, et que le tertiarisme y joue le principal rôle. Comme il n'est pas facile de reconnaître les lésions initiales du canal nasal et du sac, on devra s'attacher à dépister

(1) Galezowski, *Rec. d'opht.*, 1876.
(2) Lagneau, *loc. cit.*
(3) Zeisl, *Const. Syph.*, Erlangen, 1864.
(4) Ricord, *Lettres sur la syphilis*, 1863, 3e éd.
(5) Cusco et Abadie, *Journ. d'opht.*, 1872.

le tertiarisme par l'examen minutieux des différentes parties du tégument externe de la muqueuse bucco-naso-pharyngienne et du système osseux facio-cranien.

Nous sommes heureux de citer, à cet égard, des particularités importantes signalées par notre collègue le professeur Fournier (1), dans une de ses cliniques récentes. En premier lieu, dans les syphilis de vieille date, où des accidents apparaissent inopinément après une infection qui remonte à plus de quinze à vingt ans, il n'existe pas nécessairement une superposition d'accidents tertiaires. Le plus souvent, on observe soit une exostose, soit une gomme, moins souvent une syphilis cérébrale, mais rarement, pour ne pas dire jamais, tout cela réuni.

En outre, pendant le long silence qui succède à l'accident primaire, le chancre, aucune autre manifestation ne s'interpose nécessairement, pas plus qu'il n'existe aucune corrélation avec la gravité primordiale de la syphilis primitive. Bien au contraire, cette dernière s'est montrée bénigne et, après des éruptions cutanées discrètes et de rares plaques muqueuses à la gorge ou aux lèvres, le tout a disparu avec un traitement insuffisant et même sans traitement spécifique d'aucune sorte.

Notre malade est, à ce double point de vue, un nouvel exemple frappant, d'autant plus qu'il n'en est résulté aucune contamination pour sa femme, pas plus que pour ses six enfants, tous vivants et bien portants. Il y a lieu de se demander à quelle cause occulte peut être attribuée le réveil inattendu des accidents, les lésions nettement syphilitiques tardives auxquelles nous assistons. Le bon état constitutionnel du malade et l'absence de toute maladie infectieuse surajoutée ne sauraient nous donner la clef de la solution du problème. Tout ce qu'on pourrait invoquer, ce sont les habitudes sub-alcooliques prolongées du malade, qui ne se prive ni de vin, ni de bière, ni de petits verres; ce qui, nous l'avouons, peut ne pas être suffisant.

Nous avons dit précédemment que pour établir le diagnostic de gommes, d'ostéo-périostites ou d'exostoses du sac lacrymal et du canal nasal, il fallait, avant tout, recourir à l'examen du naso-pharynx, étant donnée la liaison aujourd'hui établie des affections du nez et de celles des voies d'excrétion des larmes, ainsi qu'elle

(1) FOURNIER, *Revue intern. de méd. et de chir.*, 25 mars 1901, p. 91.

résulte des travaux de Fränkel, Morel-Mackenzie, Bresgen, Ziem, Hapmann et Nieden. C'est qu'en effet l'ozène se propage de là dans la muqueuse du canal lacrymo-nasal qui se gonfle et sécrète un liquide dense croûteux, d'où il s'ensuit la sténose de ce conduit, et comme conséquence, l'accumulation de larmes et de mucus dans le sac lacrymal, aboutissant au catarrhe, et plus tard aux altérations fongueuses des parois. Cette pathogénie n'est pas exclusive à la syphilis, mais se retrouve également dans les affections strumo-tuberculeuses de la pituitaire et du naso-pharynx, et plus rarement, dans le cours de la tuberculose conjonctivo-palpébrale. C'est pourquoi il ne suffit pas de l'exploration rhinologique, mais il faut rechercher conjointement les vestiges de la syphilis sur les autres systèmes et ne pas négliger les commémoratifs.

Pour ce qui est des dacryocystites syphilitiques précoces, dérivant de la propagation de syphilides de la pituitaire ou de la conjonctive, la chose est possible, mais en tout cas, exceptionnelle et bien moins fréquente que ne le pensent Lancereaux et Alexander (*l. c.*, p. 34).

Étant donné une tumeur ou une ulcération fongueuse du sac, on peut encore se demander si au lieu d'un syphilome on n'a pas affaire à du cancroïde, à du sarcome ou à du phymome.

Le carcinome du sac est relativement rare et presque toujours consécutif à un cancroïde du grand angle de l'œil. Nous citerons à ce propos l'exemple d'un vieillard de notre service auquel nous avions extirpé, deux ans auparavant, avec un succès temporaire, une plaque cancroïdale ayant envahi le canthus, la caroncule et le repli semi-lunaire et avions fait, pour protéger le globe, une petite tarsorraphie médiane. Plus tard il s'est présenté avec une récidive sur place et une tumeur de même nature du sac lacrymal, du volume d'une noisette. Les téguments correspondants n'étaient pas envahis mais y adhéraient dans la profondeur. Point de ganglions de voisinage. Lors de l'opération, nous nous proposions d'extirper, s'il le fallait, un prolongement du néoplasme sacculaire dans le canal nasal, ce qui était possible a priori, mais non certain. En pareil cas, le diagnostic ne saurait faire de doute et il en est presque toujours ainsi, vu que le cancroïde primitif du sac doit être envisagé comme rare.

Piccoli (1) relate un cas également opéré où il y eut récidive sans retentissement ganglionnaire, mais avec envahissement des sinus. Il ajoute une observation analogue de Sgrosso et une deuxième du même auteur relative à un carcinome développé dans le sac, après ablation d'un polype probablement malin de la fosse nasale correspondante. Ici, la propagation a été ascendante, du nez vers le canal nasal et le sac.

David Webster (2) signale la transformation possible sur place d'un catarrhe chronique du sac dont le début remontait à 16 ans, en cancroïde, sous la forme d'une tumeur exulcérée qui récidiva deux ans après son extirpation, et dont la structure résidait en un stroma conjonctif contenant de nombreuses cellules polymorphes. Nous doutons qu'il se fût agi là d'un véritable cancroïde, d'autant plus que l'auteur ajoute que la tumeur récidivée a disparu par l'application d'un emplâtre que fit un empirique guérisseur de cancers. C'est dire que des cas exceptionnels de cet ordre ne doivent être admis qu'avec une très grande circonspection.

Parisotti et Latteux (3), sous le titre d'épithéliome calcifié de la racine du nez, décrivent une petite tumeur prélacrymale située vers la racine du nez. Elle était encapsulée par une membrane conjonctive de consistance pierreuse et se composait d'un stroma également conjonctif avec des cellules embryonnaires disséminées et des dépôts calcaires au centre. Tous ces caractères excluaient l'idée qu'il s'agissait d'une tumeur du sac, mais bien d'une production ayant eu pour point de départ les glandes sébacées de la peau.

Le sarcome du sac n'est pas plus commun. Silvestri (4) décrit un sarcome mixte qui remplissait le sac lacrymal et avait récidivé après une première intervention, mais qui guérit définitivement après une seconde. Nous rappellerons à ce propos l'observation d'un malade adulte de l'hôpital Lariboisière, qui avait été traité infructueusement par le cathétérisme pour une tuméfaction fluctuante du sac en ayant imposé pour une simple dacryo-

(1) Piccoli, XIV, *Congrès de la Soc. opht. italienne*, supplément du 4e fasc., 1895.
(2) David Webster, *Med. Record*, 1883. N. 14.
(3) Parisotti et Latteux, *Rec. d'opht.*, 1883, p. 689.
(4) Silvestri, *Annali di Ottalm.*, 1897, t. XXVI, p. 452.

cystite muco-purulente. Par l'examen attentif du malade (H. de 50 ans), nous pûmes constater que la fosse nasale correspondante était obstruée par une tumeur molle qui s'accompagnait d'un écoulement séro-purulent teinté de sang par la narine. En pratiquant l'ablation de la tumeur par la voie nasale (procédé d'Ollier), nous pûmes nous convaincre que la prétendue dacryocystite n'était qu'un prolongement en doigt de gant du néoplasme à travers le canal nasal, jusque dans le sac. C'est là un fait curieux et rare qui méritait d'être signalé.

Une vaste destruction massive des fosses nasales par un travail ulcératif ne doit pas en imposer, qu'il ait ou non un retentissement du côté du canal nasal et du sac, pour une affection maligne, sans plus ample informé. Nous citerons à cet égard une observation de Dunn (1).

Il s'agissait d'une femme mulâtre de vingt et un ans dont les deux canaux lacrymo-nasaux avaient été complètement détruits par un processus syphilitique en même temps que la cloison du nez, les trois cornets des deux côtés avec les masses latérales de l'ethmoïde, y compris une portion des apophyses montantes des maxillaires supérieurs. Il en était résulté l'effondrement total de la pyramide nasale et la communication directe des deux sinus maxillaires avec les fosses nasales. Tout ce qui restait des voies d'excrétion des larmes se résumait dans les canalicules lacrymaux et une portion du sac, dont la paroi interne perforée s'ouvrait directement dans le nez, ce qui explique l'absence d'épiphora.

Une affection tuberculeuse du sac ne se rencontre que chez les lupiques, moins sous la forme d'une tumeur que d'une dacryocystite ulcéro-fistuleuse. Bender (2), sur 380 personnes atteintes de lupus, a trouvé 24 fois la muqueuse du canal nasal attaquée et 21 fois la conjonctive. Outre que de pareilles lésions ne pourraient pas en imposer pour des néoplasmes, l'âge relativement jeune des malades, les signes de scrofule générale avec retentissement souvent multiple du côté des ganglions, suffiront pour mettre sur la voie du diagnostic différentiel ; alors même qu'il existe des ostéo-périostites et des nécroses avec production

(1) DUNN, *Arch. of. opht.*, 1894, p. 285.
(2) BENDER, *Jahrs. f. Dermat. u. Syphilis*, 1890, XV, p. 891.

de séquestres, ainsi que c'était le cas dans l'observation de Rava (1), où il ne s'agissait pas de lupus, mais d'un homme de 29 ans ayant un habitus scrofuleux.

Bien que la caroncule constituée, comme on sait, d'un îlot détaché de derme palpébral embryonnaire, ne fasse pas partie, à proprement parler, des voies d'excrétion des larmes, il est bon d'ajouter que Boucheron (2) dit y avoir rencontré des altérations syphilitiques tardives, et Taylor (3) décrit deux cas de gomme caronculaire.

On conçoit que des manifestations syphilitiques tant secondaires que tertiaires et un chancre palpébro-marginal ou encore conjonctival puissent entraîner du larmoiement par sténose ou oblitération des canalicules lacrymaux. Disons toutefois que cela est rare. En voici des exemples :

Galezowski (4) publie l'observation d'une malade du professeur Richet, atteinte de plaques muqueuses des paupières, chez laquelle les deux conduits lacrymaux étaient obstrués. De même, Fournier (5) rapporte des cas dans lesquels des plaques muqueuses développées au niveau du grand angle de l'œil ont dévié, rétréci et même obstrué les points lacrymaux, d'où larmoiement. Larebière (6), dans sa thèse de doctorat, dit avoir vu à la consultation de J. Simon des enfants atteints de coryza syphilitique secondaire, coïncidant avec la présence de plaques muqueuses du voisinage. De pareils sujets, disait Simon, étaient exposés à une oblitération cicatricielle du canal nasal, bien autrement large, ajouterons-nous, que les canalicules lacrymaux dont il est question plus haut.

Divers auteurs, Mauthner, Lang, Goldzieher, Sattler et Macauley décrivent à leur tour un catarrhe opiniâtre, d'origine constitutionnelle et qui souvent revêt une forme nettement granuleuse avec infiltration diffuse dite succulente du parenchyme de la conjonctive. Comme telle, cette lésion peut se compliquer d'autres manifestations du côté de l'iris. Il faut encore ajouter

(1) Rava, *Annal. di oftalm.*, 1873, III, fasc. 1, p. 82.
(2) Boucheron, *Union méd.*, t. XXVII, p. 529.
(3) Taylor, *Amer. Journ. med. Science*, avril 1875.
(4) Galezowski, *Rec. d'opht.*, 1872.
(5) Fournier, *Leçons sur la syphilis*, 1873, p. 584.
(6) Larebière, *loc. cit.*

la conjonctivite papuleuse, dont on connaît aujourd'hui plusieurs exemples dus à Sichel fils, Bosma, Lang, Fournier, A. Terson, etc.

Le chancre infectant palpébro-marginal qui, souvent, a pour siège les commissures et plus particulièrement l'interne, à cause, sans doute, des excoriations banales qui sont fréquentes en ce point, peut entraîner, quoique très exceptionnellement, en s'indurant d'abord et en se cicatrisant ensuite, un épiphora par occlusion des canalicules lacrymaux. Cette rareté s'explique, d'abord par le petit nombre de chancres ayant pareil siège et ensuite de ce que l'induration caractéristique cède au traitement et à l'action du temps, et que la cicatrice qui en résulte est généralement peu importante. C'est qu'en effet, le véritable chancre infectant n'est au début qu'une simple érosion superficielle et, quant au plateau induré et comme parcheminé qui s'y ajoute, il faut l'envisager comme la première manifestation locale de la syphilis constitutionnelle, survenant habituellement de deux ou trois septénaires après l'érosion et, comme telle, se laissant résoudre.

Une manifestation tardive, telle qu'une gomme de la conjonctive, ne met obstacle au cours des larmes que si elle a pour siège l'un ou l'autre des deux canalicules, particulièrement l'inférieur, au même titre que les gommes du sac et du canal nasal dont il a été antérieurement question. Ce qui mérite une mention plus spéciale, c'est une altération tardive des tarses, qui deviennent épais, s'accompagnent de gonflement, de rougeur et de catarrhe, cas décrits par Dietlen, Magawly, Mittasch, Fuchs et Alexander, sous le nom de tarsite syphilitique. On conçoit qu'en pareils cas l'inflammation puisse se propager dans le sac et y déterminer du larmoiement et une dacryocystite qui, suivant les cas, sera envisagée comme appartenant à la période secondaire ou bien à celle tardive ou gommeuse, à l'instar de la tarsite.

Ici, le diagnostic s'éclairera par les commémoratifs et les autres accidents concomitants de la syphilis, et le pronostic sera favorable, en tant que manifestations curables par le traitement spécifique.

Il nous reste, pour terminer l'étude des manifestations syphilitiques de l'appareil lacrymal, à parler encore de la part qui peut revenir à l'organe sécréteur, les glandes lacrymales.

Contrairement à Förster, qui, dans la première édition de

Græfe et Sæmisch, avance que la glande lacrymale est le seul organe de l'œil qui ne soit pas atteint de syphilis, Alexander, en s'appuyant sur un fait qui lui est propre et sur ceux antérieurs de Tavignot, Streatfield, Adler, Albini, affirme que, tant au point de vue clinique qu'histologique, l'origine spécifique des lésions de la glande est évidente. L'observation d'Alexander concerne une dame de 26 ans qui, depuis plusieurs années, offrait diverses altérations vénériennes et était atteinte de choroïdite chronique du même ordre, en même temps que d'une tumeur située à l'angle supéro-externe de l'orbite. Cette tumeur se prolongeait en arrière dans cette cavité et s'avançait de 1 centimètre et demi sous la paupière supérieure, en soulevant la conjonctive au niveau du cul-de-sac. Le traitement par les frictions et l'iodure de potassium, bien qu'interrompu par son départ précipité des eaux d'Aix-la-Chapelle, où elle avait été traitée, lui avait beaucoup profité.

M. Aubineau, de Brest (1), donne l'observation d'un ouvrier de 33 ans, atteint de gonflement de la glande lacrymale palpébrale droite depuis 3 mois, accompagné de peu de réaction et sans engorgement ganglionnaire de voisinage. Syphilis probable contractée 4 ans auparavant. Traitement par injections huileuses de biiodure de mercure, plus 4 grammes d'iodure de potassium par jour. Amélioration très sensible au bout de 10 jours et disparition totale et définitive le 25e jour. Morax, à propos de cette communication d'Aubineau, exprime l'avis que la dacryoadénite syphilitique est certainement bien plus fréquente qu'on ne le pense, mais qu'elle est habituellement méconnue, au même titre que des syphilomes de la glande mammaire, dont bon nombre sont classés parmi les tumeurs bénignes du sein.

(1) Aubineau (de Brest), Dacryoadénite à forme subaiguë de nature syphilitique, *Société d'ophtal. de Paris*, 8 mai 1902.

XIX

ASEPSIE ET PROPHYLAXIE EN OPHTALMOLOGIE

A l'exemple des chirurgiens généraux, les ophtalmologues n'ont pas tardé à se convaincre qu'une nouvelle ère de succès s'ouvrait devant eux, grâce aux immortelles découvertes de Pasteur sur l'étude des microbes et les applications qu'en a fait découler Lister.

S'il y a eu quelques hésitations au début de la part des ophtalmologues, c'est que les préparations phéniquées préconisées par Lister sous forme de spray, de solution aqueuse et de gaze, ne convenaient guère à l'irritabilité de l'œil et de ses annexes. Du moment qu'on a pu substituer à l'acide phénique d'autres agents antiseptiques, tels que l'acide borique à 4 pour 100, les sels mercuriques dont les solutions dans l'eau ne dépassent pas de 1 pour 20.000 (biiodure d'hydrargyre) à 1 pour 1.500 (oxycyanure d'hydrargyre) ou 1 pour 5 ou 2.000 au plus (sublimé), ou mieux encore l'eau distillée stérilisée par la chaleur avec ou sans addition d'une faible proportion de chlorure de sodium (5 pour 1.000), l'antisepsie opératoire ophtalmologique s'est trouvée définitivement assise.

Notons à ce propos que, dès l'époque gréco-romaine, on n'était pas sans reconnaître, grâce à l'observation clinique, la nécessité qu'il y avait de procéder à des lavages préalables du globe et de ses annexes lorsqu'il s'agissait d'opérations concernant la conjonctive et les paupières. Les liquides dont on se servait étaient l'eau de mer, l'eau salée, l'eau de roses, la *décoction de fenugrec miellée*, l'eau miellée chaude.

Les Arabes, et particulièrement Albucasis, préconisaient dans le traitement de l'hypopyon, une fois l'évacuation du pus obtenue par une large ouverture inférieure de la cornée, l'injection dans la chambre antérieure d'eau miellée chaude ou la décoction de fenugrec miellée citée plus haut.

L'emploi de l'eau chaude s'est continuée du reste depuis, preuve Saint-Yves qui préconise l'injection chaude dans la chambre antérieure lors d'hypopyon où le pus, à cause de sa consistance, ne s'évacue pas en même temps que l'humeur aqueuse.

Avant Pasteur, pour expliquer les accidents graves et la mort survenus chez les opérés, aussi bien dans les milieux nosocomiaux qu'en ville, par érysipèle et pyohémie intercurrente, on faisait intervenir hypothétiquement des miasmes qui se trouveraient dans l'air, plus particulièrement à certains moments que dans d'autres et par le fait de l'encombrement, comme cela arrive dans les grandes villes.

Depuis lors, la vraie cause, qui est le *contage*, autrement dit l'apport direct des microbes pathogènes, étant reconnue et démontrée, la lutte devenait possible et fructueuse.

C'est ce que fit Lister le premier en s'adressant à des agents chimiques germicides, parmi lesquels il donna la préférence à l'acide phénique sous forme de solution et de gaze en y combinant, à l'exemple de Chassaignac, le drainage des plaies avec des tubes perforés de caoutchouc pour obvier à l'accumulation des liquides organiques putrescibles, ce qui pourrait empêcher et en tout cas retarder la réunion immédiate. Disons qu'il s'est servi pour cela d'autres agents germicides, tels que l'acide borique et le chlorure de zinc, dont il avait reconnu les bons effets lorsqu'il s'agissait d'ulcères et de plaies suppurantes.

Depuis lors, on a reconnu que la chaleur sèche aussi bien qu'humide, telle qu'on peut l'obtenir par l'ébullition et la vapeur d'eau, constituaient des moyens puissants de défense qui avaient l'avantage de ne pas être toxiques et d'être bien supportés, vu qu'ils ne sont pas irritants sur des tissus délicats comme ceux qui constituent en particulier le globe oculaire et ses annexes. Le seul tort qu'on a eu, c'est d'avoir vu éclore en cela une nouvelle méthode de défense appelée *asepsie*, en opposition à celle de Lister qui constituait *l'antisepsie*. Or, il est bon de rappeler que, d'une façon comme de l'autre, on parvient moins à tuer les microbes qu'à les rendre inoffensifs pour les tissus vivants, ce qui concorde avec ce qui a été constaté expérimentalement *in vitro* à propos de tous les antiseptiques connus. Non seulement on rencontre les microbes en nombre dans les solutions phéniquées, hydrargyriques et autres ainsi que dans l'iodoforme, mais ces microbes, qui cessent ainsi d'être nocifs, peuvent récupérer leur virulence et retrouver leur fécondité, si on les transporte dans un nouveau milieu de culture qui leur est favorable.

Nous pensons, d'après cela, que le terme d'asepsie étant plus vrai et plus générique devra être préféré à celui d'antisepsie et qu'on ne doit plus continuer, comme certains l'ont fait, à opposer l'un à l'autre ; d'autant plus que, dans beaucoup de cas, il est plus aisé et plus sûr de s'attaquer aux microbes par les agents chimiques que par la chaleur ; exemple, lorsqu'il s'agit des follicules glandulaires profonds, tels que ceux des bords libres des paupières et de tous les orifices naturels en général infectés habituellement par des sécrétions pathologiques ou des matières excrémentitielles.

Les téguments des paupières et du pourtour de l'orbite méritent une antisepsie spéciale faite à fond. La raison en est à l'enduit graisseux qui les recouvre jusqu'à une certaine profondeur dans l'intérieur des nombreux conduits sébacés dont ils sont pourvus. Cela est particulièrement vrai pour les bords libres où il en existe deux rangées : l'une en avant au niveau de la racine des cils, l'autre en arrière où sont les ouvertures des glandes de Meibomius. Pour stériliser pareil terrain où les microbes se trouvent en quelque sorte enrobés par de la graisse, il faut commencer par savonner les téguments au moyen d'un tampon de ouate en se servant de l'eau bouillie stérilisée et de savon. Cela fait, on essuie avec du coton sec stérilisé et l'on pratique une nouvelle friction avec une nouvelle boulette de coton très légèrement imbibée d'éther. Pour les bords libres qui recèlent, plus que le reste, des microbes au niveau des embouchures des conduits pilo-sébacés et meibomiens, le meilleur moyen consiste à les brosser vigoureusement avec un tampon de coton stérilisé trempé dans l'huile au biiodure d'hydrargyre à 4 p. 1.000 qui est peu irritante et absolument bactéricide, à la condition de laisser agir l'huile pendant quelques heures. Dans ce but, nous préférons, chez les gens qui doivent subir l'opération de la cataracte, préparer la région la veille au soir, recouvrir l'œil fermé de rondelles de gaze stérilisée par la chaleur ou d'une rondelle de gaze boriquée, appliquer par-dessus des rondelles de coton stérilisé et une bande fixatrice ; le tout devant rester en place jusqu'au moment de l'intervention.

Avant de procéder à l'opération, on lave soigneusement jusqu'au moindre recoin les culs-de-sac conjonctivaux avec une solution hydrargyrique aqueuse aux titres précédemment indiqués. Le balayage des microbes et autres impuretés ne saurait être complet qu'en ouvrant largement les paupières avec le blépharostat et poussant le liquide sous forme de jet au moyen d'un appareil approprié terminé par une canule. Si l'on a des raisons de croire à la moindre infection des canaux excréteurs des larmes, on aura pratiqué au préalable le lavage de ces canaux avec les mêmes solutions au moyen de la seringue d'Anel. A fortiori, on ne doit procéder à aucun acte opératoire sur les yeux avant d'avoir traité toute dacryocystite, si minime qu'elle soit, et il en sera de même lors d'affection des cavités environnantes, telles que le naso-pharynx, les divers sinus de la face, en y comprenant les lésions maxillo-dentaires, états qui peuvent tous avoir une répercussion sur l'œil opéré.

Schötz, préoccupé comme nous de l'importance de l'antisepsie des bords palpébraux, propose d'épiler la totalité des cils et de laver ensuite la peau avec du savon et une solution de chlorure de sodium à 5 p. 1.000. Mais jusqu'ici il ne paraît pas avoir eu d'imitateurs.

Il va sans dire que tout collyre instillé dans l'œil avant ou après l'opération doit être entièrement aseptique et pouvant rester tel pendant une période indéfinie. De plus, ils ne doivent pas être irritants ou le moins possible, comme cela est malheureusement le cas lorsqu'on y ajoute un sel mercurique ou tout autre germicide. A cet égard nous sommes convaincu que rien ne vaut les solutions huileuses d'alcaloïdes (cocaïne, atropine, ésérine, pilocarpine, etc).

En dehors de la région à opérer, les soins antiseptiques les plus minutieux à prendre constituent une condition indispensable du succès. C'est même faute de cela, que des complications graves post-opératoires surgissent et ont conduit bien longtemps à mettre en doute l'efficacité absolue de l'antisepsie et à attribuer les insuccès au mauvais état constitutionnel des sujets.

Disons tout d'abord que l'opérateur et les aides doivent avoir chirurgicalement les mains propres et, pour cela, il faut qu'elles soient lavées au savon et à l'eau stérilisée chaude, brossées à fond et trempées dans une solution mercurique ou phéniquée.

Tous les instruments, quels qu'ils soient, doivent être préalablement immergés dans de l'eau distillée bouillante additionnée de bicarbonate de soude qui les préserve de la rouille. Tous les objets de pansement, compresses de gaze, fils de soie, auront passé à l'autoclave à la vapeur d'eau qu'on porte à la température de 120° pendant une demi-heure au moins, enfermés qu'ils sont dans des boîtes nickelées, après quoi, on y fait passer, pour les sécher, un courant d'air chaud ayant traversé, au préalable, un récipient contenant de l'acide sulfurique en vue de le débarrasser des poussières et des microbes tenus en suspension. Les fils de catgut sont tenus constamment plongés dans une solution de benzonaphtol, le chloroforme ou tout autre solution antiseptique. Quant au coton hydrophile en rouleaux et en tampon-éponge, on le stérilisera à sec dans des étuis en fer-blanc ou des paniers en fil de fer, à l'autoclave à air dont on porte la température jusqu'à 150°. Pour éviter les découpages et les manipulations de la part des aides, il sera bon de découper les rondelles et les plumasseaux de coton et de gaze dont on se sert à chaque instant dans les cliniques ophtalmologiques, de les enfermer dans de petites boîtes nickelées qu'on stérilise à l'autoclave comme il vient d'être dit et qu'on tient toujours fermées et où l'opérateur ou le panseur puisent directement en supprimant tout intermédiaire. Lorsque c'est un aide qui les passe, il faut que celui-ci le fasse, non avec les doigts, mais avec une pince à anneau qui sort du bain d'eau bouillante.

Je suis de l'avis de ceux qui ne négligent pas, et cela conformément aux préceptes invariables de la chirurgie en général, d'immobiliser après l'opération tout lambeau cutané ou cornéen, seul moyen d'avoir une prompte cicatrisation primitive et qui permet en cas de suture cutanée ou muqueuse d'enlever les fils au bout d'un temps très court, de 3 à 5 jours au plus tard, faute de quoi, ils finissent par couper les tissus enserrés et laissent subsister par cela même, des raies cicatricielles disgracieuses. Le repos et l'immobilité du globe me paraissent d'autant plus nécessaires qu'il s'agit ici de parties essentiellement mobiles, même avec l'emploi du bandeau compressif. Étant donnée la forme sphérique au centre de la région entourée par un vallonnement circulaire à la base, particulièrement profond du côté du grand angle, il faut que le matelassement en rondelles de coton porte également et uniformément partout. C'est pourquoi, entre la rondelle de gaze appliquée immédiatement sur l'œil fermé et les rondelles de coton, nous interposons toujours une boulette de coton du volume d'une petite amande dans le creux situé entre l'œil et la racine du nez. De la sorte, non seulement le globe se trouve immobilisé alors même qu'il est pris de spasme, mais on évite une pression forte sur le sommet de la cornée qui aurait l'inconvénient de faire bâiller les lèvres du lambeau cornéen, lorsqu'il s'agit de l'opération de la cataracte avec ou sans iridectomie, et en tous cas celui de déterminer une altération de l'épithélium au centre, ce qui ne serait pas indifférent dans le cas où il interviendrait une infection post-opératoire du côté des culs-de-sac conjonctivaux, des bords ciliaires des paupières ou du côté du canal lacrymo-nasal. Sans cette précaution, on s'expose en outre à retarder la réunion primitive des lambeaux de cornée et conséquemment le rétablissement de la chambre antérieure.

Je n'ignore pas qu'on a reproché à l'occlusion d'être cause d'irritation par échauffement de la conjonctive et de multiplier les microbes par le fait que ceux-ci ne se trouvent plus balayés par l'écoulement des larmes auxquels certains sont tentés d'attribuer des propriétés germicides. Pour mon compte, je pense que la fermeture des paupières n'a d'inconvénients que lorsque la conjonctive est déjà infectée et enflammée, alors que rien de pareil n'arrive pour un œil opéré et exempt de toute inflammation antérieure, et ce qui est vrai pour le globe l'est bien plus pour les paupières.

En ce qui concerne la propriété germicide des larmes admise entre autres par Bach (1) et Valude, elle a été nettement niée par Ahlstroom (2) et Matkovic ; c'est dire par là que la question reste pour le moins pendante.

A côté des opérations il reste à envisager la question des traumatismes accidentels du globe telle qu'elle mérite d'être envisagée actuellement au point de vue tant du pronostic que du traitement.

Grâce à l'antisepsie, le traitement ainsi que le pronostic se

(1) Bach, *Arch. f. Opht.*, XXXIII.
(2) Ahlstroom, *Centralbl. f. prakt. Augenheilk.* 1895.

trouvent avoir grandement profité pour le plus grand bien des malades.

Naguère encore, tout œil gravement traumatisé ou soupçonné d'héberger un corps étranger était jugé justiciable de l'énucléation qui, comme l'avançait Warlomont et d'autres, devait être pratiquée sur le champ en vue de prévenir les complications graves et la si redoutée ophthalmie sympathique. A fortiori, lorsque la phlogose et la suppuration avaient envahi l'œil traumatisé, on n'hésitait plus à faire des hécatombes d'énucléations.

A mesure que nous avons progressé dans l'antisepsie des yeux traumatisés, les résultats heureux d'un traitement conservateur se sont de plus en plus multipliés au point de devenir, aujourd'hui, le fond de tout traitement raisonné et poursuivi avec ténacité, qu'il s'agisse de plaies aseptiques ou déjà infectées.

Sur une statistique de 200 cas pris dans mon service de l'Hôtel-Dieu dans les 10 dernières années, j'ai été conduit à pratiquer 20 fois l'exentération pour des irido-cyclites plastiques et purulentes et dans aucun d'eux l'énucléation. De la sorte, le globe a pu être conservé comme forme et servir ainsi à une excellente prothèse. Dans le cinquième des cas, les malades ont quitté l'hôpital possédant une vision utile et même excellente. Parmi ces derniers, je citerai l'exemple d'un peintre de talent sourd-muet qui reçut sur l'œil un coup de poing ayant fait éclater la cornée dans tout son méridien horizontal avec expulsion du cristallin au dehors, large enclavement de l'iris et hyphéma empêchant de rien voir derrière. Cet œil était d'ailleurs le seul bon qui permettait au malade d'exercer sa profession, alors que le congénère était amblyope depuis le bas âge par suite d'un fort strabisme externe. On conçoit qu'ici, à cause de la surdi-mutité l'énucléation de l'œil traumatisé était doublement à rejeter.

Par un traitement antiseptique, dont il sera question plus bas, non seulement l'œil a été conservé, mais le malade a retrouvé, au bout de trois mois, une acuité visuelle lui permettant de lire, d'écrire et de peindre comme par le passé, redevenant ainsi utile à lui-même et à sa famille.

Parmi les auteurs partisans du traitement conservateur, je me contenterai de citer O. Schirmer (1) qui, dans un mémoire récent très documenté, donne un ensemble de 133 cas de blessures pénétrantes du globe, dont la moitié environ étaient déjà infectées, autrement dit compliquées d'iritis et d'irido-cyclites ou d'hyalites tant plastiques que purulentes et exceptionnellement séreuses. Sur les 62 d'entre eux, la guérison en tant que conservation du globe a été de 60 p. 100 dans les cas d'uvéite fibrineuse, de 65 p. 100 dans ceux d'uvéite purulente et de 3 pour les 3 seuls cas d'uvéite séreuse. Il ne fit l'énucléation primitive que 8 fois parmi les 71 yeux aseptiques dont 5 où l'œil avait en quelque sorte éclaté et 2 secondairement concernant des yeux devenus atrophiques avec irritation protractée, plus un où il existait un éclat de cuivre dans la cavité. Dans les cas compliqués d'uvéite plastique, il pratiqua l'énucléation 5 fois et 4 fois lors d'uvéite purulente. En somme, 17 énucléations sur 133 cas. En fait d'autres interventions conservatrices, citons 6 résections optico-ciliaires pour les uvéites plastiques et 3 exentérations pour celles suppuratives.

Schirmer ne relate aucun cas d'ophthalmie sympathique et j'en dirai autant chez mes 200 malades. D'ailleurs, pour se rendre compte de la rareté à l'heure présente de l'ophthalmie sympathique, j'ajouterai que dans les 4 dernières années, sur un chiffre de 20.000 malades inscrits sur les registres de ma clinique hospitalière de l'Hôtel-Dieu, il n'y a eu que 2 seuls cas d'ophthalmie sympathique venus du dehors, l'un à propos d'un traumatisme, l'autre chez un malade de la Ferté-sous-Jouarre à l'occasion du réveil d'une vieille irido-cyclite avec albugo de l'œil congénère. Vouloir donc continuer à abattre des yeux préventivement sous prétexte de se mettre ainsi à l'abri d'une ophthalmie sympathique, hypothétique et, en tout cas, très rare, c'est créer en pure perte une difformité désastreuse pour le malade et sans qu'on le mette sûrement à l'abri d'une ophthalmie sympathique consécutive et pour laquelle il y a lieu d'incriminer l'irritation mécanique provoquée par le port de la coque de verre et la tendance des culs-de-sac à s'infecter et à suppurer plus ou moins à la longue.

Pour tout traumatisme du globe, l'indication constante du

(1) Schirmer, *A. Græfe's Archiv f. Opht.* 1901, LIII, 1 p. 1-51.

traitement réside dans l'antisepsie, que la plaie soit récente et supposée aseptique ou que l'infection ait déjà eu lieu. Il va sans dire que plus tôt le malade se présente, plus l'intervention sera efficace. Beaucoup de malades perdent en effet du temps, ou se contentent de consulter leur médecin avant de s'adresser au spécialiste qui seul est à même d'user des moyens thérapeutiques qu'il a couramment à sa disposition, et dont il sait tirer le meilleur parti par suite d'une longue expérience acquise en pareilles occurrences. C'est qu'en effet passé 48 heures après l'accident, l'état du traumatisme peut changer du tout au tout par le fait du manque d'antisepsie.

Sauf lorsqu'il s'agit de corps étrangers facilement accessibles, tels que ceux situés en plein tissu cornéen ou dans la chambre antérieure et d'éclats de fer ou d'acier pénétrés plus profondément, mais qu'on peut atteindre en les attirant vers la chambre antérieure au moyen d'un électro-aimant puissant, il vaut mieux s'abstenir de toute tentative immédiate d'extraction. De même, il faut être réservé ultérieurement d'intervention chirurgicale ayant pour but d'améliorer la vision, attendu qu'on peut réveiller des complications inflammatoires redoutables, tant que l'œil blessé reste injecté, irritable et a fortiori douloureux. D'une façon générale, une attente de 3 à 6 mois, suivant la gravité de la lésion, constitue un délai suffisant. Une prompte intervention n'est indiquée que lorsque, par suite de la blessure du cristallin, on se trouve en présence d'accidents glaucomateux qui ne cèdent pas aux myotiques et autres moyens employés en pareils cas, ou encore lorsqu'on assiste à une menace d'ophtalmie sympathique. Il fut un temps où tout enclavement iritique, grand ou petit, était immédiatement excisé. Aujourd'hui, grâce à l'antisepsie, il vaut mieux s'abstenir en n'intervenant, s'il le faut, que plus tard, alors que le traumatisme est en pleine voie de réparation. Lors d'un simple pincement de l'iris, tant redouté autrefois, le mieux sera de ne pas y toucher ou de se borner à la cautérisation du petit staphylome avec la pointe de l'électro ou du thermo-cautère.

Quand il existe de larges plaies sclérales ayant de la tendance à bâiller et où il y a eu déjà perte de vitré, il y a un réel avantage à procéder, sans désemparer, à la suture faite avec de la soie aseptisée très fine ou avec du catgut. Suivant les cas, on traversera avec les aiguilles la sclérotique et, au besoin, la cornée, ou bien on se contentera d'affronter en pont par-dessus la conjonctive d'un côté avec la base d'un petit lambeau conjonctival de l'autre côté ; ce dernier mode de réunion exposant moins à une nouvelle perte de vitré.

Nous ne reviendrons pas sur les lotions et autres soins précédemment indiqués pour assurer l'asepsie parfaite du globe et des annexes, siège du traumatisme. Nous dirons seulement qu'ici il faut procéder, en outre, par l'adjonction de topiques germicides puissants, alors surtout qu'on assiste à une infection déjà constituée ou qui se prépare et se dévoile par des signes inflammatoires tels qu'une injection vive, du chémosis et des douleurs spontanées ou à la pression au niveau du cercle ciliaire.

En pareils cas, on utilise les analgésiques : cocaïne, atropine en collyre, morphine en injection sous-cutanée à la tempe et les applications humides chaudes ; les déplétions sanguines locales, sangsues ou ventouses à la tempe et derrière l'oreille qui, pour être utiles, doivent être abondantes, pas moins de 2 à 4 sangsues à la fois qu'on laisse bien couler, après quoi il est bon de condamner le malade à l'obscurité pendant les 24 heures suivantes.

Parmi les antiseptiques locaux, nous nous sommes particulièrement bien trouvé du bleu et du violet de méthylène 6 B dépourvus de toute causticité et qui, grâce à leur diffusibilité, peuvent atteindre profondément les microbes et leurs toxines. La concentration du collyre est de 2 p. 1.000. Un autre topique que nous combinons toujours au précédent est l'iodoforme en poudre et surtout en pommade à la vaseline dans la proportion de 6 p. 100 (0 gr. 30 pour 5 grammes). Partant de l'idée qu'aucun véhicule aseptique ne vaut l'huile stérilisée, j'ai souvent employé, dans les cas d'irido-cyclite plastique et purulente, des instillations du mélange suivant :

Huile d'olive ou d'arachide stérilisée à la chaleur....	30 gr. »
Violet de méthylène 6 B........................	0 gr. 06
Iodoforme.....................................	1 gr. 50

Agiter le mélange chaque fois et instiller dans les culs-de-sac deux à trois gouttes matin et soir.

Les applications froides évaporantes et celles glacées ne sont guère utiles que lors de conjonctive purulente comme celle des nouveau-nés et la blennorrhagique chez l'adulte. Par contre, elles sont absolument contre-indiquées, ainsi que de Græfe l'a établi, le premier, dans la conjonctivite diphtéritique où le tissu de la conjonctive se trouve anémié.

Il va sans dire que, contre toute purulence de la conjonctive et du sac lacrymal, les antiseptiques caustiques, tels que les solutions aqueuses de nitrate d'argent et de protargol, trouvent leur application universellement reconnue et admise de tous.

Lors de processus plastiques ou suppuratifs du globe, on a essayé les injections sous-conjonctivales de chlorure de sodium, de solution de sels mercuriques à faible concentration, de trichlorure d'iode et plus récemment de bleu de méthylène. Les résultats ont été variables et non toujours concordants, de même qu'on n'est pas encore fixé sur l'action véritablement germicide de la quantité infinitésimale du produit chimique qui pénètre dans les tissus et dans la cavité du globe. Malgré cela, il est des cas où le bénéfice a paru comme réel, et l'on pourrait toujours se l'expliquer plus simplement par une sorte de révulsion due à l'action irritante locale des substances mises en usage. Comme il n'y a aucun danger à s'en servir, nous pensons qu'on peut y recourir le cas échéant.

Un moyen plus sûr dans son action, dans certaines circonstances données, lors par exemple de purulence de la cornée, qu'il s'agisse de plaie ou d'ulcère, réside dans l'emploi du fer rouge (thermo ou électro-cautère) qu'on chauffe au rouge sombre au lieu du rouge cerise, qui aurait l'inconvénient de s'attaquer par rayonnement aux parties saines environnantes en pure perte de l'effet thérapeutique cherché. Contre la purulence du sac lacrymal où souvent il s'ajoute des clapiers circonvoisins, rien ne vaut une large ouverture verticale de toute la paroi antérieure comprenant la peau et le ligament latéral interne suivie d'un grand lavage antiseptique, du curettage des fongosités s'il en existe, et de la cautérisation ignée de toute la muqueuse du sac, y compris l'orifice de communication avec le canal nasal. Cela fait, on y place une mèche de gaze iodoformée qu'on renouvelle chaque jour jusqu'à cessation de toute sécrétion morbide. Cette opération faite de bonne heure, c'est-à-dire alors que la peau n'est ni amincie, ni fistuleuse, ne laisse subsister aucune difformité et tout se réduit à une ligne cicatricielle plate à peine visible.

Dernièrement Berger a proposé, lors de menace de panophtalmie, d'introduire dans le globe des petites quantités d'iodoforme dans l'espoir d'arrêter ainsi l'envahissement du vitré. C'est là une pratique que l'expérience ultérieure seule pourra sanctionner ou non.

A côté des antiseptiques et des modificateurs locaux, il ne faut pas négliger, dans les cas de processus plastiques et suppuratifs ou purulents du globe, le traitement général. Cela est d'autant plus nécessaire que, dans bien des cas, il faut songer à l'influence qu'exercent sur la nutrition du globe les endo-infections qui interviennent plus souvent qu'on ne saurait le croire.

De tous les agents thérapeutiques, aucun ne m'a paru aussi actif que l'hydrargyre, possédant à la fois une action antiseptique et antiplastique des plus nettes.

Mais pour qu'il en soit ainsi, il faut que la mercurialisation soit prompte, sûre et intensive. Or, une longue expérience m'a démontré qu'on ne saurait avoir une réelle confiance qu'au traitement hydrargyrique sous forme d'injections et frictions, alors que seule l'administration par voie interne offre bien des aléas, une réelle variabilité d'action et assez souvent elle donne lieu à des manifestations morbides consistant en dérangements gastro-intestinaux d'où amaigrissement et dystrophie, le tout attribuable à l'action caustique des sels mercuriques sur la muqueuse.

Comme les frictions exposent plus que le reste à de la stomatite et que leur action thérapeutique varie beaucoup d'un sujet à l'autre, suivant l'état plus ou moins perméable de la peau et autres conditions physiques qui activent ou ralentissent l'absorption par le poumon des vapeurs métalliques qui s'en dégagent et qui, d'ailleurs, nous venons de nous en assurer dans un travail en préparation, se produisent à des doses presque impondérables, nous donnons la préférence, haut la main, et cela d'emblée, aux injections sous-cutanées et intra-musculaires dont celles huileuses au biiodure d'hydrargyre à 4 p. 1.000 nous ont fourni les meilleurs succès, sans le moindre inconvénient pour le malade. Bien au contraire, en administrant une injection d'un centimètre cube par jour, nous n'avons jamais eu à enregistrer ni stomatite, ni troubles gastro-intestinaux, ni la moindre trace d'albumine dans les urines, tandis que parallèlement le sujet se met à engraisser et à prendre des couleurs.

Otto Schirmer (1) se déclare non seulement absolument satisfait du mercure, pour lequel il accorde la première place dans le traitement des blessures infectées du globe, mais il donne le choix aux injections intra-musculaires de biiodure de mercure en solution dans l'eau dans la proportion de 25 centigrammes contre 2 gr. 50 d'iodure de potassium pour 25 grammes d'eau distillée. Il en injecte 1 centimètre cube chaque fois, correspondant à 1 centigramme de biiodure. Il a reconnu que l'absorption en est rapide et il a pu s'assurer de l'action du médicament sur le processus inflammatoire au bout d'un temps parfois très court au point de ne pas dépasser la demi-journée. Comme il tient à saturer l'organisme, il ajoute aux injections les frictions mercurielles, dans les trois premiers jours du traitement, faites avec 4 grammes le matin et autant le soir chez l'homme, avec 3 à 4 grammes chez la femme et 50 centigrammes à 1 gr. 50 chez les enfants suivant l'âge. Quant aux injections sous-conjonctivales de sublimé, il s'en sert également, non comme moyen antiseptique, mais comme lymphagogue. Il répète trois et quatre fois la série des frictions tout en diminuant la dose, en ayant toujours soin de prévenir et de combattre la stomatite et de soutenir les forces du malade par une alimentation substantielle. Comme complément il propose encore la sudation par le bain de vapeur.

Pour mon compte, j'ai rarement dépassé 1 centimètre cube et tout au plus 2 par jour de ma solution huileuse de biiodure contenant chacun 4 milligrammes, m'étant convaincu que non seulement cette proportion suffit amplement la plupart du temps, mais que de la sorte on est sûr, ainsi que je l'ai dit plus haut, de ne provoquer rien de fâcheux sur l'état général du malade.

Si l'on s'aperçoit qu'il faut faire davantage, j'ai pris l'habitude d'associer l'administration du calomel par la bouche, tant employé par l'école anglaise du temps de Mackenzie et abandonné à tort depuis. J'en fais prendre chez l'adulte entre 3 et 5 centigrammes au plus par jour mêlés avec 1 gramme de sucre en poudre sous forme de quatre cachets azymes. Ce médicament est non seulement admirablement absorbé, mais il agit comme révulsif et antiseptique intestinal. L'on sait le rôle

(1) Otto Schirmer, *loc. cit.*, p. 43.

néfaste que jouent les auto-infections digestives en pathologie aussi bien de l'œil que des autres organes. Ce qui est certain, c'est que le calomel à lui tout seul a pu suffire, dans certains cas d'uvéites plastiques, de gommes irido-cyclitiques ramollies avec épanchement hypopyonique comme aussi d'ophtalmie sympathique, pour arrêter les progrès du mal. Toujours est-il qu'actuellement, je ne propose le calomel que comme adjuvant et j'en dis autant des frictions à l'onguent napolitain dont l'action est variable, réservant, je le répète, la première place aux injections intra-musculaires d'huile au biiodure, faites de préférence à la fesse.

Il va de soi que la sérumthérapie contre toute infection microbienne générale constitue une thérapeutique des plus efficaces, témoin ce qui s'est passé pour l'ophtalmie diphtéritique. Lorsqu'il s'agit de lésions streptococciques, on peut recourir au sérum de Marmoreck auquel nous devons la guérison d'une double trombo-phlébite orbitaire provoquée par une suppuration de l'oreille et des ganglions cervicaux voisins dont le pus ne contenait que du streptocoque.

Tout nouvellement Römer, s'inspirant de l'action antitoxique, en injections, du sérum recueilli sur des lapins auxquels on avait donné une conjonctivite par l'abrine (1), a proposé de se servir d'un sérum antipneumococcique (2) dans le traitement des ulcères serpigineux de la cornée provoqués, comme on sait, presque toujours par le pneumocoque seul ou associé.

Aux injections sous-cutanées de sérum on ajoutera des instillations dans les culs-de-sac, ainsi que cela avait été fait pour le sérum abrinisé par Calmette et Delarde (3), puis Calmette et de Lapersonne (4).

Pour tous les cas d'infection où la sérumthérapie n'est pas encore de mise, on s'attachera à débarrasser l'organisme des microbes et de leurs toxines par les voies naturelles d'excrétion, qui sont le tube gastro-intestinal, les reins et la peau ; d'où l'utilité des purgatifs, des diurétiques et des diaphorétiques, sans

(1) Römer, *Arch. f. Opht.*, 1901, LII, 1, p. 72.

(2) Römer, *Arch. f. Opht.*, 1902.

(3) Calmette et Delarde, *Annales de l'Institut Pasteur*, 1896.

(4) Calmette et de Lapersonne, *Congrès international de médecine*, Paris, 1900 (section d'ophtalmologie).

négliger le séjour dans un air pur dont l'action sur les bacilles tuberculeux n'est plus à démontrer, plus un régime tonique et réparateur.

En dehors de son rôle en thérapeutique, l'antisepsie en joue un non moins important en prophylaxie ou hygiène oculaire, qui s'impose surtout lorsqu'il s'agit d'yeux avariés, tels que ceux antérieurement traumatisés ou atteints de vieilles taies cornéennes compliquées ou non de staphylomes et ceux affectés de blépharo-conjonctivite chronique, de larmoiement habituel, d'éversion des paupières et de catarrhe du sac ; états qui tous font de l'œil un lieu de moindre résistance et favorisent la pullulation des microbes, tant dans les culs-de-sac et les cryptes conjonctivaux qu'à l'embouchure des nombreuses glandes sébacées dont sont pourvus les bords libres. En dehors des lavages bi-quotidiens avec de l'eau stérilisée bouillie, on ajoutera au besoin ceux à l'acide borique, au biborate de soude, au chlorate de potasse, qui m'a donné de très bons résultats et, lorsqu'il s'ajoute des traces de purulence ou même de secrétions muqueuses abondantes, les solutions modificatrices plus puissantes : les solutions de sels de zinc, de plomb et d'argent à faible concentration, sans omettre le permanganate de potasse, le naphtol B, etc.

Les lotions, pour être actives, méritent d'être abondantes et faites avec des boulettes de coton ou mieux à l'aide d'un injecteur en verre, qu'on dirige dans les culs-de-sac, les paupières étant largement ouvertes. Quant aux bains d'œillère, encore journellement préconisés, on peut les envisager comme insuffisants, outre qu'ils peuvent exposer à des contaminations d'un œil à l'autre.

Comme les affections contractées les plus graves, l'ophthalmie des nouveau-nés, la blennorrhagique, la granuleuse secrétante dérivent d'un contage, il faut user de tous les moyens possibles pour s'en mettre à couvert. La chose est d'autant plus nécessaire que les statistiques ont pleinement démontré qu'un tiers des aveugles reconnaît ces trois origines, le reste se rapportant aux traumatismes de toutes sortes, aux ophtalmies profondes, au glaucome et aux atrophies optiques.

L'ophtalmie des nouveau-nés, qui, à elle seule, fournit le cinquième des aveugles de tout âge et de toute origine, est évitable si l'on s'attaque avant l'accouchement à la vaginite purulente, si commune chez la femme enceinte, en ayant soin de pratiquer des injections vaginales germicides. Comme, malgré cela, la contamination est encore possible lors du passage de la tête du fœtus à travers le canal vulvo-vaginal, on devra procéder aux lavages antiseptiques des yeux du nouveau-né avec des solutions mercuriques et, de plus, instiller dans les culs-de-sac conjonctivaux quelques gouttes de collyre au nitrate d'argent à 1 ou 2 p. 100, ce qui constitue la méthode de Crédé. Cette dernière pratique, qui a largement fait ses preuves, a réduit la proportion des aveugles par ophtalmie des nouveau-nés de 8 et 10 p. 100 qu'elle était avant l'antisepsie à 1/2 p. 100. D'autres agents ont été proposés depuis, mais avec des résultats moins favorables.

Il va de soi que pour éviter tout contage postérieurement à l'accouchement, il faut s'astreindre à tous les soins de propreté antiseptique comprenant les mains, les objets et les linges de toilette auxquels il faut substituer le coton hydrophile, tant pour laver que pour essuyer les yeux.

L'ophthalmie blennorrhagique comporte les mêmes précautions minutieuses, et, de plus, l'individu ne doit jamais toucher son œil avec les doigts sans s'être brossé et lavé au savon les mains chaque fois qu'elles sont mises en contact avec les organes génitaux, comme cela se passe au moment de l'urination et de l'ajustement du linge de corps qui n'est que trop souvent souillé par l'écoulement blennorrhagique. C'est qu'en effet une conjonctivite purulente métastatique est chose discutable, et cet avis est également partagé par le professeur Fournier, tandis que la contagion directe des yeux constitue la règle absolue. C'est pourquoi on doit avertir tous ceux qui donnent des soins aux enfants atteints d'ophthalmie des nouveau-nés, ou qui cohabitent avec des blennorrhagiques, qu'étant donnée la transmissibilité de ces affections d'un individu à l'autre, ils doivent éviter toute promiscuité directe ou indirecte en surveillant l'eau, les mains, les linges et autres objets de toilette.

En supposant que déjà un œil ait été contaminé par la blennorrhagie, on doit le recouvrir soigneusement avec un verre de montre collé tout autour de l'orbite avec la pâte d'Unna, de coton collodionné ou tout autre adhésif peu ou pas irritant, de crainte que le second œil ne se contamine par le transport du pus. Par bonheur, le second œil échappe le plus souvent à la contamination ou ne s'infecte que tardivement et d'une façon moins grave, ce qui fait qu'ici, contrairement à l'ophthalmie purulente des nouveau-nés, une cécité bilatérale définitive est moins à craindre.

La contagiosité de l'ophtalmie granuleuse ne saurait être contestée, mais avec cette restriction qu'elle a lieu principalement dans la période aiguë de purulence, auquel cas elle est justiciable de tous les moyens hygiéniques et préservateurs exposés plus haut. L'encombrement dans des lieux clos mal aérés, la misère physiologique y compris le lymphatisme, constituent des conditions de propagation incontestables. On n'a pas manqué d'incriminer l'habitat bas et humide, alors que l'affection deviendrait beaucoup plus rare et disparaîtrait sur les hautes montagnes, par exemple en Suisse, donné comme exemple pour la rareté de l'affection. Brusch, d'Alger, dans un travail très circonstancié communiqué au Congrès international de 1900 (Section d'ophtalmologie) et paru *in extenso* dans les *Archives d'ophtalmologie*, a démontré qu'en Algérie les conditions précitées n'ont pas l'importance qu'on leur accorde et qu'en somme la malpropreté et la contagion constituaient les deux facteurs principaux de la propagation des granulations. Ajoutons que ce qui est vrai pour l'Algérie l'est également pour l'Égypte et aussi pour certaines parties de l'Amérique du Nord, telles que l'Illinois, désigné à cause de cela la petite Égypte.

Effrayé par le nombre des aveugles qu'entraînait la diffusion des granulations, le Gouvernement des États-Unis, sous l'impulsion de Myles Standish, de Boston (1), prit des mesures prophylactiques contre les émigrés de l'ancien continent, qui consistent à exiger d'eux pour le permis de séjour un certificat d'immunité du port de départ et de celui d'arrivée. Grâce à cette mesure appliquée dès juin 1899, la proportion des granuleux s'est abaissée de près de la moitié, de façon à ne plus être à New-York et dans les autres États de l'Est que de 2,71 p. 100 au lieu de 4,25 p. 100, et de 6,57 p. 100 pour l'Illinois, où auparavant elle était de 8,79 p. 100.

(1) Myles Standish, *Massachussel med. Society*, 1897.

En concordance avec ces chiffres, dans l'hospice des aveugles, à Jacksonville (Illinois), la cécité bilatérale d'origine granuleuse compte actuellement 9,9 p. 100 et dans l'État de New-York seulement 4,02 p. 100 (1). En dehors de ces chiffres, il reste encore à ajouter, ainsi que le fait observer Davies (2) dans un travail très documenté, ceux qui n'ont perdu qu'un œil ou dont la vision a été rendue défectueuse par pannus avec trichiasis et entropion, pouvant aller jusqu'à la xérophtalmie et au symblépharon sans omettre les staphylomes ou, pour le moins, l'astigmatisme irrégulier, états qui, sous l'influence d'infections microbiennes consécutives, aboutissent à des ulcères purulents de la cornée, à la panophtalmie ou à l'atrophie du globe et surtout à un glaucome absolu final. C'est ce qui fit dire à Wilder (3) que le trachome produit plus d'aveugles que toute autre affection des yeux après l'ophtalmie gonorrhéique et l'atrophie optique.

On se rappelle, d'ailleurs, combien l'importation des granulations en Europe a fait de victimes à l'époque des guerres du premier Empire en Égypte, ce qui valut depuis lors à l'affection le nom d'ophtalmie d'Égypte et celui d'ophtalmie des armées, d'après des ophtalmologistes belges.

De là découle pour l'hygiène dans un même pays l'inspection des ouvriers dans les ateliers, des enfants dans les écoles ou dans les communautés, des recrues dans l'armée, des pénitenciers et des domestiques en général, afin d'éteindre sur place tout foyer d'infection en partant du principe qu'il est plus aisé et plus sûr, de prévenir le trachome que de le combattre médicalement, ce qui demande d'ailleurs beaucoup de temps et sans qu'on y parvienne toujours.

En dehors des contages des microbes et de leurs toxines, il reste encore à envisager, au point de vue de l'hygiène des yeux, les endo-infections syphilitiques et blennorrhagiques, qui ne sont que trop communes et dont l'action néfaste se répercute sur toutes les parties constituantes de l'appareil oculaire, y compris l'appareil sensoriel optico-rétinien, source d'un grand nombre de

(1) Howe, de Buffalo, *XXVIIIe Annual Reports of the New-York School for the Blind.*

Oppenheimer, in *Norris and Oliver's System of Diseases of the Eye*, p. 445.

(2) E. Davies, *The Post graduate*, 1902, p. 538.

(3) Wilder, *Opht. Record*, novembre 1901.

cécités par atrophies dont celle du tabes tient la première place, à côté des cécités par gommes et des inflammations protractées du tractus uvéal et des paralysies sensitivo-motrices.

On sait combien la prophylaxie de ces deux affections évitables, et de la cécité qui en découle souvent, préoccupe en ce moment les syphiligraphes, les hygiénistes et les sociologues. Le rôle du médecin consiste à reconnaître l'origine du mal, à l'attaquer à fond et le plus tôt possible par les moyens thérapeutiques locaux et généraux qu'on rendra aussi accessibles que possible aux malades, les avertissant du danger qu'ils courent et qu'ils font courir aux leurs et à la société, d'où, pour eux, certaines obligations sociales qu'ils ne doivent pas enfreindre, d'autant plus que l'affection se transmet du père et de la mère à l'enfant.

Nous en dirons autant des intoxications professionnelles par le plomb, le sulfure de carbone, etc., et celles voulues, alcool et tabac, qui toutes sont encore évitables en se conformant aux conseils des médecins et des hygiénistes. Ici encore, l'ophtalmologue trouve sa place pour prévenir et combattre les cécités qui en résultent.

Une dernière source d'affection plus ou moins grave des yeux pouvant aller jusqu'à la perte de la vue découle du manque de protection des insultes venues du dehors, dont il en est d'ordre *physique*, lumière, chaleur et froid intenses ; ou *mécanique*, depuis les poussières de l'air jusqu'aux corps vulnérants qui peuvent être piquants, tranchants ou contondants et dont l'action peut varier de la simple éraflure à la pénétration et jusqu'à l'éclatement du globe.

Toutes choses égales, les affections qui en résultent pour l'œil s'aggravent considérablement lorsqu'on a affaire à des corps vulnérants préalablement infectés ou que la conjonctive et les paupières hébergent des microbes pathogènes ou encore qu'il s'agisse d'un œil dont la cornée a perdu sa sensibilité ou se trouve constamment exposé à l'air par suite d'ectropion cicatriciel, de lagophtalmie paralytique ou d'exophtalmie de toute sorte.

La défense en pareils cas réside dans la prescription de moyens protecteurs, tels que le port habituel de lunettes en verre ou en treillis métallique, que tout ouvrier exposé par son état devra porter comme une obligation requise par ceux qui l'emploient et qui, légalement, demeurent responsables en cas d'accidents.

Une autre recommandation serait celle de s'adresser directement au spécialiste qui, intervenant plus tôt, peut obtenir la guérison et prévenir des désastres alors que, consulté plus tard, il se trouve le plus souvent impuissant.

Il faut en effet se pénétrer de l'idée, qu'on doit faire partager au public, que la grande arme dont nous disposons aujourd'hui contre les traumatismes réside toujours et partout dans une bonne et hâtive antisepsie.

www.ingramcontent.com/pod-product-compliance
Ingram Content Group UK Ltd.
Pitfield, Milton Keynes, MK11 3LW, UK
UKHW020555230726
13926UKWH00005B/2018

9 782016 117729